应用型高校产教融合系列教材

养老服务管理系列

健康管理

罗　娟　史健勇 ◎ 主编

徐亚峰 ◎ 副主编

清華大学出版社

北　京

内 容 简 介

本书主要向高校有关专业的学生介绍当代健康管理的基础理论和基本知识。作为一部概论性的教材，本书的主要目标是帮助读者理解当代健康管理的基本概念和各国健康管理的发展历史，了解当代健康管理的基础理论及健康管理分析的基本原理和方法，初步了解当代健康管理的结构、过程和运行机制，了解我国健康管理各个领域的基本情况，以及健康管理的未来发展趋势。本书内容理论与实践相结合，致力于培养健康管理人才。

图书在版编目 (CIP) 数据

健康管理 / 罗娟, 史健勇主编 . -- 北京 : 清华大学出版社, 2025. 1. -- (应用型高校产教融合系列教材).
ISBN 978-7-302-67617-1

Ⅰ. R161

中国国家版本馆 CIP 数据核字第 20241B1D08 号

责任编辑： 梁云慈
封面设计： 何凤霞
版式设计： 方加青
责任校对： 宋玉莲
责任印制： 刘　菲

出版发行： 清华大学出版社
网　　址： https://www.tup.com.cn，https://www.wqxuetang.com
地　　址： 北京清华大学学研大厦 A 座　　**邮　　编：** 100084
社 总 机： 010-83470000　　**邮　　购：** 010-62786544
投稿与读者服务： 010-62776969，c-service@tup.tsinghua.edu.cn
质 量 反 馈： 010-62772015，zhiliang@tup.tsinghua.edu.cn
印 装 者： 北京鑫海金澳胶印有限公司
经　　销： 全国新华书店
开　　本： 185mm×260mm　　**印　　张：** 19.5　　**字　　数：** 423 千字
版　　次： 2025 年 1 月第 1 版　　**印　　次：** 2025 年 1 月第 1 次印刷
定　　价： 59.00 元

产品编号：105543-01

总编委会

编委会

丛书序 1

教材是知识传播的主要载体、教学的根本依据、人才培养的重要基石。《国务院办公厅关于深化产教融合的若干意见》明确提出，要深化“引企入教”改革，支持引导企业深度参与职业学校、高等学校教育教学改革，多种方式参与学校专业规划、教材开发、教学设计、课程设置、实习实训，促进企业需求融入人才培养环节。随着科技的飞速发展和产业结构的不断升级，高等教育与产业界的紧密结合已成为培养创新型人才、推动社会进步的重要途径。产教融合不仅是教育与产业协同发展的必然趋势，更是提高教育质量、促进学生就业、服务经济社会发展的有效手段。

上海工程技术大学是教育部“卓越工程师教育培养计划”首批试点高校、全国地方高校新工科建设牵头单位、上海市“高水平地方应用型高校”试点建设单位，具有 40 多年的产学合作教育经验。学校坚持依托现代产业办学、服务经济社会发展的办学宗旨，以现代产业发展需求为导向，学科群、专业群对接产业链和技术链，以产学研战略联盟为平台，与行业、企业共同构建了协同办学、协同育人、协同创新的“三协同”模式。

在实施“卓越工程师教育培养计划”期间，学校自 2010 年开始陆续出版了一系列卓越工程师教育培养计划配套教材，为培养出具备卓越能力的工程师做出了贡献。时隔 10 多年，为贯彻国家有关战略要求，落实《国务院办公厅关于深化产教融合的若干意见》，结合《现代产业学院建设指南（试行）》《上海工程技术大学合作教育新方案实施意见》文件精神，进一步编写了这套强调科学性、先进性、原创性、适用性的高质量应用型高校产教融合系列教材，深入推动产教融合实践与探索，加强校企合作，引导行业企业深度参与教材编写，提升人才培养的适应性，旨在培养学生的创新思维和实践能力，为学生提供更加贴近实际、更具前瞻性的学习材料，使他们在学习过程中能够更好地适应未来职业发展的需要。

在教材编写过程中，始终坚持以习近平新时代中国特色社会主义思想为指导，全面贯彻党的教育方针，落实立德树人根本任务，质量为先，立足于合作教育的传承与创新，突出产教融合、校企合作特色，校企双元开发，注重理论与实践、案例等相结合，以真实生产项目、典型工作任务、案例等为载体，构建项目化、任务式、模块化、基于实际生产工作过程的教材体系，力求通过与企业的紧密合作，紧跟产业发展趋势和行业人才需求，将行业、产业、企业发展的新技术、新工艺、新规范纳入教材，使教材既具有理论深度，能够反映未来技术发展，又具有实践指导意义，使学生能够在学习过程中与行业需求保持同步。

系列教材注重培养学生的创新能力和实践能力。通过设置丰富的实践案例和实验项目，引导学生将所学知识应用于实际问题的解决中。相信通过这样的学习方式，学生将更加具备竞争力，成为推动经济社会发展的有生力量。

本套应用型高校产教融合系列教材的出版，既是学校教育教学改革成果的集中展示，也是对未来产教融合教育发展的积极探索。教材的特色和价值不仅体现在内容的全面性和前沿性上，更体现在其对于产教融合教育模式的深入探索和实践上。期待系列教材能够为高等教育改革和创新人才培养贡献力量，为广大学生和教育工作者提供一个全新的教学平台，共同推动产教融合教育的发展和创新，更好地赋能新质生产力发展。

中国工程院院士、中国工程院原常务副院长

2024 年 5 月

丛书序 2

本系列丛书为上海工程技术大学“产教融合”教材，在上海工程技术大学“产教融合”系列教材总编委会、养老服务管理系列教材编委会指导下，按照“产教融合”教材建设要求编写完成。“应用型高校产教融合系列教材 • 养老服务管理系列”的编写由上海工程技术大学和上海市养老服务行业协会、国药康养实业（上海）有限公司、上海人寿堂养老服务有限公司、中国太平洋保险集团（股份）有限公司、长江养老保险股份有限公司共同完成，包括《养老服务管理概论》《健康管理》《养老金融》《智慧养老》《老年心理学》《老年社会工作》共 6 册。

为应对老龄化社会现状，国家积极推进老龄事业和产业发展，使养老服务行业进入快速发展时期。然而，养老服务管理人才供给短缺、高校养老服务类专业缺口巨大，加强培养专业化的养老服务人才已迫在眉睫。在此背景下，上海工程技术大学养老服务管理本科专业在 2019 年申报成功，于 2020 年开始招生，形成了政产学研用“五位一体”养老服务管理专业人才培养体系，将为养老服务业输送高质量的人才。要提高人才培养质量，需要教材建设发挥重要作用，编写学术性高、实践性强的优质养老服务管理本科专业教材既对本科生培养质量的提高大有裨益，又对养老服务管理学科的课程建设和专业发展具有重要意义。作为应用性强的本科专业，加快推进养老服务管理专业建设亟须开发产教融合教材。

为适应我国养老服务管理本科专业教学的需要，打造适合新时代养老服务管理专业教育教学特点的高质量的产教融合教材，本系列教材的编写者都是在教学一线从事教学工作，具有丰富的教学经验且热心参与教材建设，并在教学中能够使用所编教材的老师，合作编写企业皆为行业产业中的龙头企业。该系列教材力图体现如下特点。

1. 实践性

无论是基础类课程还是实践类课程，教材内容都非常注重理论与实践相结合，深度对接行业、企业标准，展现真实项目、典型工作任务和企业实际案例等。

2. 前瞻性

本系列教材在呈现养老服务管理学科经典理论知识的同时，将深入浅出地阐释养老服务管理学科相关内容的基本概念、原理和方法，进一步拓展与提升养老服务管理学科理论知识的广度和深度，注重吸收最新的研究成果，力求反映各研究领域最新、前沿性的研究成果，追踪养老服务管理发展的步伐，与国际养老服务管理研究接轨。

3. 可持续性

可持续是指本系列教材着眼于养老服务管理人才的长远培养及其可持续性价值的塑造，对想继续深造学习的本科生而言，教材的理论基础部分为他们提供了从事学术研究所必需的扎实理论知识；而对直接就业的本科生而言，教材的实践应用部分则对他们实际工作能力的培养具有重要作用。

前言

现代意义上的健康管理起源于20世纪60—70年代的美国，但健康管理的思想与实践则可以追溯到20世纪20年代末。1929年美国蓝十字和蓝盾保险公司通过对教师和工人提供基本的医疗服务，进行了健康管理的实践探索。而20世纪50年代以来，人们的医疗消费期望大幅攀升以及垄断资本主义在医疗服务与医疗保险行业的迅速扩张，导致了无法遏制的医疗、医保费用增长，从而促进了健康管理的出现和大规模发展。

20世纪60年代美国保险业最早提出了健康管理（health management）这一概念。1973年，为了减少快速增长的医疗费用，时任美国总统的尼克松颁布了《健康维护法案》，法案鼓励传统的健康保险逐步向管理式医疗模式发展，鼓励社会各界力量积极参与健康维护工作，其间不乏积极的市场运作，如健康管理与健康保险的结合，推动了健康管理产业的发展。美国健康管理计划的核心思想是将保险公司和医疗机构整合为一个一体化的医疗管理组织，最大限度地打破保险公司和医疗机构之间的界限，使保险能够参与医疗服务的全过程，从而利用经济杠杆优化医疗资源配置、降低医疗费用、提升民众的健康水平。健康管理的主要发展模式包括四种：健康维护组织（HMO）、优先医疗提供者组织（PPO）、专有服务提供者组织（ESPO）和定点服务计划（PSP）。

随着社会的不断进步，保险业务的具体内容也在不断发展和更新，健康管理已经逐步发展成为一个独立的系统，并由专业的健康管理公司取代了传统的医疗机构。因此，作为第三方服务机构，健康管理公司与医疗保险机构合作，或向有需求的个体有偿提供系统而专业的健康管理服务，这种模式逐渐得到了美国民众的认可。随后，健康管理在英国、德国、法国和日本等发达国家也逐步发展起来，形成了覆盖范围广泛而深入的产业。

在我国，健康管理是一门正在兴起却具有悠久历史渊源的学科，从《黄帝内经》的“未病先治”到《易传》的“阴阳”“静动”，从老子的“恬淡寡欲”“清静无为”到《吕氏春秋》的“顺生”“节欲”“去害”“主动”，健康管理的思想蕴含在我国几千年来的古代典籍中。新中国成立后，中国人民政治协商会议第一届全体会议通过的《中国人民政治协商会议共同纲领》规定“推广卫生医药事业，并注意保护母亲、婴儿和儿童的健康”，我国采取了一系列措施防治疾病，不断提高人民的健康水平。20世纪90年代，健康管理作为一个新兴理念被引入我国，经过数年的发展，2001年我国第一家健康管理公司正式开启注册。2003年，突如其来的SARS使我国对预防体系更加重视，随后持续出现的流行性感染疾病促使我国开始重视疾病预防工作。2005年，健康管理师被列入国家职业资格目录，2006年，健康管理行业获得飞速发展，该年享有“健康管理年”之称，各种会议、培训层出不穷。随着我国老龄化的情况加剧，慢性病患者数量日益猛增，与慢性病相关的影响因素也日渐复杂，这造成了医疗资源紧张和居民经济负担增大，社会的迫切需求推动着我国健康管理行业的迅速发展。但是在学术领域中，我国一直缺乏统一的健康管理研究和人才培养体系，健康管理学科也没有进入国家医学学科目录及教育体系，健康管理的专业没有被列入医学职称系列和医学教育系列。

编者在编写本书时注意了以下几点：首先，把握理论与实践的关系，既注重介绍健康管理的理论体系，又对各国（尤其是我国）的健康管理实践做出了较全面的分析介绍；其次，把握健康管理的国际发展和我国实践的结合，既注意较全面地介绍当代各国健康管理的理论与实践，又重点介绍和分析我国健康管理理论与实践的发展；最后，力求反映国内外健康管理的新情况，吸纳健康管理研究的新成果并加入编者教学与研究中的新收获。

当前各国健康管理概论课程中包含的内容和教学的重点角度不尽相同。本书根据我国健康管理学科发展的需要，以及健康管理人才的培养目标和知识体系的要求，对教学内容的广度、深度和角度做了恰当的安排，力求比较全面地介绍当代健康管理知识体系的主要内容。按照这一目标，本书章节安排如下。

第1章为健康管理概述；第2章为健康预防管理；第3章为健康生活方式；第4章为运动损伤与康复；第5章为营养与膳食；第6章为心理健康管理；第7章为特殊人群的健康管理；第8章为健康教育、健康促进与健康保险；第9章为健康信息管理；第10章为健康管理未来发展趋势与展望。

当代健康管理理论与实践的内容相当丰富与复杂，一本书往往难以概括其全部内容，并且我国健康管理领域的学术研究还处于起步阶段，本书编者在此领域的研究水平也还有限，因此难免会有偏漏甚至错误之处，希望阅读本书的教师、学生和其他读者见谅并予以指正。

编者

2023年12月

作者简介

罗娟，教授，上海工程技术大学管理学院副院长。近年来主持了多项科研项目，包括国家社会科学基金项目、上海哲学社会科学基金项目、上海市科委软科学项目和上海市人民政府决策咨询重点项目等，研究成果获上海市哲学社会科学优秀成果二等奖，上海市人民政府决策咨询研究成果二等奖、三等奖，国家民政部民政政策理论研究成果二等奖、三等奖。发表 SSCI、SCI、CSSCI 论文多篇。

史健勇，教授，上海工程技术大学党委副书记，先后主持和参加了国家社会科学基金、教育部教学建设项目、上海市教委人文基金、上海市科委重点项目、上海市经济和信息化委员会科研创新重点项目、上海市政府决策咨询重点课题等课题。获得国家教学成果二等奖，上海市教学成果特、一、二、三等奖，上海市科技进步一、二、三等奖，上海市哲学社会科学优秀成果奖，上海市决策咨询研究成果奖等多项国家级和省部级奖项。

徐亚峰，国药康养公司和国融乐养公司总经理，上海市决策咨询委员会委员。兼任中国老龄产业协会标准化智库专家、上海康复器具协会副会长等。

目录

第1章 健康管理概述

导读

习近平总书记强调:“现代化最重要的指标还是人民健康，这是人民幸福生活的基础。把这件事抓牢，人民至上、生命至上应该是全党全社会必须牢牢树立的一个理念。”党的十八大以来，以习近平同志为核心的党中央把维护人民健康摆在更加突出的位置，召开全国卫生与健康大会，确立新时代卫生与健康工作方针，印发《“健康中国2030”规划纲要》，发出建设“健康中国”的号召，明确了建设“健康中国”的大政方针和行动纲领，人民健康状况和基本医疗卫生服务的公平性可及性得到了持续改善。在“健康中国”宏伟目标指引下，以全人群、全生命周期为着力点的健康管理模式逐步走进公众视野。

知识结构图

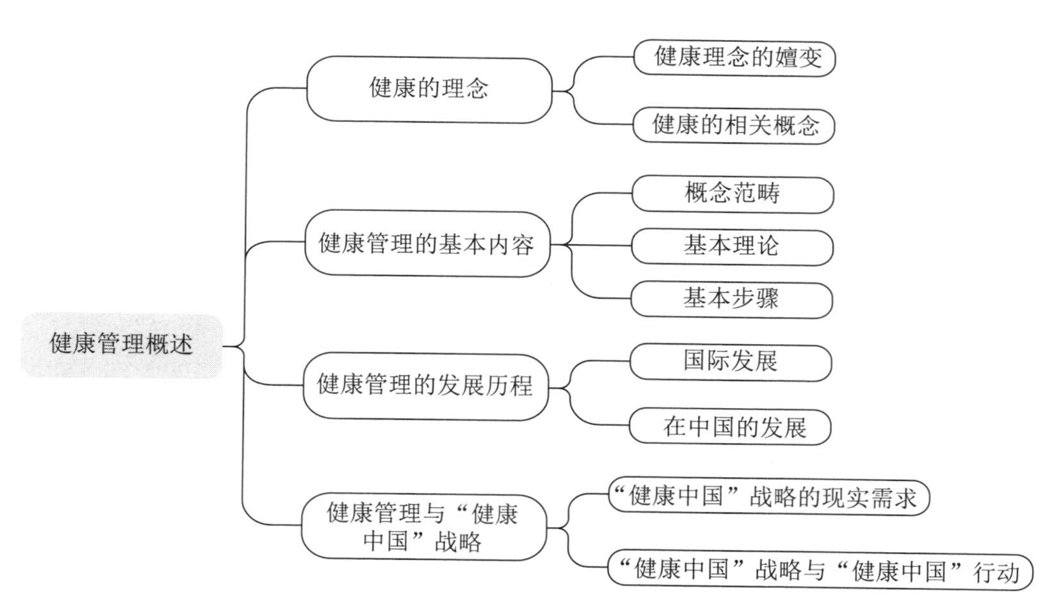

本章重难点

1. 健康、亚健康与疾病的概念
2. 健康管理的概念范畴
3. 健康管理的主要内容
4. 健康管理的基本理论基础

5. 健康管理的发展历程

6. 健康管理与“健康中国”战略

1.1 健康的理念

1.1.1 健康理念的嬗变

在不同历史时期，人类有不同的健康理念，健康理念的嬗变主要依赖人类对生命的认识和对医学的理解。从蒙昧时期到近现代，健康理念经历了一个由笼统到清晰再到模糊的过程，表现出带有哲学、神学、物理学、化学、生物学、社会学属性的特征。

在大约公元1000年，健康源于古英语词hoelth，最早意指“健全或完整的状态或条件”。远古时期，受制于生产力和认知水平，人类对生命的理解一度局限于神灵的赐予，健康只是一个原初的、普遍的、笼统的概念。①

在自然哲学时期，对健康的解释依赖哲学理念，突出表现为要素间的调节与平衡。古希腊医学之父希波克拉底（Hippocrates）的“四体液学说”就建立在恩培多克勒（Empedocles）的“四元素说”基础上，认为健康是体液的平衡与适度，失衡与不调将会导致疾病。在亚里士多德看来，医学的目的是健康，“健康是一种善，同时拥有正义、快乐和健康就是万物中最好的、最高贵的和令人愉悦的幸福”。“唯有适度才能造就、促进和保持健康”。我国中医理论建立在“阴阳五行学说”基础上，《黄帝内经》记载：“上古之人，其知道者，法于阴阳，和于术数，食饮有节，起居有常，不妄作劳，故能形与神俱，而尽终其天年，度百岁乃去。”也就是说，维护健康重在有好的生活习惯，维持“阴阳调和，五行致中”。

在中世纪的欧洲，健康一词最开始代表灵魂上的救赎。宗教医学主要通过祈祷、忏悔、驱魔、圣物符咒和咒语来治疗疾病。世俗医学中盖伦（Galen）的思想被视为权威，他认为健康是“人体正常的性情（气质、体质）、结构和行为（功能）状态”。继承了希腊传统的阿拉伯医生阿维森纳（Avicenna）在其《医典》开篇就指出，医学是“维护和重新恢复健康的艺术”。这时人们普遍相信健康与气候、环境、生理、饮食、起居、行为和灵魂等密切相关。

启蒙运动和文艺复兴以来，随着医学确立基础的不同，健康的理念亦有不同。笛卡儿的二元论将“灵”与“肉”分离，他主张动物是机器，构想人也是一种机械。随着物理机械力学的极大繁荣，18世纪的医学被建立在物理学基础上，法国医生拉美特利（J. La Mettrie）所著《人是机器》就是这种机械医学观的典型代表。健康理念随之呈现为机械的有效运转。19世纪开始，由于化学和微生物学的发展，医学基础从物理学转向了化学。瑞典的化学家贝采利乌斯（Jöns Jacob Berzelius）提出了生命活力论，活力论指生

① 吕雪梅，邓蕊．一元论到多元论：当代健康观的新思路[J]. 哲学分析，2023，14（1）：35-49，196-197.

命独特的活力，活力是产生在活的生物体内部特殊的化学物质和化学反应。健康是体内各种活力物质有效反应的化学活动。随着生理学、细菌学、免疫学的发展，麻醉法和消毒法的发明及应用，生物医学逐步成为现代医学唯一正统的代表。这一时期人们主要借助对疾病的理解来定义健康，将健康视为疾病的反面，形成了“健康就是人体能正常运作，生理结构功能正常，没有疾病”的健康观。

世界卫生组织（World Health Organization，WHO）在其 1948 年宪章中将健康定义为“不仅为疾病或羸弱之消除，而系体格、精神与社会之完全健康状态”。[①] 在此之前，关于健康的一个常见格言是：“健全的身体拥有健全的头脑”（sane mind in a sound body），这是人们第一次正面明确地为“健康”下定义，可以看出，WHO 极大地扩展了健康的含义和影响因素，赋予健康一种明显的积极品质。

WHO 第一任总干事奇泽姆（B. Chisholm，WHO 制定健康概念的小组成员之一）曾回忆过定义健康的时代背景。当时，第二次世界大战刚刚结束，许多人对人类世界能否在下一场世界大战中幸存下来充满了怀疑，对人与社会充斥着一种深层悲观情绪。为了防范类似悲剧再次上演，奇泽姆提倡，“我们对社会健康负有责任，我们有能力生活在和平之中，需要为他人的福祉做贡献。个人的社会责任从未如此广泛地在国际层面上获得认可”。所以 WHO 在定义健康时对“社会层面”的考量尤为突出。而社会层面的健康不仅需要健康的个人，也需要健康的群体，要避免极端民族主义、种族主义的狭隘利益。可以看出，WHO 健康概念肩负深重的社会理想，既是一项公共卫生声明，也是一项政治声明。

WHO 在 1978 年的《阿拉木图宣言》中提出：“健康是基本人权，达到尽可能的健康是全世界一项重要的社会性指标。”可见，健康是人发展的基本目标。1986 年，首届国际健康促进大会制定了《渥太华宪章》，对健康的定义做了更为明确的解释，认为健康是每天生活的资源，并非生活的目标，是一种积极的概念，强调“社会和个人的资源及个人身体的能力，良好的健康是社会、经济和个人发展的主要资源，是生活质量的一个重要方面”，所以，把健康视为一种资源，强调了健康除理论意义之外的实用价值。自此以后，健康理论愈加丰盈，成为当代健康多样表达的基础。

1.1.2 健康的相关概念

1. 健康

本书认为健康不仅是没有疾病，而且包括躯体健康、心理健康、社会适应良好和道德健康，此健康概念在 1946 年由 WHO 提出。2005 年最新修订的《世界卫生组织组织法》中再一次强调，“健康不仅为疾病或羸弱之消除，而系体格、精神与社会之完全健康状态”。依据健康的概念和科学内涵，WHO 提出了健康的 10 条标准。

---

① 世界卫生组织 . 世界卫生组织组织法 [EB/OL].（2005-09-15）[2023-12-01]. https://apps.who.int/gb/bd/PDF/bd47/CH/constitution-ch.pdf?ua=1.

（1）具备旺盛的精力，能够以从容不迫的态度应对日常生活和工作中的压力，而不会感到过度紧张。

（2）精神状态稳定，无不良症状如抑郁、焦虑、恐惧发作等。

（3）合理饮食，善于休息，睡眠良好。

（4）具备出色的应对能力，能够迅速适应各种外部环境的变化。

（5）能够抵抗一般性感冒和传染病。

（6）保持适当的体重，身材匀称，站立时头部、肩膀和手臂的位置协调。

（7）眼睛明亮，反应敏锐，眼睑不易发炎。

（8）牙齿状况良好，清洁无空洞，无痛感，牙龈颜色正常，无出血现象。

（9）头发有光泽，无头屑。

（10）肌肉、皮肤富有弹性，走路轻松有力。

从机体和心理两方面，WHO又提出了“五快”（机体）和“三良好”（心理）的健康标准，如图1-1所示。

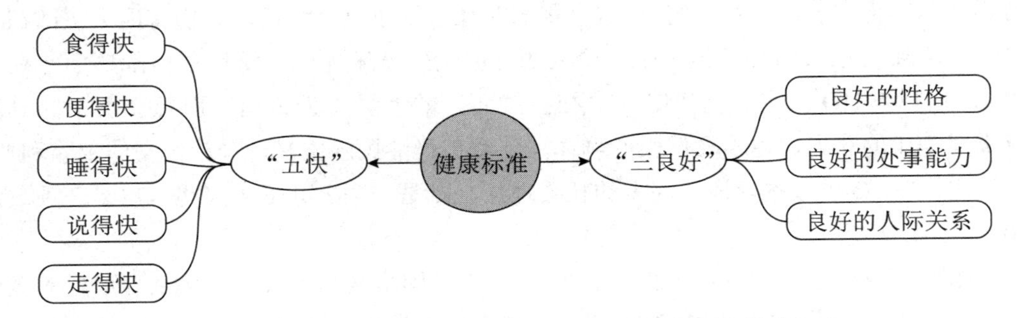

图 1-1　WHO“五快”（机体）和“三良好”（心理）健康标准

其中“五快”是指以下五点。

（1）食得快。在进餐过程中具备良好食欲，无挑食或偏食的习惯，能够迅速完成一餐的进食，且没有难以吞咽的感觉；餐后饱腹感充分，没有过度饱胀或不饱的不满足感。这些现象体现了口腔和内脏功能的正常运行。

（2）便得快。当产生便意时，能够迅速排泄大小便，并且感觉轻松自如，精神上也会有一种愉悦的感觉，这表明胃肠功能正常且良好。

（3）睡得快。上床后能够迅速入睡，且睡眠深度充足，醒来后精神饱满、头脑清醒，这表明中枢神经系统的兴奋和抑制功能协调良好，且内脏器官没有受到病理信息的干扰。

（4）说得快。语言表达准确且流畅，显示了其思维敏捷，头脑清醒，同时，个体的心肺功能正常，中气充足。

（5）走得快。该个体展现出充沛的精力，行动自如，并能够迅速做出敏捷的转变。

“三良好”是指以下三点。

（1）良好的性格。性格温和，意志坚定，情感丰富，具有坦荡胸怀与乐观心境。

（2）良好的处事能力。在分析问题时能秉持客观、理性的态度，具备自我调控能力，可以适应复杂的社会环境。同时，要保持情绪稳定，并努力维护社会环境与个体环境之间的平衡。

（3）良好的人际关系。在人际交往中，待人接物表现得大度和善，不过分计较个人得失，能够积极帮助他人，秉承与人为善的原则。

2. 疾病

所谓疾病指“由一定的原因造成的一种生命存在的状态，在这种状态下，人体的形态和（或）功能将发生一定的变化，正常的生命活动会受到限制或破坏，或早或迟地表现出可觉察的症状，这种状态的结局可以是康复（恢复正常）或长期残存，甚至死亡。”[①]

现代医学已经测定了人体包括智力在内的多种生理指标，这些指标通常符合统计学中的正态分布规律，正常范围通常指均值和 95% 健康个体所处的范围。如果一个数值超出了这个范围，无论是偏高还是偏低，都会被认为是不正常的情况，而疾病则被视为一种异常状态。在大多数情况下这一定义适用，例如，在某一特定时期，患者的体温、血液中的“伤寒血凝素”（抗体）水平升高，这种现象常被用于临床诊断。但由于普通人的个体和生理差异较大，这个定义有时候并不适用，例如，正常人的心脏大小有一定的范围，很多疾病都会导致心脏增大，但是，对运动员而言，大于正常尺寸的心动过缓（减慢到 40 下 / 分）并不是病态，这样的偏差是由个体差异所致。在智力方面，智力远超同辈的人属于天才而非病人。

还有人从功能或适应性的角度对疾病进行了界定，将功能损伤和与环境的协调能力被破坏视为疾病，从而防止将正常人群中的个体差异和生物变异误认为疾病。例如，镰状细胞贫血是人类在缺氧环境下才会有的症状，这就是一种适应性障碍。对很多精神病患者，尤其有必要考察他们与周围环境的协调能力。不过，适应功能不良也不一定是生病，如脑力劳动者长时间缺少身体活动，无法适应常人可以胜任的体力活动，稍微劳累就会出现腰酸背疼，这种情况并不一定是生病。为此，人们提出了一种介于健康和疾病之间的“无病状态”。

3. 亚健康

部分学界人士认为，亚健康与国外的慢性疲劳综合征属于同一范畴，两者都围绕以慢性疲劳为主要表现的一组躯体和心理症状展开研究。然而，也有学者对此持不同观点。美国是最早开展慢性疲劳综合征（chronic fatigue syndrome，CFS）研究的国家，自 1988 年起，美国疾病预防控制中心（Centers for Disease Control and Prevention，CDC）正式将之命名，并确定了其定义。1994 年，由美国牵头，澳大利亚、英国等国家的研究者共同组成的国际慢性疲劳综合征研究组对慢性疲劳综合征的诊断标准进行了修订：慢性疲劳综合征指经过临床评估后，无法解释的持续或反复发作的慢性疲劳症状，时间可以长达六个月或更长时间，该疲劳具有以下特点。

---

① 王天芳 . 亚健康的研究现状及亚健康群体的健康管理策略 [C] // 全国健康科技高层论坛大会文集 . 烟台，2009.

（1）近期出现或具有明确的起始时间，而非长期持续存在。

（2）并非由持续用力所导致的疲劳。

（3）经过休息后，症状不能明显缓解。

（4）会导致工作、学习、社交或个人活动能力较以前有明显的下降。

根据世界卫生组织对健康的定义，健康不仅是没有疾病或不虚弱，而是身体、心理和社会适应能力上的完美状态。基于对健康和疾病（狭义）的认识，人们发现有相当一部分人既不属于健康范围，也不符合疾病的诊断标准，而是处于两者之间。因此，产生了“第三状态”“中间状态”“过渡状态”“灰色状态”等概念。经过长达10余年的研究与思考，中国学者王育学于1996年4月10日将健康与疾病之间的一种非健康、非疾病的中间状态称为“亚健康”或“亚健康状态”。①1997年，中国北京举办了首届亚健康研讨会，会上亚健康概念得到了学术界的广泛认同，并被新闻媒体广泛传播。然而，学界关于亚健康的内涵表述和确切定义一直存在争议和分歧，尚未达成一致意见。

2007年，中华中医药学会发布了一份名为《亚健康中医临床指南》的官方文件，该文件从中医的角度对亚健康的概念、常见临床表现，以及诊断标准进行了明确和严谨的描述。②亚健康指人体在健康与疾病之间的一个特定状态。处于亚健康状态的人，其身体的活力、功能及适应能力均出现下降，但并未达到现代医学有关疾病的临床或亚临床诊断标准。因此，这种状态也被称为“次健康”“第三状态”“灰色状态”“中间状态”“游移状态”“潜病状态”等。

根据中华中医药学会发布的《亚健康中医临床指南》，亚健康状态大体上可分为三类：躯体性亚健康、心理性亚健康和社交性亚健康，具体表现如下。

（1）躯体性亚健康。症状主要表现为身体疲劳，例如头晕、头痛、眼部干涩、胸闷气短、心慌、疲倦乏力、少气懒言、胸腹疼痛、胸闷胀满、食欲不振、消化吸收不良等。近年来，中年知识分子普遍出现体质下降和慢性病多发的情况，其主要原因是长期工作劳累过度，未能及时缓解疲劳，积劳成疾，甚至会导致死亡。

（2）心理性亚健康。主要的表现是焦虑，常常伴随精神不振、情绪低落、郁郁寡欢、情绪急躁易怒、心中懊悔、紧张、焦虑不安、睡眠不佳、记忆力减退、无兴趣爱好、精力下降等症状。如今，更多的焦虑来自生活或工作。负面情绪会对神经系统、内分泌系统和免疫系统产生影响，导致免疫功能下降、抗病力减弱、内分泌失调，进而影响工作效率，降低对外界事物的承受能力、接受能力和处理能力。

（3）社交性亚健康。主要表现为与他人之间的心理距离加大、交往频率下降、人际关系不稳定，这些现象会导致孤独、冷漠、猜疑、自闭、虚荣、傲慢等症状。现代人之间的情感沟通逐渐减少，人与人之间的屏障逐渐加厚，导致人的社会性受到遏制，随之而来的是各种心理障碍和疾病。

---

① 王育学 . 亚健康：21世纪健康新概念 [M]. 南昌：江西科学技术出版社，2002：1-13.

② 中华中医药学会 . 亚健康中医临床指南 [EB/OL].（2008-10-09）[2023-12-20]. https://www.cacm.org.cn/zhzyyxh/bzhsj/200810/8225e4cc8cb440caa06391b5aaac1c16.shtml.

1.2 健康管理的基本内容

1.2.1 健康管理的概念范畴

中国首次提出健康管理概念的是苏太洋先生，在其所著的《健康医学》一书中明确指出："健康管理是指运用管理科学的理论和方法，通过目的明确、计划周密、组织健全的管理手段，调动全社会各个组织和每一个成员的积极性，对群体和个体健康进行有效的干预，以维护、巩固和促进群体和个体的健康。"① 这种理念强调了管理的科学性和实践性，旨在通过全方位的管理手段实现群体和个体的健康目标。苏太洋先生的这一概念为健康管理领域提供了重要的理论基础和实践指导。

健康管理指专业的健康管理公司对个体和群体的健康状况、生活方式和居住环境进行评估，为个体提供有针对性的健康指导，并干预实施，是对个体或群体的健康风险因素进行综合检测、分析、评价、预测和预防的全过程。健康管理就是将医疗机构、保健机构、保险组织等健康服务机构的资源有机地融合，向全体社会成员（也就是医疗保健服务消费者），提供系统的、连续的、个性化的医疗保健服务，让消费者以最合理的花费获得最好的医疗服务，同时还可以降低健康风险和医疗成本。健康管理具体的内涵阐释如表 1-1 所示。

表 1-1　健康管理的内涵阐释

对象	整个人群，包括健康人群、亚健康人群、病人（区别于医生的治疗对象：患者）
目标	健康危险因素的危害程度（区别于医生的对症下药）
主体	医院等传统医疗机构之外的第三方服务机构（专业健康管理公司）
行为	对个体和群体的健康状况、生活方式和居住环境进行评估，为个体提供有针对性的健康指导，并干预实施

1.2.2 健康管理的基本理论

1. 健康管理的科学依据

（1）健康和疾病的动态变化关系。健康与疾病之间的动态平衡，以及疾病的发生发展过程与干预措施是健康管理的重要科学依据。人体从健康到患病都要经过一个发病、发展的过程，这一进程始于良好的身体状况，从低危害到高危害，再到早期损伤，最终表现为临床症状。在疾病被确诊前，如果是急性传染病，那么这个过程可能非常短暂；如果是慢性疾病，则这个过程可能会比较漫长，少则几年，多则十年乃至几十年。在患慢性疾病期间，人的健康状态变化往往很难被发现，而且不同时期之间也没有明显的界线。在诊断疾病前采取有针对性的干预措施可以较容易地阻断、延缓甚至逆转病情的发展，使患者恢复健康状态，达到维持健康的目标。

① 苏太洋．健康医学 [M]. 北京：中国科学技术出版社，1994：78-112.

（2）大部分危险因素是可以被预防和改变的。WHO 将高血压、高血脂、超重和肥胖、缺乏体育锻炼、蔬菜和水果摄取量少、抽烟等列为慢性疾病的主要风险因素。由上述风险因素引起的慢性疾病目前尚无根治的方法，但其风险因素可通过改善个人生活方式加以防范。绝大多数慢性疾病的危险因素是可控的，这是防范健康风险的重要依据。因此，健康管理就是早发现、早评价、早干预，从而达到维持健康的目的。

（3）个体健康状况受到自身、社会、环境等多种因素的影响。人是社会的组成部分，个体的人表现出的危害健康的行为均与其所处的社会经济环境密切相关，立足于整体视角看，社会经济及物质环境因素在个体健康状况中起着根本性、决定性作用，且因其作用时间较早，故被称为“上游因素”。这些因素会对“中游”（个人心理和行为生活方式）、“下游”（生物学）因素产生直接影响。因此，个体健康状况是个体自身因素、医疗卫生服务、社会经济环境等多种因素共同作用的结果。从多个维度考虑预防和控制疾病发生发展的干预措施，个人、家庭、社会、政府各司其职，才能实现共同提升个体健康预期寿命的目标。

2. 管理学基本理论

管理是在特定环境条件下组织和利用所拥有的资源，以人为中心，通过计划、组织、指挥、协调、控制及创新等手段，采用最有效的方法，实现既定的组织目标的过程。

（1）管理活动必须在特定的环境中进行。在开放条件下，所有组织都处于不断变化的环境中，因此复杂的环境成为决定组织生存和发展的关键因素。

（2）组织所拥有的各种资源主要包括人力资源、财力资源、物力资源、时间资源、信息资源和技术资源。管理的实施需要这些资源的支持。

（3）“计划、组织、领导、协调、控制与创新”是管理的职能，传统的管理职能可以细分为计划、组织、指挥、协调和控制五大职能。随着社会发展和技术进步，人们把计划、组织、领导、控制和创新作为管理的新的五大职能。

（4）“最有效的方法”指在进行管理活动时，管理主体对管理客体产生作用的方式和途径，其包括行政手段、经济手段、法律手段，以及思想教育手段。这些手段的运用旨在实现高效益的目标。

（5）“实现既定组织目标”指管理活动具有明确的目的性，是管理主体预期要达到的、新的状态或境界，同时也是管理活动的起点和最终归宿。

健康管理可以被理解为健康管理机构或人员在特定的环境下利用各种资源，进行计划、组织、指挥、协调、控制及创新，通过健康信息收集、健康风险评估和行为干预等有效的方法改善个人和人群健康状态以收获最大健康效益的过程。

1.2.3 健康管理的基本步骤

健康管理包括健康信息收集、健康风险评估、疾病预防三个基本步骤，如图 1-2 所示。

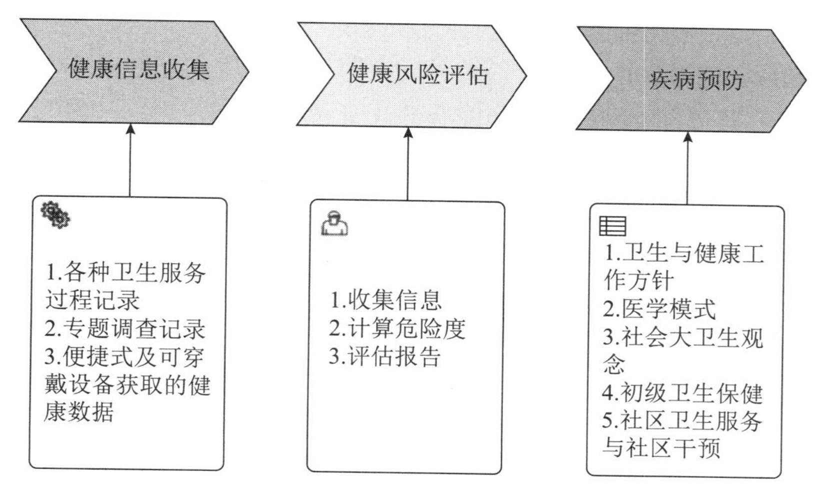

图 1-2　健康管理的基本步骤

（1）健康信息收集。信息收集是健康风险评估的前置工作。信息收集工作做得好坏直接关系到整个评估工作的质量。信息收集的途径多种多样，问卷（纸版 / 电子版）是较为常用的信息收集工具。除此之外，还可以通过体检、面询或电话、邮件等方式收集个人健康和疾病信息。一般来说，问卷应包括生理生化数据（如身高、体重、血压、血脂等），生活方式（如吸烟、膳食、运动等），个人或家族健康史，其他危险因素（如精神压力）。此外，有时还包括态度和知识等方面的信息。

（2）健康风险评估。健康风险评估是一种方法或工具，用于描述和估计某一个体或群体未来发生某种特定疾病或因为某种特定疾病导致死亡的可能性。评估个体健康风险的具体做法是根据收集的个人健康信息用数学模型对个人的健康状况及未来患病或死亡的危险性进行量化评估，基本步骤是收集个人危险因素资料、将危险因素转换成相应的危险分数、计算组合危险分数、计算存在死亡危险、计算评价年龄、计算增长年龄。

（3）疾病预防。疾病预防策略是根据疾病的具体情况而制定的全面指导防病工作的方针，如基本原则、主要策略和组织机构等，是预防疾病的战略性问题。疾病预防措施是实现疾病预防的预期目标所需要采取的具体行动方法、步骤和计划。只有在科学正确的预防策略指导下采用合理措施，才能达到最佳的预防效果。

1.3　健康管理的发展历程

1.3.1　健康管理的国际发展

一些西方古老的医学著作（如《罗马大百科全书》）中，很早就已经蕴涵了健康管理的理念。希波克拉底指出“能理解生命的人同样理解健康对人来说具有最高的价值”。公元 1 世纪，《罗马大百科全书》记载，医学实践由三部分组成：通过生活方式治疗、通过药物治疗和通过手术治疗。生活方式治疗就是在营养、运动、睡眠作息、衣着、按摩、合理限度的性生活方面提供健康方式的处方和建议。①

1. 美国健康管理的发展

健康管理的思想、实践、理论、配套的政策和法律首先产生于美国。美国早期健康管理主要有健康维护组织、优先选择提供者组织、专有提供者组织等多种形式。美国“蓝十字”“蓝盾”等保险公司于1929年开展了健康管理的实践探索，美国洛杉矶水利委员会成立了最早的健康维护组织，也就是今天所讲的健康管理组织。20世纪60年代，美国保险公司首次提出了健康管理（health management）的概念。在20世纪70年代，美国健康管理兴起，随之发展并广泛流行的是一项名为“健康美国人”（healthy people）的全民健康行动，该行动的目标是预防疾病、拯救生命；提升人们的生活品质和健康状况，延长寿命；缩小人群间的健康差距；持健康促进与疾病预防的原则以节约开支。

美国医疗保障制度在20世纪70年代到80年代取得了长足的进步，沿袭了传统的模式，迅速让保险公司面临高额的赔付率所带来的运营风险。当时美国总统尼克松为降低飞速上升的医疗费用，制定了《健康维护法案》，倡导由传统的医疗保险逐渐转变为管理式医疗模式，并鼓励全社会将力量投入到健康维护服务中去。在这期间不乏积极的市场运作，例如，将健康管理和健康保险相结合，促进了健康管理产业的发展。医疗保险机构和医疗机构之间签订经济适用处方协议，保障被保人享受较低的医疗费用。在医保机构中，通过对医保客户进行一套系统性的健康管理，可以有效地抑制病情的发展或恶化，极大地降低了保险公司的出险率和医疗费用，从而减少了对顾客的医疗保险赔偿。

美国健康管理的核心思想是通过将保险公司和医疗机构整合为一个一体化的医疗管理组织，最大限度地打破保险公司和医疗机构之间的界限，使保险能够参与医疗服务的全过程，从而利用经济杠杆优化医疗资源配置、降低医疗费用、提升民众的健康水平。健康管理的主要发展模式包括四种：健康维护组织（HMO）、优先医疗提供者组织（PPO）、专有服务提供者组织（ESPO）和定点服务计划（PSP）。HMO是美国健康管理计划的主要模式，在医院与医生之间没有主动控费意识的状态下，引入竞争机制，建立充分的信息披露机制、投诉通道以及对医生的评价体系。但HMO模式控制性过强，需要严格在组织内就医，缺乏变通性，为了有更多选择性，医疗管理行业又慢慢发展出PPO、ESPO、PSP三种模式。PPO模式在就医上多了组织外的选择，但组织外就医需要就诊人承担的费用更多，还不能保证质量。在这个基础上进一步发展出了ESPO模式，在该模式下，人们在组织外也可以选择质量更高的就医服务。PSP则是HMO和PPO两种形式的结合，在该模式下，人们既可以选择组织内的医生，也可以由组织内的医生转向组织外的医生继续就诊。四种模式各有利弊，在市场中共同存在，如图1-3所示。

---

① Schneck P. On the history of dietetics from antiquity to our time[J]. Agapits, 2002, 9: 9-10.

美国健康管理四大模式

HMO	PPO	ESPO	PSP
• 投保人不能挑选医院和医生，只能在组织内就医 • 对医药费用管控严格 • 投保人预付费用，保险机构按人头或保障计划支付医疗费用	• 投保人如果选择特定协议机构与医生，可不用支付费用，有效控制医药费 • 比HMO更自主与灵活，允许在组织内外自由选择就医，但组织内更优惠	• 由PPO发展而来 • 仅限组织内，可享受到专业性要求强的服务，以及管理式医疗带来的优惠	• HMO与PPO的结合体 • 有自己的医疗服务网络 • 在组织内就医付费很少甚至无需付费，而在组织外就医就要承受更高比例的共担金额

图 1-3　美国健康管理四大模式

随着社会的发展，保险业务内容也在发生变化，健康管理逐渐形成了一个独立的体系，而传统的医疗机构也被专业的健康管理公司替代。因此，健康管理公司通过与医保机构的合作，或者有偿向有需要的个人提供系统性、专业化的健康管理服务，使美国社会越来越多的人开始接受健康管理。

美国政府在全民健康管理计划中起到了积极而正向的作用，不仅为全国人民指明了方向，还推行相关政策为健康管理发展提供大力支持，使美国的健康管理得到快速发展。经过多年实践经验，美国得到一组实证数据：经过健康管理的干预，90% 的个人和企业的医疗费用降低到了原来的 10%。然而，剩余 10% 的个人和企业由于未实施健康管理，其医疗开支比原来提高了 90%。据统计，美国约 650 个健康管理机构为 7 700 万人进行医疗服务，参加健康管理计划的美国人超过 9 000 万人，且美国人在过去近 100 年的时间里平均寿命增加了 30 岁，其中，医疗服务的贡献仅为 5 岁，而公共卫生和预防干预的贡献则高达 25 岁，可见实施健康管理意义重大。

美国发展健康管理的目的在于降低医疗费用、改善劳动者的健康状况。目前，随着计算机、互联网、物联网等技术的发展，健康管理越来越依赖这些技术对大数据的收集与分析，而对用户健康数据的分析也日趋完善。美国政府也会为老人、残疾人、低收入人群等提供健康管理服务。开展健康管理计划为居民提供了科学的健康管理知识和技术，促进了个人健康状况的改善；开展健康管理的公司，雇员生病导致的公司利润下降及医疗费用上升等状况也得到了缓解，并且美国政府对医疗卫生的投入也有所下降，这在某种程度上减轻了政府因巨额医疗费用而导致的负担。

随后健康管理在英国、德国、法国和日本等发达国家也逐步发展起来，并形成了覆盖广而深的产业。

2. **欧洲健康管理的发展**

1）英国健康管理公司保柏（Bupa）的发展

欧洲的健康管理起步略晚于美国，但发展也十分迅速。据统计，整个欧洲约有 70% 的雇主为公司员工购买了健康管理计划。1947 年，英国最有名的健康管理公司保柏（Bupa) 成立。70 多年来，该公司的健康管理比公立医疗机构更有优势，具有更高的医护水平、更优越的环境和合理的价格，吸引了大量企事业团体、个人以及中产家庭。保柏已覆盖全球 190 个国家和地区，接受其健康服务的用户在 1 000 万以上，除了自身旗下的医院、诊所及护理机构外，保柏还和全球 120 多万家医疗机构合作，使用户在所到之处都能得到当地最优质的医疗服务。保柏在全球提供的服务主要包括三个方面：保险、健康服务、老年护理，主要服务内容如图 1-4 所示。

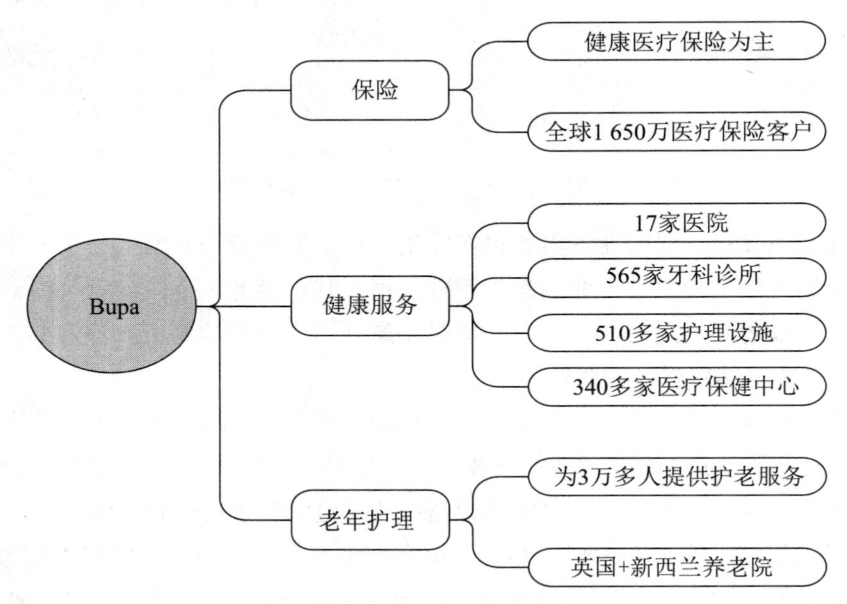

图 1-4 Bupa 主要服务内容

拓展资料 1-1

2）德国健康管理的发展历程

早在 1866 年，德国化工巨头巴斯夫就建立了一个职业健康部门，用来协助雇员防治疾病，这就是企业健康管理的雏形。自此，以提倡社区健康为核心的德国健康管理体制也逐步形成。自 1884 年起，德国开始实施医疗保险制度，随后逐步发展出养老保险、失业保险、工伤事故保险及护理保险等品类，形成了德国“五大支柱”的社会保险体系，慢性病防治也被纳入社会保障体系中。

第二次世界大战后，德国在创下“经济奇迹”的同时生态环境也被严重污染，对国民健康造成了极大的危害。德国政府进一步修订了各项健康法规，将健康管理的内容写入法律法规中，例如，《劳动保护法》就明确要求 20 人以上的企业要依法设立安全健康管理委员会。

从 20 世纪 50 年代末开始，德国启动了“体育黄金”项目，激励全民参与体育运动。

德国现有 60 000 多个运动场所，其包括儿童游乐场、运动场、健身房、露天游泳池等。德国州级政府的体育工作以普及全民运动为主要内容。

德国营养学会在 20 世纪 50 年代初期已着手制定膳食指南。1992 年，为了使公众更全面、直观地了解该指南的内容，德国营养学会采取了进一步的措施，又制定了一个“膳食金字塔”。该“膳食金字塔”是以三维立体图像的方式呈现，共分六层，棱柱体上用红绿信号灯标明了食品的营养价值，宣称底层的食物可以多吃，越往上越应该少吃。德国政府机关、企业纷纷推出“少肉套餐”，由营养师提供膳食，将每人一周的肉食摄入量限制在 450 克以内，员工可以上网查询一周食谱。此外，学校亦推出“幼儿健康早餐计划”，为儿童规划一周健康饮食。从 2005 年开始，德国营养学会就利用这个模型为全民提供营养建议。

德国的医保制度与健康管理计划互为补充，于 2002 年将疾病管理纳入法定医保制度，于 2008 年开始实施慢性病照护管理服务。德国借鉴了美国的健康管理战略，综合考虑个体的不良生活习惯与慢性疾病风险因素之间的关联，开展全人群的健康管理，以扩大健康管理的覆盖面。德国联邦经济劳动部设立了专门机构负责具体事务（主要是工人职业方面），在全国范围内实行了一种双重健康管理的模式。

最近几年，德国已经建立了一个个人健康数据库，例如，通过“电子健康卡”记录居民的基本健康状态、电子病历等相关资料，以便医师诊断和政府对居民健康状况的综合分析。德国卫生部与科研机构共同研发的“个人健康管理体系”也帮助越来越多的人通过手机 APP 对自己的健康进行管理，这也是一种新的发展趋势。

德国科学联席会（Gemeinsame Wissenschaftskonferenz, GWK）在 2018 年年底决定，在今后十年里通过 3 轮招标遴选约 30 个科研中心，每年拨款 8 500 万欧元用于建设全国科研数据基础框架，使专家能够更便携地找到相关研究、更好地交流数据，从而更有效地开展健康管理，提高国民健康水平。

3）芬兰以基层社区为核心的健康管理实践

芬兰是欧洲健康管理模式成效最好的国家之一。芬兰最成熟的是基层社区组织，它于 20 世纪 70 年代以来，探索了一种新的健康管理模式，即通过改变居民的生活方式从根源上降低患病率。

芬兰心血管疾病发病率最高的北卡累利阿省于 1972 年开展了一项健康管理干预计划，如表 1-2 所示，该计划的主要宗旨是倡导以社区为基础，引导大众建立更为健康、更具有可持续性的生活方式。该计划严格遵循一级预防原则，并以各类社区计划为主要的实施手段，从健康环境的营造、健康生活方式的引导，以及优质卫生服务的供给这三个重要方面全方位地干预。1985 年，政府发布《卫生政策报告》后设立了冠心病委员会，对相关部门之间的职责进行了界定，在这一时期各部门之间的统筹协调工作均取得了进步。

表 1-2　北卡项目的主要做法

干预项目	主要做法	具体案例
创造健康的环境	颁布政策法规	控烟政策法规； 提高烟草价格，提高烟草税至 75%； 禁止一切烟草广告； 禁止向 18 岁以下青少年售烟和将学校校园全部设为禁烟区等
建立健康的生活方式	调动社区资源，动员家庭和个人，营造有利于慢性病防治的人文环境和社会环境	营养委员会推出“食物平衡表”“胆固醇项目”“草莓计划”等营养干预活动； 以青少年为重点开展了对吸烟行为的干预工作； 举办全国性的戒烟和降低胆固醇竞赛
提供优质的卫生服务	通过公共卫生护士提供健康服务，主要为健康教育	在北卡累利阿地区普及高血压知识； 在 5 所医院开展全国糖尿病预防计划，在筛检出的糖尿病病人及高危人群中开展良好的生活方式的咨询和培训，借助传播平台宣传健康知识
其他	危险因素的监测评估	国家公共卫生研究所对社区人群心血管疾病危险因素的暴露水平进行监测评估，并建立全国范围的危险因素监测系统

社会事务和卫生部（Ministry of Social Affairs and Health，MSAH）对市级基层医疗服务、专科医疗和职业健康服务提供了系统性的支持，以预防冠心病。财政部决定终止对奶制品中含脂产品的税收优惠政策，并将可食用脂肪纳入“税收中性”处理，撤销对低脂乳制品的反补贴费用。农林部运用经济政策工具把生产重点从牛奶脂肪改为谷物、蔬菜、浆果、菜油和鱼类，并设法减少牛奶中的脂肪含量。教育文化部在中小学开设健康教育课程，为家庭提供经济支持，在膳食与营养方面开展教育，提高教师水平、改善校内膳食。

芬兰政府、非政府组织、新闻媒体、学校、社区和个人都参与了北卡累利阿项目，30 余年来，芬兰政府通过健康促进措施使心脑血管疾病的发病率较 30 年前下降了 80%，血脂平均水平下降了 20%，人群的预期寿命提高了 10 年。在此基础上，民众逐渐形成了良好的生活方式，人民的健康水平得到了极大改善。芬兰在健康管理方面取得的成就不但被国际社会肯定，而且为芬兰健康管理制度的建立打下了坚实的基础。虽然在推进过程中，也遇到了来自各方面的压力与阻力，但是他们制订了一套科学、合理的执行计划，充分发挥了社区的作用，综合采取各种干预措施、加强国际合作，将健康管理工作推广到全国。最终，芬兰在健康管理方面的执行成效卓著，受到了全国民众的赞扬。

3. 亚洲健康管理的发展

1）日本健康管理的发展

从总体上看，亚洲国家的健康管理发展水平落后于欧美等发达国家，其中日本发展最快。日本采取了政府主导、民间组织层层推进的发展模式。早在 1959 年，日本的八千穗村就开始了健康管理活动，通过向每个村民分发健康管理手册，每年进行一次身体检查，并把所有的健康信息都录入手册中，从而减少了潜在的疾病发病率，促进了良好生活方式的形成。随着日本的人口发展迅速地进入老龄化阶段，家庭的规模持续缩小，民众健康意识越来越强，医疗服务的需求量也在迅速增长。从日本厚生劳动省官网上公布的有关政策文件看，日本政府很早就把健康管理上升到了国民健康战略的高度，因此，随着健康战略的改革和发展，社区卫生管理也在有条不紊地开展。

（1）组织架构阶段（1978—1988 年）。

日本厚生省于 1978 年首次颁布《增进国民健康对策》，开启为期十年的第一次“国民健康促进”行动，并将社区卫生的建构与健全纳入考量，为建成健全的社区卫生服务体系奠定了良好的基础。在这一时期，社区卫生管理的对策是：建立全民健康体检与健康指导体系；设立“健康增进”中心及市町村卫生服务中心，并配备专业人员；同时成立市町村“健康促进协会”，以全民健身公益基金会为主体开展全民健康教育活动；为“健康促进专业研究”提供支持。

（2）职能明确阶段（1989—1999 年）。

“第二次国民健康”行动，即“活力 80 健康计划”以推广全民健身运动为中心，使社区在国民健康促进运动中的角色得到了规范化。1994 年，日本厚生劳动省发布了《推进社区卫生设施的基本准则》，其对社区的功能定位和发展趋势进行了阐述，包括：①社区要全面推动居民健康服务的质量保障体系建设，社区服务要更好地满足居民的多元化需要，提供个性化的服务；②要建立健全的、能让居民主动参加的、能及时反映居民意愿的、能促进健康福利社区发展的、能为居民提供基本医疗服务的综合性医疗服务系统；③市町村卫生中心负责提供健康咨询、健康辅导、健康体检等基础预防保健服务，都道府县保健中心负责开展心理卫生、疑难杂症防治、艾滋病防治等方面的专业医疗服务，以及在老年保健、妇幼保健、营养改善等方面提供技术指导。

（3）职责细化阶段（2000—2010 年）。

日本于 2000 年 3 月推出“21 世纪国民健康促进计划”，亦称“第三次国民健康促进”行动。该项目旨在通过对居民的营养膳食、体育锻炼、吸烟、饮酒、糖尿病、心脑血管疾病等 9 个领域的 70 个具体指标进行系统的干预，以降低健康风险因素，引导人们更好地进行自我健康管理，提升居民的生活质量。在这一计划指导下，政府对社区健康管理责任进行了进一步细化。厚生劳动省建议，为了推动民众养成良好的卫生习惯，社区要充分利用各种卫生资源，并主动进行健康宣传教育，让更多的社会力量参与。此外，厚生劳动省也强调，针对 45 岁及以上中老年人的照护服务应由社区的专业医师提供。

（4）功能完善阶段（2013 年至今）。

日本厚生劳动省于 2012 年 7 月发布“全面推行国民健康促进基本事项”，正式启动“第二期 21 世纪国民健康促进计划”。这一计划力图改进居民的生活方式与社会环境，实现所有公民（从幼儿到老人）之间的互助，充实他们的精神生活，推动社保体系不断发展，让社会充满生机。对此，日本厚生劳动省修订了《推进社区卫生设施的基本准则》，在原有的社区健康管理职能中增加了对精神疾病患者的全面照护职责，把精神疾病患者纳入社区管理，为他们提供各种指导和决策支持。另外，为应对虐待儿童现象日趋严重的现象，各社区健康机构已与儿童咨询中心及地方医疗机构一起进行母婴健康服务，以减少或避免有关虐待行为的发生。

世界卫生组织在 2019 年的世界卫生报告中从“医疗水平”“接受医疗服务的难

度”“医药费负担公平性”等方面对世界各国的医疗体系进行了综合比较，日本因为“高品质的医疗服务”“医疗负担的平等程度”“国民平均寿命高”等因素获得第一。在日本，强大的健康专业服务团队、国民较强的健康意识是健康管理行业繁荣的重要因素。完善的制度、健全的法律体系、成熟的健康档案管理系统是健康管理计划在日本取得成功的基本保障，详细的法律条款，严格的干预制度形成了日本独特的健康管理服务模式。

拓展资料 1-2

2）韩国健康管理的发展

韩国的健康管理始于20世纪60年代，我国医疗保险被韩国人称为“健康保险”。韩国《医疗保险法》早在1963年12月就已出台，但因条件尚不成熟，在1977年后才开始部分实施，直到1989年才完全实施。

自20世纪60年代中期以来，韩国政府采取了一系列刺激经济的措施，使该国经济迅速发展，1977年，韩国人均国内生产总值高达1 042美元，比1963年高出十倍。然而，虽然国家经济高速增长，但社会保障制度却严重落后，不断引发民怨。韩国在1976年12月对《医疗保险法》进行了彻底修订，规定超过500名雇员的企业必须建立强制性医疗保险。1979年，韩国为超过300名雇员的企业员工制定了一套强制性的健康保险体系，同时也组建了公教健康保险组合，为政府官员和私立学校教职工提供健康保险。1981年，韩国为100人以上的企业员工制定了强制性健康保险制度，并规定超过5人的企业员工为自愿参保者，其后于1982年和1988年分别将员工人数超过16人的企业雇员、员工人数超过5人的企业雇员纳入强制性医疗保险。

在20世纪80年代中期，职业健康保险、公务员和教师保险已经覆盖了韩国约44%的总人口。但不符合健康保险参保条件的个人（如5人以下小企业职工、农民、城市自营业者）被排除在外。从1986年到1988年，韩国经济平均增长率均在10%以上，1989年，韩国人均国内生产总值为5 430美元，是1977年的5.2倍。韩国经济持续高速发展，政治民主化浪潮也日益高涨，1988年1月，韩国政府在乡村地区推行健康保险，1989年7月，城市地区也开始全面实施健康保险。当时韩国的健康保险覆盖面已达90.39%，迎来了“全民医保”时代，但在这段时间里，医疗保险制度呈现“条块分割”的状态。

韩国医保机构数目庞大，管理松散，1998年以前，韩国有367家健康保险公司各自独立经营，这对医疗保障体系的长远发展不利，因此，政府开始将350多家医疗保险机构合并在一起，并由国民健康保险公团管理。到2000年，韩国政府又将国内的健康保险基金合并在一起。2003年，韩国政府对城市和农村医疗保障系统进行了统筹整合。2018年，韩国参与健康保险的国民占总人口的97.2%，另外的2.8%由政府提供医疗援助。韩国健康保险体系从预防的角度出发，主动开展健康管理，普及全民体检与防癌筛查，充分体现了“健康”这个词的具体意义。

韩国健康保险制度取得了显著成效，以低于OECD国家平均水平的医疗费用支出在婴幼儿死亡率、可避免死亡率、癌症存活率等方面均高于OECD国家平均值，特别是在人均寿命方面，从1960年的55.4岁增长到了2018年的82.6岁，增幅在OECD国家中排名第二。

1.3.2 健康管理在中国的发展

1. 健康管理在中国的发展溯源

我国拥有五千年的璀璨文化，因此拥有源远流长的健康文化，以及丰富的养生智慧。古代中国是一个以农业为主的国家，从远古时起人们就十分注重养生、延年益寿，在长期的实践中，形成了一系列的养生经验，并逐渐形成了既有系统理论又有独特方法的中华养生文化。

《周易》于殷末周初成书，其蕴含着极为丰富的养生思想。《易传》以阴阳五行为核心对人的精、气、神、意进行探究，以“静动”为“阴阳”，对后世太极拳的发展产生了深远的影响，形成了中国最早的养生观。道教的养生思想对中国社会产生了深远的影响，而先秦道家的鼻祖——老子以“恬淡寡欲”“清静无为”的养生理念对后世产生了很大的影响，其“顺乎自然”的养生理念与当今社会倡导的人与自然环境和谐共存的健康理念不谋而合。

《吕氏春秋》是秦国丞相吕不韦组织门客所著，在战国末年成书，这标志着中国古代养生思想发展到又一阶段。此书认为长寿要注重“顺生”“节欲”“去害”“主动”。所谓“顺生”，指的是顺应自然，顺应生命规律；“节欲”也强调生活的节制，而不是一味地纵欲；所谓“去害”，即排除一切于人体无利之物，凡是对人体有害的事物应尽量避开；“主动”就是强调积极运动，这是对子华子（春秋末期晋国哲学家）最先提出的“生命在于运动”思想的继承和发扬。

中国自古就有健康管理的思想，即古代传统医学的“治未病”理念。两千多年前，《黄帝内经·素问·四气调神大论》（后人认为这部著作并非个人所著，而是集大成之作，仅托名黄帝与岐伯著，共 18 卷）中就蕴含了“预防为主”的健康管理理念。“圣人不治已病治未病，不治已乱治未乱，此之谓也。夫病已成而后药之，乱已成而后治之，譬犹渴而穿井，斗而铸锥，不亦晚乎？”也就是说，一名优秀的医师，可以在疾病还没有发作的时候就发现它的存在，并加以治疗，如果疾病已经发作再治疗，那就像是渴了才去凿井取水，战争爆发了再去铸造武器，一切都晚了。这就体现了“未病先治”的道理。“治未病”包括了对未病的预防和对已病的预防两方面内容，强调了养生保健和疾病防治的重要性，这正是健康管理理念的体现。从这里可以看出，促进健康和健康养生在国内并不是一个陌生的概念。但是，由于历史的变迁，古代的养生文化被淡化，再加上现在我国经济高速发展，生活环境遭到破坏，人们工作压力大，越来越多的人健康受到威胁、体质下降，这些都为健康管理的发展提供了现实基础。

2. 新中国健康管理的发展

在新中国成立之前，我国已将发展医疗卫生事业视为重要议题，此举为新中国健康管理的发展奠定了坚实基础。1949 年 9 月，中国人民政治协商会议第一届全体会议通过的《中国人民政治协商会议共同纲领》明确提出：“推广卫生医药事业，并注意保护母亲、婴儿和儿童的健康。”这一规定以官方形式确认了我国对人民健康的关注和重视。

1950年8月，首届全国卫生会议于北京隆重召开。此次会议确立了新中国卫生工作的三大原则，即“面向工农兵”“预防为主”，以及“团结中西医”。1952年，毛泽东主席发出了“动员起来，讲究卫生，减少疾病，提高健康水平，粉碎敌人的细菌战争”的伟大号召，自此，一场轰轰烈烈的“爱国卫生运动”在全国范围内蓬勃开展。

1954年制定的中华人民共和国第一部宪法第九十三条规定：“中华人民共和国劳动者在年老、疾病或者丧失劳动能力的情况下，有权获得物质帮助。国家应举办社会保险、社会救济和群众卫生事业，并逐步扩大这些设施以确保劳动者享受此权利。”该法第四十九条对国务院的职权进行了列举，其中第（九）款为“管理文化、教育和卫生工作”。自此，国家开始大力发展基层医疗卫生力量。到20世纪60年代中期，我国医疗卫生机构已增加到20.7万个，全国城乡卫生医疗网基本形成。同时，通过广泛开展群众性爱国卫生运动，那些严重危害人民健康的天花、霍乱、血吸虫病、疟疾、鼠疫、麻风病等疾病都得到了有效防治，人民的健康状况明显改善。

1978年12月18日，中国共产党第十一届三中全会的召开标志着我国进入了“改革开放”的新的历史时期，我国的健康管理也因此步入了新的发展阶段。根据我国的实际情况，制定了新时期卫生工作方针，即以预防为主，依靠科技进步，动员全社会参与，中西医并重，为人民健康服务，这一方针为我国卫生事业的发展指明了方向。随后，我国于1984年9月20日颁布了《中华人民共和国药品管理法》，于1986年12月2日颁布了《中华人民共和国国境卫生检疫法》，以及于1989年2月12日颁布了《中华人民共和国传染病防治法》。这些法律的制定和完善，为推动医疗卫生事业的持续发展提供了坚实的法律保障，同时也不断推进着我国人民健康水平的提高。

20世纪90年代，健康管理作为新兴理念被引入我国。1994年，苏太洋主编的《健康医学》一书首次引入了健康管理的概念，它倡议运用管理科学的理论和方法对群体和个体健康进行有效的干预，旨在维护、巩固和促进他们的健康。2001年，我国第一家健康管理公司正式注册成立。2003年突发的SARS疫情使我国真正开始重视疾病预防体系，随后持续出现的流行感染性疾病促使我国越发重视疾病的预防工作。2005年，健康管理师被列入国家职业资格，2006年，健康管理行业获得飞速发展，该年享有“健康管理年”之称，各种会议、培训层出不穷。发展到2017年，除医疗相关体系的职业资格外，与促进健康相关的很多职业资格被国务院取消（如公共营养师等），但健康管理师的职业资格仍被保留，同时健康管理师的技能要求中包含了营养、心理咨询、保健等。我国健康管理计划的实践应用先行于理论研究，而且开展得比较晚。

我国健康管理发展的一个重要因素是老龄化的情况加剧，人口老龄化在我国虽然起步晚，但数量大、速度快，而且是在经济还不够发达、国民生产总值还不算高的情况下出现，这对经济发展造成了巨大压力。慢性病患者数量日益猛增，慢性病相关影响因素也日渐复杂，这将造成医疗资源紧张和居民经济负担增大，社会的迫切需求推动着我国健康管理行业的迅速发展。人们对健康的需求已经趋于多样化，个性化的健康干预是健康服务发展的必然趋势。

1.4 健康管理与“健康中国”战略

1.4.1 健康管理与“健康中国”战略的现实需求

1. 我国老龄化形势严峻，养老服务体系不完善

1）老年人数量增长迅速，老龄化形势严峻

我国的老年人口数量在世界排名第一，并且还在持续增长。《2021 年我国卫生健康事业发展统计公报》显示，2020—2021 年，我国居民预期寿命从 77.93 岁上升至 78.2 岁，人口老龄化形势日趋严峻。[①] 另外，从老年人的健康情况来看，2022 年，我国老年人中患有慢性疾病的人数达到 1.9 亿，其中失能和半失能老年人大约有 4 000 万人，老年痴呆病人大约为 1 500 万人，“长寿不健康”的矛盾突出。[②]

《2022 年民政事业发展统计公报》显示，我国 60 周岁及以上的老年人口数量为 28 004 万人，占总人口比例的 19.8%。预测在“十四五”期间，我国 60 岁及以上的老年人口将突破 3 亿人，占全国总人口之比将超过 20%，进入中度老龄化阶段，而到 2035 年前后，预计我国 60 岁及以上的老年人口将突破 4 亿人，占总人口比例将超过 30%，进入重度老龄化阶段。

随着老龄化的持续加剧，高龄化和空巢化问题日益凸显，这使得数量不断增长的老年人群体已经成为健康管理服务行业的特殊群体和主体人群。同时，老年性疾病（如阿尔兹海默症、帕金森病）的患病率也随着老龄化的加剧而逐渐增多，这给老年人的健康带来了很大的威胁。老年人的健康已不仅是家庭问题，更是严重的社会问题，因此，我们应该更加重视并关注老年人的健康问题，采取更加积极的措施。

2）我国社会养老服务体系不健全

目前，我国的社会养老服务制度还不能很好地适应新形势、新任务和新要求，主要体现在：缺乏总体的统筹规划；社区养老设施与机构病床紧缺，供求矛盾突出；设施简单，功能单一；在护理、医疗康复和精神慰藉等方面存在困难；区域和城乡发展不均衡；政府投资偏少，私人投资的规模较小；服务业的专业化水平不高，产业发展的动力不足；国家制定的优惠政策没有得到很好的贯彻；服务规范、行业自律和市场监管有待加强等。

慢性病患病人数的增加、疾病谱的变化，以及人口老龄化的不断加深都促使医疗方式从单纯的治疗疾病转向“预防—保健—治疗—康复”一体化发展，对亚健康的调整与康复也需要更多的关注。据联合国开发计划署（The United Nations Development Programme，UNDP）统计，我国在 2021 年的人类发展指数达到 0.768，进入“高人类发

---

① 中华人民共和国国家健康委员会，2021 年我国卫生健康事业发展统计公报 [EB/OL].（2022-07-12）[2023-12-20]. https://www.gov.cn/xinwen/2022-07/12/content_5700670.htm.

② 马晓伟 . 国务院关于加强和推进老龄工作进展情况的报告 [EB/OL].（2022-08-31）[2023-12-20]. http://www.npc.gov.cn/npc/c2/c30834/202208/t20220831_319086.html.

展指数”国家行列，这也就意味着我国人民将会更加重视健康保障。因此，人们对健康管理服务的需求将不断增加，这为健康管理提供了广阔的发展空间。

2. 慢性病成为威胁我国居民健康的主要因素

慢性病的发病和流行与经济、社会、人口、行为、环境等多方面因素紧密相关。随着工业化、城镇化和人口老龄化进程的加速，居民生活方式、生态环境、食品安全状况等因素对健康的负面影响逐渐显现出来，慢性病的发病率、患病率和死亡率都在逐年上升，人民群众的慢性疾病负担越来越重。

1）慢性病患病率显著攀升

20 世纪 60 年代之前，对我国人民健康造成威胁的主要是病毒和细菌，具体表现多为天花、霍乱、鼠疫、结核病等传染病。由于抗菌药物的广泛应用，至 20 世纪 70 年代上述病症基本得以根除。目前，随着工业化、城镇化、人口老龄化，以及生态环境和生活行为方式的改变，对人体健康造成威胁的疾病变成了重大和新发传染性疾病、心脏病、恶性肿瘤、糖尿病、高血压、高血脂等非传染疾病，其中，几种慢性非传染疾病已成为主要威胁。《健康中国行动（2019—2030 年）》指出，慢性病（如心脑血管、肿瘤、慢性呼吸道疾病、糖尿病等）造成的疾病负担已超过 70%，是影响国民平均预期寿命的主要原因。同时，主要传染性疾病如肝炎、肺结核、艾滋病的防治工作依然十分艰巨。《中国居民营养与慢性病状况报告（2020 年）》显示，因心脑血管、肿瘤、慢性呼吸道疾病及糖尿病 4 种慢性疾病引起的早死率高达 16.5%，2019 年，因患慢性病而死亡的数量占总死亡数量的 88.5%，其中，心脑血管疾病、癌症及慢性呼吸系统疾病的死亡数量占比高达 80.7%，防治工作依然面临着极大的挑战。

2）慢性病患病因素普遍存在

（1）我国人群超重和肥胖率不断上升。

《中国居民营养与慢性病状况报告（2020 年）》最新公布的数据表明，超重或肥胖人群占我国总人口的 1/2 以上，其中超重人群占 34.3%，肥胖人群占 16.4%。6 岁以下的儿童有 10% 体重超标或肥胖，其中，超重率为 6.8%，肥胖率为 3.6%；几乎每 5 个 6 ～ 17 岁的孩子中就有 1 个是体重超标或肥胖的，其中超重率为 11.1%，肥胖率为 3.6%。《柳叶刀》（*The Lancet*）发布的“世界成人体重调查报告”显示，我国超重成年人总数已经超过了美国，位居世界第一。①

（2）膳食结构不合理普遍存在。

目前，我国居民饮食结构存在严重的不合理现象，其中，油脂、食盐和食糖的消费量偏高，水果、豆类和奶类的摄入量不足。2012 年有调查显示，我国居民家庭人均每日食用油摄入量为 42.1 克（《中国居民膳食指南（2022）》推荐标准为每天 25 ～ 30 克），居民膳食释放提供能量比例达到 32.9%（《中国居民膳食指南（2022）》推荐值上限为 30.0%）。《健康中国行动（2019—2030 年）》指出，我国居民每天平均摄取糖（以

① Xiong-Fei Pan, Limin Wang, An Pan. Epidemiology and determinants of obesity in China[J]. Lancet Diabetes Endocrinol, 2021 Jun; 9(6): 373-392.

“白糖”“红糖”为主）大约 30 克（世界卫生组织建议每人每天糖的摄入量不超过 25g）。《中国居民营养与慢性病状况报告（2020 年）》显示，我国居民每天平均盐摄入量为 9.3g（世界卫生组织建议为 5g）。

2016 年全球疾病负担研究结果显示，饮食因素导致的疾病负担占所有疾病负担的 15.9%，高盐、高糖、高脂等不健康饮食是引起肥胖、心脑血管疾病、糖尿病及其他代谢性疾病和肿瘤的危险因素。这些不健康的饮食习惯会导致身体摄入过多的热量和有害物质，从而增加体重、损害身体健康。此外，这些不健康的饮食习惯还与多种慢性疾病的发生有关，如高血压、高血脂、糖尿病、冠心病、中风等。这些疾病不仅会影响患者的身体健康，还会对其生活质量产生严重影响。因此，人们应该养成健康的饮食习惯，控制饮食中盐、糖、脂肪的摄入量，以保持身体健康。

拓展资料 1-3

（3）身体运动不足持续存在。

根据国家体育总局 2020 年对全民健身活动情况的调查结果，全国城乡居民有 37.2% 是经常参加体育锻炼的，55.9% 的儿童青少年和 30.3% 的成年人经常参加体育锻炼，30 ～ 39 岁年龄段经常锻炼的人最多，达到 28.4%，经常参加体育锻炼的老年人占到了 26.1%。成年人的定期锻炼率不高，这是许多慢性疾病的主要病因。

（4）居民吸烟问题严重。

据世界卫生组织报道，每 3 名烟民中就会有 1 人因与吸烟有关的疾病而死亡，而且烟民的平均寿命要比不吸烟的人少 10 年。烟草引起的健康风险已成为全球关注的重大公共健康问题，因此，WHO 颁布了《烟草控制框架公约》，这是全球首个公共卫生公约，中国于 2003 年签订并于 2005 年通过了《烟草控制框架公约》。中国是香烟的生产和消费大国，产量与消费量都占世界 1/3 以上。2020 年中国吸烟状况报告指出，全国现有烟民已逾 3 亿人，全世界每年因吸烟而导致的 800 万死亡案例中，我国就有超过 100 万人，若不加以解决，到 2030 年这一数字或将上升至 200 万人，到 2050 年可能将上升至 300 万人。

3. 我国人群的健康素养总体较低

目前，我国居民的健康知识水平普遍偏低。居民的健康知识水平在 2021 年仅达 25.4%。[①] 农村居民在预防疾病、早期发现、紧急救助、及时就医、合理用药、紧急避险等方面的保健知识与技能相对匮乏，不良生活方式较为常见。《中国公民健康素养——基本知识与技能》对我国当前阶段的健康素养提出了明确的要求，是我国公民应当具备的、最重要的健康知识与能力。

根据《健康中国行动（2019—2030 年）》的规划，到 2030 年，全国居民的健康素养将提升至 30% 以上。其中，基本知识和理论素养水平、健康生活方式与行动素养水平、

① 中华人民共和国中央人民政府 . 居民健康素养水平稳步提升 [EB/OL].（2022-06-14）. https://www.gov.cn/xinwen/2022-06/08/content_569485.htm.

基本技能素养水平将分别提高到45%、25%、30%以上。同时，居民的基本医疗素养、慢性病防治素养、传染病防治素养水平也将提升至28%、30%、25%以上。为了实现这一目标，需要建立并完善科普专家库和资源库，构建健康科普知识发布和传播机制。政府和相关部门将采取一系列措施，首先，加强健康教育，提高公众对健康知识和健康生活方式的认识和意识；其次，推广健康的生活方式，包括均衡的饮食、适当的运动、良好的睡眠和减少不良习惯等。此外，政府还将加强健康监测和评估，及时掌握公众的健康状况和趋势，为制定更加精准的健康政策和措施提供依据。

除了加强健康教育和生活方式管理，政府还将加强医疗卫生服务体系建设，提高医疗卫生机构的服务质量和水平。同时，政府还将加强人才培养和队伍建设，提高医疗卫生专业人员的知识和技能水平，为公众提供更加优质的医疗服务。

此外，政府还将加强健康产业的发展，推动健康科技创新和转化，为公众提供更加先进、便捷、高效的健康产品和服务。加强国际合作和交流，引进国外先进的健康理念和技术，为我国的健康事业注入新的动力和活力。

总之，《健康中国行动（2019—2030年）》规划的目的是通过多方面的措施提高全国居民的健康素养和医疗素养水平，促进全民健康素质的提升。政府和相关部门将积极推进这一规划的实施，为建设健康中国做出积极的贡献。

1.4.2 “健康中国”战略与“健康中国”行动

2016年10月25日，中共中央国务院发布了《“健康中国2030”规划纲要》（以下简称《纲要》），这是新中国成立以来首次在国家层面提出的健康领域中长期战略规划，是今后15年推进健康中国建设的行动纲领，体现了党中央、国务院对人民健康的高度重视。《纲要》强调“预防为主，防患于未然”，明确“共建共享、全民健康”是建设健康中国的战略主题，“全民健康”为“建设健康中国的根本目的”，“共建共享”是“建设健康中国”的基本路径，强调“立足全人群和全生命周期两个着力点”，分别解决提供“公平可及”和“系统连续”健康服务的问题。

2017年1月，国务院办公厅发布《中国防治慢性病中长期规划（2017—2025年）》（以下简称《规划》），这是首次以国务院名义印发的慢性病防治规划，是今后5～10年做好慢性病防治工作、提高居民健康期望寿命、推进健康中国建设的纲领性文件，是贯彻落实全国卫生与健康大会精神，努力全方位、全周期保障人民健康的重大举措，对全面建成小康社会、推进健康中国建设具有重大意义。《规划》提出到2025年，使慢性病危险因素得到有效控制，实现全人群全生命周期健康管理，力争30～70岁人群因心脑血管疾病、癌症、慢性呼吸系统疾病和糖尿病导致的过早死亡率较2015年降低20%，逐步提高居民健康期望寿命，有效控制慢性病疾病负担。

2017年8月，科学健身“说明书”《全民健身指南》（以下简称《指南》）正式发布。《指南》针对中国居民参加体育健身活动状况实际，系统归纳、集成国家“十五”“十一五”“十二五”期间相关研究成果，基于中国居民运动健身的实测数据编制而成。《指南》对体育健身活动效果、运动能力测试与评价、体育健身活动原则、体育健身活动指导方案等内容进行了详细的说明。

2019 年 7 月 9 日，国家卫生健康委员会制定并出台《健康中国行动（2019—2030 年）》（以下简称《行动》），体现了对维护人民健康的坚定决心。《行动》要求牢固树立“大卫生、大健康”理念，坚持预防为主、防治结合的原则，把健康融入所有政策，建立健全健康教育体系，引导群众树立正确健康观，形成有利于健康的生活方式、生态环境和社会环境，促进以治病为中心向以健康为中心转变，提高人民健康水平。

2019 年 9 月 2 日，国务院办公厅发布《体育强国建设纲要》（以下简称《纲要》）。《纲要》提出体育强国建设的三阶段战略目标：到 2020 年，建立与全面建成小康社会相适应的体育发展新机制，体育领域创新发展取得新成果，全民族身体素养和健康水平持续提高，公共体育服务体系初步建立，竞技体育综合实力进一步增强，体育产业在实现高质量发展上取得新进展。到 2035 年，形成政府主导有力、社会规范有序、市场充满活力、人民积极参与、社会组织健康发展、公共服务完备、与基本实现现代化相适应的体育发展新格局，体育治理体系和治理能力实现现代化。全民健身更亲民、更便利、更普及，经常参加体育锻炼人数比例达到 45% 以上，人均体育场地面积达到 2.5 平方米，城乡居民达到《国民体质测定标准》合格以上的人数比例超过 92%；青少年体育服务体系更加健全，身体素养品质提升，健康状况明显改善。到 2050 年，全面建成社会主义现代化体育强国。人民身体素养和健康水平、体育综合实力和科技影响力居于世界前列，体育成为中华民族伟大复兴的标志性事业。

2022 年 4 月 27 日，国务院办公厅印发《“十四五”国民健康规划》，提出到 2025 年，卫生健康体系更加完善，中国特色基本医疗卫生制度逐步健全，重大疫情和突发公共卫生事件防控应对能力显著提升，中医药独特优势进一步发挥，健康科技创新能力明显增强，人均预期寿命在 2020 年基础上继续提高 1 岁左右，人均健康预期寿命同比例提高。

习近平总书记多次强调：经济要发展，健康要上去。人民群众的获得感、幸福感、安全感都离不开健康，健康是幸福的起点，也是成长的前提，是全面建成小康社会的重要内涵，也是人类社会发展福祉的永久追求。要大力推进全民健身与全民健康深度融合，更好发挥举国体制与市场机制相结合的重要作用，不断满足人民对美好生活的需要。系列文件的密集出台体现了党中央对人民健康的高度重视，以及提升人民健康的坚定信心。

重要概念

健康　亚健康　疾病　健康管理　健康风险评估　健康干预　治未病　健康中国

思考题

1. 健康管理的基本内容与基本步骤是什么？
2. 健康管理在美国是怎样发展起来的？
3. 芬兰的健康管理模式对我国有何借鉴意义？

4. 我国古代健康管理的表现有哪些？
5. 我国现代健康管理的发展历程是怎样的？
6. 健康管理与健康中国战略的发展有何现实需求？

即测即练

第2章 健康预防管理

导读

当前如心脑血管疾病、肿瘤、慢性阻塞性肺疾病、糖尿病等慢性病无论是在城市还是在农村都成了人类健康的主要威胁。世界卫生组织（WHO）在《公共卫生的新挑战》一书中列举了一个非常生动的“想想上游情景”的例子：医护人员就像是在激流边缘的救护员，看见有落水的人（病人）顺流而下，他们便跳进水中，将其救起，然后，又一个人落水。因此，他们一整天都在忙着抢救落水的人，根本没有时间到河的上游去看一看，究竟是什么原因落水，那些落水的人是自己主动跳下去的（这是他们自己的过错），还是被人推下去的，或者是其他什么意外造成？解决问题的办法是什么？本章将展开关于疾病预防的讨论。

知识结构图

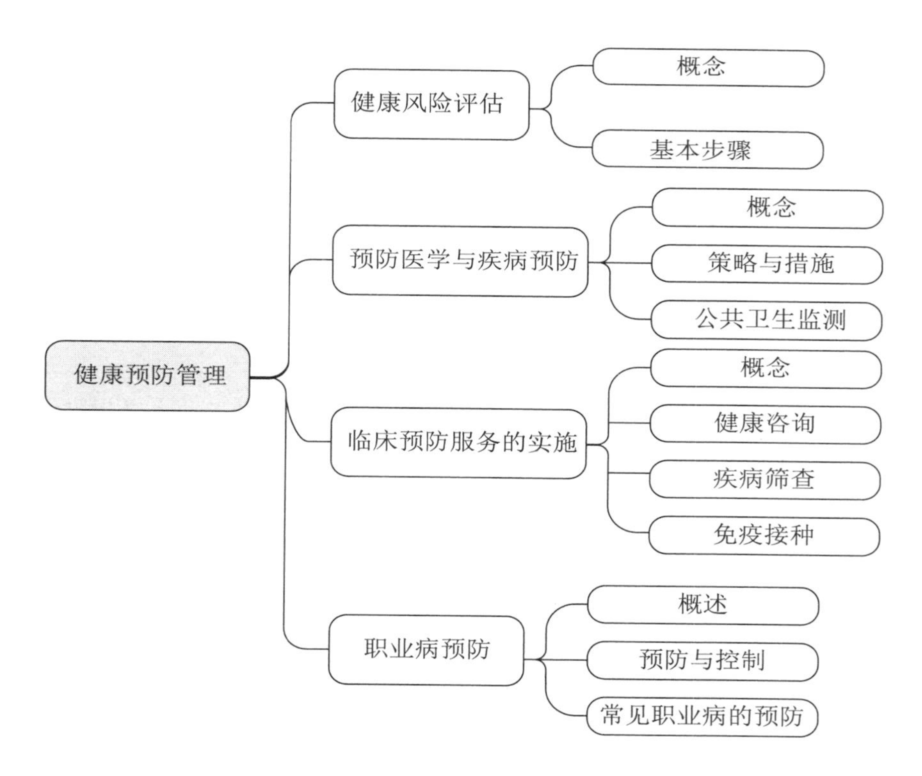

本章重难点

1. 健康风险评估的定义和基本流程

2. 三级预防
3. 常见职业病的预防
4. 临床预防医学的概念

2.1 健康风险评估

2.1.1 健康风险评估的概念

健康风险评估 (health risk appraisal) 是一种系统性的方法，用于评估个体或群体面临的健康风险和可能的健康问题。这种评估旨在帮助人们更好地了解他们的健康状况，识别潜在的健康风险，并提供个性化的建议以促进健康改善。个体健康风险评估主要基于现有的医疗卫生数据，采用数理建模的方式对患者的健康状态进行定量评价，旨在评估某一特殊情况的概率，并非针对某一特定疾病做出特定的诊断，其基本思路是：通过对居民日常生活方式及健康影响因子的调查，评价居民健康状况；预测或评价一种或多种特定因素对死亡率或发病率的影响；借由健康教育与健康辅导协助个人转变自身的健康危险，进而减少疾病与死亡之危险。[①]

健康风险评估是对具备某种健康特点的个体在特定时期出现某种疾病或健康状况概率的一种评价。

危险因素：健康危险评估一般指对与疾病或健康问题有关的多种因素进行鉴别，包括基因、生活方式、环境、社会经历等。这些因素会使罹患疾病的危险提高或降低。

数据采集：通过采集个人或团体的体格参数（如身高、体重、血压等）、生活方式（饮食、运动、吸烟情况等），以及家族史等对健康风险进行评价。

风险估计：一旦数据收集完成，可以使用统计工具和模型来估计个体或群体面临的健康风险。这通常以概率或百分比的形式呈现，例如，某人在未来 10 年内患心脏病的风险为 20%。

风险通知：健康风险评估的结果通常会向个体或医疗保健专业人员提供，以帮助他们更好地了解个体的健康状况。这种通知可以激励个体采取行动，如改变生活方式、接受筛查、咨询医生等。

个性化：健康风险评估通常是个性化的，因为它考虑到个体的特定风险因素和情境。不同人的风险评估结果可能会有很大差异。

预防和干预：健康风险评估的目的之一是提供信息，以便采取预防措施、减少患病风险。这可以包括生活方式干预、药物治疗、定期检查等。

监测和更新：个体的健康状况和风险因素可能随时间发生变化，因此健康风险评估通常需要定期更新，以反映新的数据和情况。

---

① 沈必成，左强．预防医学 [M]. 杭州：浙江大学出版社，2018.

总之，健康风险评估有助于个体和医疗保健专业人员更好地了解患病风险，并采取适当的措施来保持健康和预防疾病，是健康管理和疾病预防的重要工具。①

2.1.2 健康风险评估的基本步骤

健康风险评估通常涉及一系列基本步骤，以确保有效地评估个体或群体的健康风险。

1. 数据收集

首要步骤是收集必要的数据，包括个体或群体的基本信息、生活方式和习惯、家庭病史、生物测量数据（如身高、体重、血压、胆固醇水平等），以及其他与健康相关的信息。这些数据可以来自问卷调查、医疗记录、生活方式调查等。

2. 风险因素识别

在收集数据后，识别与特定健康问题相关的风险因素。这些风险因素可以包括吸烟、不健康的饮食、缺乏运动、家族遗传史、慢性病史等。这一步骤有助于确定应该关注哪些健康问题。

3. 风险因素评估

对每个风险因素进行评估，包括确定其严重性和潜在的影响。某些因素可能会提高患病风险，而其他因素可能会降低患病风险。

4. 数据分析和计算

使用适当的统计工具和模型对数据进行分析和计算，以估计个体或群体面临的健康风险。计算结果通常以概率或百分比的形式表示，例如，某人患某种特定疾病的风险为 5%。

5. 风险通知

将风险评估的结果传达给个体或相关健康专业人员。这个通知内容应该清晰、易于理解，并且可以包括建议采取的措施以控制或降低风险。

6. 制订预防计划

基于风险评估的结果制订个体或群体的预防计划。具体计划可以包括生活方式干预（如改善饮食、增加体育活动）、药物治疗、定期检查和筛查等。

7. 监测和更新

风险评估不是一次完成就一劳永逸的过程，个体或群体的健康状况和风险因素可能随时间而发生变化，因此，需要定期更新风险评估，以确保计划的有效性和适应性。②

这些基本步骤构成了健康风险评估的框架，它有助于个体和医疗保健专业人员更好地理解潜在的健康风险，并采取措施来保持健康和预防疾病。

---

① 郭清 . 健康管理学概论 [M]. 北京：人民卫生出版社，2001.

② 李宁秀 . 社会医学 [M]. 2 版 . 成都：四川大学出版社，2017.

2.2 预防医学与疾病预防

2.2.1 概念

预防医学（preventive medicine）是以人口为研究对象，以“环境—人口—健康”为工作模型，采用自然学和社会学的原理和方法探讨环境因素对人口健康的作用机理，并提出相应的防治对策和措施，目的是实现对疾病的防治，促进健康、提高生活质量、延长寿命。它的理论、技巧和方法都是在长期与疾病抗争中得到丰富和发展的。①

公共卫生（public health）是一种基于预防医学的理念、理论和技术，是用于防治疾病和促进健康的一种社会行为，也可以被称为公共健康。耶鲁大学的查尔斯·温斯洛（美国的公众健康先驱）于1923年提出：“公众健康，是一种通过有组织的社会活动达到预防疾病、延长生命、改善健康状况的科学。”②

2.2.2 疾病预防的策略与措施

在过去的半个多世纪里，我国一直坚持“预防为主”的保健方针，在传染病防治方面做出了很大的成绩。例如，在20世纪50到60年代，天花、鼠疫、黑热病等都被消灭或控制；大部分传染性疾病的发生率、死亡率均显著降低；地方性疾病的发生率及死亡率也明显下降。

1. 概念

疾病预防策略（disease prevention strategy）是疾病防治策略，是针对特定疾病的特定条件制定的总体策略，包括基本原则、主要策略和组织架构等，是具有战略意义的防控策略。

（1）预防为主。解决健康问题首先要考虑预防，从病因学的角度系统阐述健康与疾病的影响因素，为制定科学的预防策略提供依据。现代医学认为，影响健康的主要因素包括不健康的行为和生活方式、环境因素、生物学因素，以及卫生保健系统的缺陷，在制定预防策略时，需要特别关注这些因素。预防疾病的过程中，要搜集详细的疾病信息，借助流行病学调查和公共卫生基础资料，通过社区诊断来确定地区甚至全国范围内的主要疾病和健康问题。在确定防病工作的重点时，还要全面考虑资源承受能力，以及该疾病或健康问题是否容易被检测、是否存在有效的预防控制对策等。

（2）健康教育与健康促进策略。要通过各种有效途径大力开展卫生宣传教育，让公众了解和认识多数常见疾病的危险因素、危害和预防措施，健康教育与健康促进是疾病预防的重要策略。

（3）依据疾病的流行病学特点制定预防策略。疾病的流行状况不是固定不变的，各种

---

① 傅华. 预防医学 [M]. 7版. 北京：人民卫生出版社，2018.

② 谭晓东. 循证公共卫生与案例分析 [M]. 武汉：武汉大学出版社，2015.

疾病的预防策略也需要根据形势的变化反复实践，不断调整、改进策略和计划，使之适应新形势需要。根据每种疾病在不同时间、不同地点的流行病学特征来制定预防策略。①

2. 疾病的分级预防

一种疾病，不论其原因是明确的还是不明确的，它从发生、发展到结束的全过程都被称为疾病的自然历史，可以分为前期、发病阶段和晚期。根据疾病的自然历史，有针对性地采取相应的防治对策，这就是对疾病的三级预防。第一个层次的预防是致因预防；第二个层次的预防是“三早”；第三个层次的预防是针对症状的治疗、防止残疾的发生，以及巩固恢复。②

1）第一级预防

第一级预防指在疾病发生前，通过对致病因素（或危险因子）的干预，从而达到防病、治本的目的。以高危人群为研究对象，通过降低血压、膳食干预等措施防止首次发病。“均衡饮食、适当锻炼、戒烟、戒酒、保持心态平和”是 WHO 所倡导的人类健康的五大基石。

（1）健康促进。健康促进就是通过卫生教育、政策等方式创造一个有益于健康的环境，减少或避免人体暴露于病原体存在的环境，进而改变人们对疾病的易感性，防止疾病发生。卫生推广应该面向整个人群而不是只针对高危人群或患者，是要让大众为更健康的生活而进行的有意义的活动。

（2）健康教育。健康教育就是利用大众传播媒介和行为干预让人们有意识地采取对自身健康有利的行为和生活方式，以此来避免对自身健康造成负面影响的危险因素，进而达到增强体质的效果。大量的研究显示，心脑血管疾病、恶性肿瘤、呼吸道感染等疾病的发病都与不良的生活习惯有密切的关系，通过健康教育及各种法规、政策、组织等方面的支持引导人们自觉地采取对自身有利的行为和生活方式，最大限度地降低对人体健康的伤害，从而提高人体的体质，提高生活质量。

（3）健康保护。对有确切的原因或危险因素或有特定预防方法的疾病进行健康保护是防止和消灭病因的重要措施。长期服用碘盐可以有效防止地方性的甲状腺肿；提高饮用水中氟化物的含量可防止儿童龋病；改善工艺条件、减少作业环境中的有害粉尘含量可以降低尘肺病、肺癌发病率等。

（4）免疫接种。目前，疫苗的使用目的主要是防止某种特殊的传染性疾病，免疫是防治某些疾病最经济、便捷和有效的方法，免疫学、生化、生物工程等技术的进步使已有的疫苗不断完善，新的疫苗不断问世，使其从单纯的防病功能逐渐扩展。

2）第二级预防

“三早”，就是要早发现、早诊断、早治疗，防止或推迟疾病的发展。由于许多慢性病的病因不明，所以一级预防往往是难以做到的。然而，慢性病的发生是多因素综合影

① 史周华 . 预防医学 [M].3 版 . 北京：中国中医药出版社，2021.

② 肖荣 . 预防医学 [M]. 4 版 . 北京：人民卫生出版社，2019.

响的结果，因此，早发现、早诊断、早治疗是可行的。可以采取人口普查、筛查、定期体检和建立专门的预防控制组织等多种手段来开展。

3）第三级预防

也被称为临床防治。在预防残疾、促进人体功能恢复的过程中，最重要的就是对症治疗和康复治疗。

2.2.3 公共卫生监测

公共卫生监测是我国重大传染病防控工作的一项重要举措。各种新发传染病的频繁发生、慢性疾病的负担日益增加对人类健康构成了极大的威胁。因此，公共卫生监测的内容也由原来的传染病监测拓展到了慢性疾病（肿瘤、糖尿病等）、意外伤害等。20 世纪 80 年代以来，公共卫生监测的理念逐渐扩展到职业健康、环境健康、危害监控、新发传染病、意外伤害控制、行为风险因素、灾害后的重大事件、毒品监控、枪支伤害等领域。同时，心理健康和心理紊乱也被视为公众健康监测的重要组成部分。

1. 公共卫生监测的定义

公共卫生监测是指对卫生事件、卫生问题进行长期、连续、系统的收集，通过对其进行科学的分析和解读，获取具有重大意义的公共卫生信息，并将其反馈到有需求的个人和组织，用于指导公共卫生干预措施和战略的制定、改进和评价。

2. 公共卫生监测的分类

1）疾病监测

（1）传染病监测。它是通过对特定环境和人群的流行病学、血清学、病原学、临床症状和其他与人类健康相关的因素的研究，对相关疾病的发生、发展和流行规律进行预测，从而制定相应的防控措施。监控的目标就是要尽早地检测出传染病或传染源，对其进行有效的防治，以避免传染病的输入、传播、发生与流行，保障人民的身体健康，推动我国的经济发展。①

（2）非传染病监测。随着疾病形态的转变，一些国家将其监控范围扩展至非传染性疾病领域，如出生缺陷、职业病、流产、吸烟与健康、营养与婴儿死亡率、社区与学校健康教育状况、围产期健康状况，以及食品卫生、环境、水质、医学气象等，其监测内容也各不相同。一些监测项目，如恶性肿瘤、心脑血管疾病、高血压、出生缺陷等已经开始在一些地区被纳入公共卫生监测范围。

（3）症状监测。与以病例为基础的公共卫生监测方法相比，症状监测指在确诊之前通过检测病人的一些非特异性信息，实现对新发传染病的早期检测，如设立发热门诊等。

---

① 蔡智强，李丽萍，白雲屏 . 公共卫生监测的过去、现在和未来：（一）过去 [J]. 疾病监测，2015，30（9）：810-817.

2）与健康相关问题的监测

包括行为危险因素监测、出生缺陷监测、环境监测、药物不良反应监测、营养和食品安全监测、突发公共卫生事件监测和计划生育监测等。

3. 公共卫生监测的方法

开展监测工作需要专门的监测机构及有组织、有计划的监测体系，可以分别或同时采用以下监测方式。

（1）基于人口的监测。在社区人口中对某一特定的疾病进行监测。以人口为基础的监测既可在全人口范围内定期上报，也可对各监测点进行监测。监测点的代表性强，能够获得相对准确、可靠和及时的数据，节省时间。很多对行为风险因子的监测都是基于人口的。

（2）基于医院的监测。是以医院为单位开展的监测，重点是监控院内感染、病原体耐药性，以及出生缺陷。其中，院内感染监测、出生缺陷监测、药品不良反应监测等都是基于医院监控的。

（3）基于实验室的监测。主要是通过实验手段监控病原体或其他致病因子。例如，世界卫生组织与我国的流感实验室监测体系就是在实验室进行流感病毒的常规分离与分类。

（4）以高危人群为重点的“哨点”监测。以我国为例，利用遍布全国的数千个“哨点”，针对疫情特征开展定点、定时、定量的艾滋病病毒抗体检测可以初步掌握艾滋病的发病情况及发展趋势。

此外，在监测工作中应考虑很多疾病的产生都涉及了个人的隐私，有些疾病的病人或感染者可能会受到社会的歧视，因此，在对此类疾病进行监测的过程中，必须遵循保密原则，既能保护被调查对象的尊严和利益，又能提高公众对监测工作的信任度和参与度。

4. 公共卫生监测的基本程序

（1）系统地搜集有关数据。按照统一的标准、方法和规范的工作流程，针对各种具体的监测目标，对有关数据进行系统、完整的采集。

（2）数据的处理与分析。数据的处理就是对所搜集的原始数据进行认真、细致的检查，掌握数据的来源及搜集方式，确保数据的真实性与完整性。然后，选择合适的统计方法，将各类监测数据转换成相关的指标，并对其进行合理、恰当的解读，从而对所监控的公共健康问题的分布特点、变化规律和影响因素等信息进行分析。

（3）监测信息的交换和反馈。监测信息的交换、反馈和分享是监控与干预之间的桥梁，要把监测的信息及时地反馈到各个应当知道这些信息的部门或者个人，这样才能快速地对出现的问题做出应对。信息反馈分为垂直与水平两个层面，垂直方向是对卫生行政管理部门及各级领导的反馈；横向是对相关卫生机构、专家、社区和居民的反馈。对不同的对象要有不同的反馈方法。

（4）更好地发挥监测信息的作用。更好地发挥监测的作用及时地制定相应的对策是监测工作的终极目标。成果可用于分析我国公共卫生问题的空间分布特征、预测疫情发展趋势、识别高危人群、评估干预效果，为政府制定相关政策提供科学依据。

2.3 临床预防服务的实施

2.3.1 临床预防服务的概念

临床预防服务（clinical prevention services）指医疗工作者通过对“健康者”与无症状“患者”的健康风险因素进行综合评价，采取个性化的预防性干预措施，从而达到防治疾病、增进健康的目的。临床预防服务以临床医护人员为主体，以医疗机构为单位，以健康与无症状的“患者”为对象，以疾病早期筛查、免疫接种、健康教育、化学预防等工作为核心，属于临床背景下的一级预防（健康教育与健康促进）与二级预防（早发现、早诊断、早治疗等）相结合，具有重要的现实意义。

临床预防服务弥补了预防医学和临床医学之间的裂痕，是两者之间的一个连接点，是未来医学发展的必然趋势。临床医务工作者在医疗服务过程中需要实施预防与治疗一体化综合性保健服务，其已成为当今最佳的医学服务模式。①

2.3.2 健康咨询

1. 健康咨询的概念

健康咨询（health counseling）指通过对求诊者的健康风险因素进行搜集，与求诊者一起制定一套改善不良健康行为的方案，并对求诊者实施方案的过程进行跟踪，以减少对健康的危害因素，从而达到预防疾病、促进健康、提高生活质量的目的。这是医院预防工作的重中之重。

2. 健康咨询的步骤

健康咨询的5A模式是一种在医疗和健康管理中常用的方法，用于帮助医护人员与患者进行有效的沟通和合作。这个模式包括以下五个步骤。

1）询问

询问（ask）是向患者提问，了解其健康状况、生活方式和医疗历史，探询患者对目前健康问题的看法和感受。

2）评估

评估（assess），对患者的健康状况进行全面评估，包括身体症状、生活方式、心理状态等方面，判断患者是否有其他潜在的健康风险和问题。

3）建议

建议（advise），对患者提供专业的建议和信息，解释诊断结果，介绍治疗方案，帮

---

① 于晓松，路孝琴，董建琴，等．社区预防 [M]. 北京：人民卫生出版社，2019.

助患者理解病情和选择治疗方案，以便做出明智的决策。

4）同意

同意（agree），是与患者一起制订个性化的治疗计划，确保患者对治疗方案的理解和认同，和患者达成一致，形成共同的治疗目标和计划。

5）帮助

帮助（assist），为患者提供支持和指导，协助患者在日常生活中实施治疗计划，鼓励患者积极参与自己的健康管理，提供必要的资源和信息。

这个 5A 模式强调患者与医护人员之间的合作和沟通，目的是使治疗更加个性化、有效，并促进患者更好地参与自己的健康管理。这种方法有助于建立医患互信关系，提高治疗的依从性，同时也能更好地满足患者的个性化需求。①

3. 健康咨询的原则

健康咨询师应牢记以下几条原则。

1）建立友好关系

健康咨询师应对寻求咨询对象表示出关心和爱护，建立友好的关系，赢得信任。因为人们更愿意向自己信任的人敞开心扉，谈论自己的问题。

2）鉴定需求

咨询师应设法了解到咨询对象存在的问题并让他（她）自己鉴定这些问题。咨询师不要帮助服务对象找问题，主要任务是仔细地听。

3）移情

咨询师应设法了解咨询对象的感受并表示理解和接受，而不是对他（她）表示同情。人们对他们所存在的问题不可避免地会担心和害怕。一个好的咨询师应帮助人们认识到他们自身的不良情感（担心、害怕）并设法使他们克服，而不是简单地叫他们不要担心、不要害怕。

4）调动参与

一个好的咨询师永远不要试图劝告人们接受他的建议。因为若建议是错误的或对咨询对象不合适，人们可能会很生气并不再信任咨询师；而如果建议是对的，那么人们便会变得越来越依赖咨询师解决所有面临的问题。

5）保守秘密

咨询师可能被告知许多个人的隐私和令人尴尬的问题，因此一定要替咨询对象保守这些秘密，不要让其他人知道。如果一个正寻求咨询服务的人发现咨询师告诉了别人有关他（她）的事，那么这人便将不再信任咨询师了。另外，咨询对象也可能因为咨询师没有保守秘密而遭遇麻烦。因此，除非得到允许，否则绝不要泄露咨询对象的信息。

6）尽量提供信息和资源

尽管咨询师不能给咨询对象提供直接的建议，但他们应该与咨询对象分享有用的信

---

① 郑振佺，王宏 . 健康教育学 [M]. 2 版 . 北京：科学出版社，2016.

息，并为其提供所需的资源供咨询对象自己做出决定。例如，很多人可能不知道他们的行为与自身健康的关系，咨询师不是要给他们上课，而是要在讨论时为他们提供一个简单的事实来帮助他们对自身的问题有一个清楚的认识。

2.3.3 疾病筛查

1. 疾病筛查的概念

疾病筛查（disease screening）指通过快速、简单的体检或化验等手段发现并筛选出健康状态不佳的病人。因为很多疾病在表现出症状之前，身体的组织器官就已经发生了病理变化，或者在身体的生化代谢或免疫等方面都有了异常的反应，所以通过一系列的检测方法，就可以在疾病早期发现病人，从而达到早发现、早治疗的目的。

2. 疾病筛查的形式

筛查有多种形式，根据目的的不同可以选择不同的方法。根据筛查对象的范围可以将筛查分为普通筛查和选择筛查两大类。普通筛查是指对一个地区的一般人群进行筛查，以找出可能患有某种疾病的人；选择筛查则是在特定范围内有针对性地选择高危人群进行筛查，这种筛查通常能够取得更好的效果。根据筛查方法的数量可将筛查分为单项筛查和多项筛查，后者指同时采用多种方法对同一疾病进行筛查。

3. 疾病筛查的内容

随着经济社会的不断发展，我国许多地区都在为在职国民提供常规体格检查，受到了广大人民群众的欢迎。需要注意的是，筛查工作应该因地制宜，并且要在科学评估的基础上进行适当调整。筛查的范围、方法、项目、目标人群、频率等方面需要根据新的研究发现进行不断修订。[①]

2.3.4 免疫接种

1. 免疫接种的概念

免疫接种（immunization）是通过注射疫苗等免疫源来刺激身体的某种免疫机制，从而增强群体的免疫力，实现对人体的保护作用，并建立起群体的免疫屏障，可以有效地控制传染病的蔓延，乃至消除一些疾病。

2. 免疫接种的类型

疫苗接种分为三种类型：①自动免疫，通过将抗原物质注射到人体中，促使人体自行产生特异性免疫，这类抗原物质包括活菌（疫）苗、死菌（疫）苗和类毒素；②被动免疫，通过注射抗体物质到人体，使人体获得现成的抗体保护，抗体物质包括抗毒素血清、免疫球蛋白及转移因子等；③被动自动免疫，结合运用自动免疫和被动免疫两种方法，例如，白喉疫苗接种时可通过肌内注射白喉抗毒素 1 000 ～ 3 000U，同时接种吸附精制白喉类毒素。

---

① 史周华 . 预防医学 [M]. 新 3 版 . 北京：中国中医药出版社，2021.

3. **免疫接种的应用**

针对一些传染性疾病（如白喉、破伤风、百日咳、小儿麻痹症）进行定期接种。对超过 65 岁的老人，推荐至少一次的抗肺炎链球菌，并且每年都要接受一次流感疫苗的注射。建议所有成人每隔 10 年接受一次强化免疫，即白喉和破伤风疫苗。对那些积极的同性恋以及其他高风险的人，推荐接种乙型肝炎疫苗。一些可能接触传染性疾病的人群可以用疫苗或者使用抗生素来防止感染。例如，可以通过接种狂犬病疫苗和接种狂犬免疫球蛋白来预防狂犬病。①

2.4 职业病预防

在特定的工作条件下（包括接触途径、接触方式、接触强度等），职业性有害因素会对劳动者的健康产生危害，整体被称为职业性损害（occupational damage），也被称为职业性病损。职业性损害包括职业病（occupational disease）、与工作相关的疾病（work-related disease）、工伤（occupational injury）和早期健康损害（early health damage）等。

2.4.1 职业病概述

1. **职业病的概念**

职业病指由于长期从事特定职业或工作而导致的、与职业活动直接相关的疾病。这些疾病通常是由职业环境中的特定危险因素或有害因素引起的。职业病可以涉及多个人体系统和器官，其病因主要与特定职业的工作环境和工作性质有关。即当职业危害因素在一定程度、持续时间内超过机体的代偿能力，就会造成功能损伤或器官病变，并出现相关的临床症状，从而影响工作能力。

狭义的“职业病”是对法定职业有明确界定的“职业病”。法定职业病的范围在各国之间存在差异，即使是在同一国家，也会因历史的变迁而有所改变。我国《职业病防治法》明确规定，职业病指劳动者从事工作时，因接触粉尘、放射性物质及其他有毒、有害因素而发生的疾病。②

2. **职业病的致病条件**

职业病与特定职业或工作场所相关，不同的职业病可以有不同的致病条件，以下是一些常见的职业病及其致病条件。

1）尘肺病

尘肺病是由长期暴露于粉尘颗粒（如煤尘、二氧化硅尘、石棉尘等）中引起的肺部疾病，这些颗粒物在工矿业、建筑业和农业等领域中可能存在。

---

① 杨柳清 . 预防医学 [M]. 2 版 . 北京：中国中医药出版社，2018.

② 何廷尉，李宁秀．预防医学 [M]．北京：高等教育出版社，2001.

2）化学品中毒

某些职业环境可能使人暴露于有害的化学品（如有机溶剂、重金属、农药等）中，这可能导致中毒症状，如化学性肺炎、中毒性神经病变等。

3）噪声暴露

长期暴露于高强度噪声条件下的工作环境可能导致噪声性聋，这是一种永久性听力损伤。

4）振动

某些职业涉及频繁的机械振动，如手持工具或驾驶机械设备可能导致振动白指病，这是手指和手部因振动引起的血管损伤。

5）射线暴露

职业中涉及放射线或放射性物质的暴露，如医疗领域的X射线操作员或核工业工作者长期工作可能增加患癌症和其他放射线相关疾病的风险。

6）职业性皮肤病

长期与有害物质接触（如有机化学品、油脂、酸碱等）可能导致职业性皮肤病，包括皮炎、湿疹等。

7）职业性呼吸系统疾病

某些职业需要工作人员在呼吸有害气体或粉尘的情况下工作（如焊工、煤矿工人、油漆工等），可能导致他们患呼吸系统疾病，如支气管炎、慢性阻塞性肺病（COPD）等。

8）职业性传染病

医疗和医疗保健工作者、实验室工作者等可能会因接触传染病患者或致病微生物而感染传染病，如结核病、流感、乙肝等。

9）姿势和运动相关疾病

某些职业可能需要长时间保持不自然的体位或重复性动作，这可能导致骨骼肌肉疾病，如颈椎病、腰椎间盘突出、腱鞘炎等。

职业病的致病条件通常与职业相关，而个体的职业和工作环境将在很大程度上影响他们患病的风险。预防和管理职业病的关键在于减少或消除有害暴露，提供适当的个人保护装备和实施工作场所安全措施。此外，定期的健康检查和监测也是识别职业病早期症状的重要手段。

2.4.2 职业病预防与控制

1. 职业病三级预防原则

（1）一级预防。拟订并实施有关健康的法律、法规，并组织实施；建立健全劳动防护体系，对职工进行健康教育；采取有利于职业病预防的工艺及材料；合理使用职业卫生设备和个人劳动保护设备；对员工进行全面的入职体检，识别易感人群及职业禁忌；要注意均衡饮食，提供健康食品，加强体育锻炼，增强免疫力。

（2）二级预防。对有可能患病的职业人群进行职业健康监护，进行普查、早期筛查、定期健康检查，并在必要时进行早期治疗和干预。此外，还需要定期监测工作环境中的职业性有害因素。

（3）三级预防。对罹患职业病及受到职业伤害的人员及时诊治，促进其恢复或阻止其恶化。

三级预防相互补充，一级预防通常面向整个人群，而二、三级预防则是对一级预防的延伸和补充。一级预防是最积极、最理想的预防措施，应该积极推动实施，尽管实现完全安全和卫生的标准可能较难。相比之下，二级预防是一种较为主动的预防手段，易于实施，可弥补一级预防的不足。虽然三级预防属于被动阶段，但对促进已患职业病者的康复仍具有现实意义。

2. 职业病预防与控制措施

（1）法律措施。制定和执行卫生法律法规、做好预防性和经常性卫生监督是职业病预防与控制的基础。

（2）组织措施。从领导重视、人员培训、强化健康宣传、建立完善的职业卫生体系等方面着手，对职业病的防治工作进行有效的组织保障。

（3）技术措施。旨在改进劳动环境的技术性措施，其包括对工序进行改进，以消除或降低职业病危害；推进生产过程的机械化、自动化、密闭化，降低作业人员暴露于各类危险因素的概率。因此，必须强化作业场所的通风换气、排毒、降尘等措施，以达到预防职业病的目的。

（4）卫生服务措施。职业卫生专业人员的职业健康需要评价；职业人员的健康监测；开展危险教育、健康教育及健康宣传活动；承担职业伤害的诊断、治疗及康复服务；开展与从业人员健康相关的其他基本医疗服务；在工作场所遇到紧急公共健康事件时，进行紧急救护等。

2.4.3 职业性中毒

1. 概述

职业性中毒（occupational poisoning）指工人在工作过程中暴露于生产性有毒物质而引起的中毒状况。这些生产性有毒物质主要是在生产中产生的，存在于工作场所和大气中，在某些情况下，会造成机体的暂时性或永久性的病变，严重的会危及生命。

2. 铅中毒

1）铅的特性

铅是一种熔点为 327℃，沸点为 1 740℃的蓝灰色重金属。铅的受热温度一旦超过 400℃就会放出大量的铅蒸汽，并与大气发生氧化反应，生成氧化铅烟雾。

铅是一种重要的有毒物质，被广泛应用于各行各业。与铅有直接关系的工作有铅冶炼，造船时的焊接等。涉及含铅化合物的加工产品主要包括蓄电池、油漆、玻璃、搪瓷、橡胶等。

2）临床表现

职业性中毒多为慢性中毒，急性中毒在生产中极为少见。慢性铅中毒主要临床表现为神经系统、造血系统和消化系统症状。

铅中毒早期，人会出现头晕、头痛、肌肉关节酸痛、全身无力、睡眠障碍等类神经症状。外周神经病变的初期表现为感觉及运动传递变慢，肢体麻木或失去手套或袜子套样的触觉，并伴有抓力下降，甚至会表现为伸直肌肉的虚弱与瘫痪，如“腕下垂”。在严重的铅中毒时，中毒性脑病是非常多见的，其临床表现为表情淡漠、精神失常、动作失常。病人还会出现昏迷、抽搐、呕吐，甚至出现类似癫痫的症状。

3）预防

关键是要控制好暴露量，可用无毒或毒性较低的替代品（如用锌钡白或钛白来替代铅）。通过改进生产流程、实施自动化和全封闭式操作严格控制铅烟的生成，同时强化通风系统，回收烟气。

另外，通过开展健康教育、倡导个人卫生，要求员工穿工作服，佩戴过滤式防尘、防烟口罩，可以提高接铅工人的健康保护水平。同时对生产现场大气中的铅含量进行检测、对生产设施进行定期的检查、对接铅人员进行健康体检以建立健康监测档案。有神经系统器质性疾病，有明显贫血，有心血管器质性疾病者，属于禁忌证人群。

3. 汞中毒

汞俗称水银，是一种银白色的液态金属，具有较高的表面张力。它的沸点是356.6℃，不溶于水，但可以溶于脂类，在常温下即可蒸发。金属汞在接触地面后可生成大量细小的汞颗粒，增大蒸发面积，同时也容易被土壤、地面缝隙、衣物等吸附，造成持续性的污染。

1）接触机会

矿山采矿、冶炼、工业设备（如温度计、气压计、整流器、荧光灯、石英灯等）；汞在化工领域的应用；水银制剂的制造；使用银汞进行的口腔治疗。

2）临床表现

大部分的职业性汞中毒都是慢性的，急性的较少。

在一段时间内，高浓度的水银蒸汽会导致人急性中毒。病人可能出现咳嗽、呼吸困难、口炎、消化道症状、皮肤炎，还会出现化学性肺炎及肺水肿等症状。服用水银会造成胃肠不适，也有可能造成肾及神经损伤。

慢性中毒主要表现为神经系统症状，典型的症状包括易兴奋、震颤和口腔炎。初期可能表现为类神经症，一些患者可能经历心悸、多汗等自主神经系统紊乱，逐渐发展为情绪波动、易兴奋、易怒、烦躁、焦虑和记忆力减退。震颤是神经毒性的早期症状，最初为细微震颤，首先发生在手指、舌头和眼部，随后可能发展为意向性粗大震颤。伴随头部震颤和运动失调，最终可能出现幻觉和痴呆。口腔炎的症状主要表现为口腔黏膜糜烂、牙龈肿胀、牙齿松动。

3）预防

改进生产过程以降低汞暴露；对接触水银的人员进行定期体检，并建立健康监测记录，接触水银的人员一年最少应进行一次体格检查。重度肝肾疾病、精神疾病、慢性胃肠道疾病、口腔炎等患者为汞接触禁忌人群。

4. 农药中毒

农药中毒是指在使用农药时，农药进入体内的剂量超出正常人体所能承受的最大剂量，破坏人体正常的生理功能，造成人体的生理紊乱和病理变化，从而出现一系列的中毒症状。

1）接触机会

在生产中，因设备技术落后、密封不严，造成农药跑、冒、滴、漏，或在包装农药时徒手操作、缺少保护措施，或在运输、储存和销售过程中出现事故，导致农药对环境造成污染或与人直接接触，经呼吸道呼吸或经皮肤吸收而引起中毒。

在施用杀虫剂过程中不遵守安全规程、缺少个人保护措施，或不适当地施用，经呼吸道和皮肤黏膜而引起中毒。

食用受农药污染的食品，或误用、误食、自服、他杀、投毒等，都能经消化道吸收而导致中毒。

2）预防

应加强对生产、保管、使用等环节人员的宣传，增强关键岗位人员的防护意识。严格执行安全生产管理制度，对农药加工设备及技术进行持续改进，严格执行作业规范，杜绝跑、冒、滴、漏等现象。对农药的运输，应采取专车（船）装运、专库（柜）保管、专架销售、配药容器和施药器具有清楚的警示标识，以防污染和滥用。要科学用药，要严格按照用药规范操作，准确把握配方、种子包衣液的剂量、浓度，避免过量施用。定期开展职业卫生检查，并对接触人员进行健康监测。

2.4.4 生产性粉尘与尘肺病

1. 概述

生产性粉尘是在生产过程中产生的、能够悬浮在空气中的微小固体颗粒，其空气动力学直径（aerodynamic equivalent diameter，AED）大小不同，到达呼吸道的部位也有所不同。AED 小于 15μm 的尘粒能进入呼吸道，被称为可吸入性粉尘；AED 小于 5μm 的尘粒能到达呼吸道深部和肺泡区，被称为呼吸性粉尘。

生产性粉尘按性质可分为三类：①无机粉尘，如二氧化硅、石棉、煤、水泥和玻璃纤维等；②有机粉尘，如棉麻、面粉、烟草、兽毛等；③混合性粉尘，在生产环境中有两种或多种粉尘混合存在。

生产性粉尘对机体主要造成呼吸系统损害，包括尘肺病、呼吸道炎症、肺炎、肺肉芽肿、肺癌，以及其他职业性肺部疾病。尘肺病是由于职业活动中长期吸入生产性粉尘导致肺内潴留并引起肺组织纤维化的一种全身性疾病。尘肺病是我国法定职业病之一，涵盖了 13 种不同类型，其中硅沉着病（硅肺）是最为严重的一种，占尘肺病总病例的 46.8%。①

2. 硅沉着病

硅沉着病是一种全身性疾病，主要是由于长期吸入含有高浓度游离二氧化硅的粉尘，在肺部引起纤维化的病变。在国内，人们通常称之为硅肺。硅沉着病是尘肺病中最为普遍、进展最迅速、危害最为严重的一种。肺部胶原纤维化是这种病理变化的主要特征，而且一旦形成，即使远离致病因素，病变仍有可能持续发展。

1）病因

所谓的“硅尘”是指含有大于或等于 10% 的自由二氧化硅（SiO_2）的无机尘埃。自由二氧化硅是地壳的重要组成部分，广泛存在于自然界中，95% 以上的矿物都含有游离二氧化硅。与含 10% 或更多的游离二氧化硅接触的操作叫作硅尘操作。②

2）硅沉着病发病的影响因素

（1）粉尘中游离的二氧化硅含量越高，致病时间越短，病情越严重，患病率越高。

（2）不同类型的石英致肺纤维化程度有差别，其纤维化程度从高到低依次为：鳞晶 > 方晶 > 石英 > 柯石英 > 超晶。不同晶型引起的纤维成纤性能由高到低依次为结晶性 > 隐晶性 > 无定形性。

（3）空气中粉尘浓度高、分散度大，以及接触粉尘时间长，体内蓄积的粉尘量增加都会增加患硅沉着病的风险和病情的严重程度。

（4）年龄、健康状态、营养状况、个人卫生习惯等个人因素都会对硅尘肺病的发病及进展产生影响。尤其是呼吸系统疾病，特别是肺部结核病人，更易出现硅肺，使病情加重。

（5）防护措施非常重要，特别是对那些不可避免地暴露在灰尘中的工人。良好的保护措施能有效地减少疾病的发生，从而达到对疾病的完全控制。

3）临床表现

硅肺病人一般不会有明显的临床表现，但是在 X 光胸片上会出现硅肺病的典型影像学变化。随着疾病的发展或出现并发症，病人可能会有胸闷、气喘、胸痛、咳嗽、咳痰等症状。患者是否会出现胸闷、气急的情况主要取决于病变的面积。

X 光胸片中不规则形状的小阴影和大阴影反映了肺组织内粉尘的积聚和纤维化病变的程度，已被公认为硅沉着病诊断的重要依据。X 光胸片上其他的表现，如肺门的改变、肺纹理和胸膜的变化，以及肺气肿等，对硅沉着病的诊断具有重要的参考价值。

4）并发症

硅肺最常见的并发症有：肺和支气管感染、自发性气胸、肺源性心脏病等。硅肺病与并发症之间存在相互作用，如果发生并发症，会加快疾病的发展，甚至危及生命。所

---

① 缪荣明 . 粉尘危害与尘肺病防治读本 [M]. 北京：人民卫生出版社，2018.

② 肖荣 . 预防医学 [M]. 4 版 . 北京：人民卫生出版社，2019.

以，对其并发症的预防和治疗是十分必要的。

5）预防

硅沉着病的病因明确，完全可以预防。1995 年，世界劳工组织（ILO）和 WHO 在国际职业卫生联合会的建议下发出“全球消除硅沉着病规划”的号召，以实现 21 世纪前叶消除硅沉着病的目标。我国已经积极参与到该项活动中。硅沉着病预防的关键是贯彻执行国家防止尘危害的法令和条例，坚持综合防尘，把粉尘浓度降到国家卫生标准的接触限值以下。我国在多年实践的基础上，总结出“八字”综合防尘措施，即革、水、密、风、护、管、教、查。

（1）改革生产工艺，避免接触粉尘，是消除粉尘危害的主要途径。如采取遥控操纵、计算机控制、隔室监控等措施，采用风力运输、负压吸砂等措施减少粉尘外溢，用石英含量低、危害较小的石灰石代替石英砂作为铸型材料等。

（2）湿式作业，为一种相对经济又简单实用的防尘、降尘措施。如采用湿式研磨石英、耐火原料，矿山湿式凿岩，井下运输喷雾洒水，煤层高压注水等，可在很大程度上防止粉尘飞扬，降低作业场所粉尘浓度。

（3）抽风除尘。对不能采取湿式作业的场所，应采用密闭抽风除尘方法。如采用密闭尘源与局部抽风相结合，防止粉尘外溢，抽出的含尘空气再经除尘装置处理后排入大气。

（4）加强个人防护。当作业现场防尘、降尘措施难以使粉尘浓度降至国家卫生标准所要求的水平时，可佩戴防具作为辅助防护措施，效果较好的有防尘口罩、防尘安全帽、送风头盔等。

（5）维护管理。建立健全防尘管理措施，包括对防尘设备要加强维护和检修，合理调配劳动组织和卫生清扫制度等，从制度上保证防尘工作的经常化。

（6）开展防尘的职业健康教育，提高职工的防尘知识水平，增强个人的防尘及自我保健意识。

（7）定期检查生产环境空气中的粉尘浓度，同时检查防尘措施效果。做好定期健康检查，以便早期发现、诊断和治疗硅沉着病患者。

2.4.5 物理因素职业病

1. 概述

职业性物理性有害因素主要包括：①异常气象条件，如高温、高湿、强热辐射等；②异常气压，如高原作业者、宇航员、高空飞行者等会接触到低气压，潜水作业者会接触到高气压；③噪声和振动（包括全身振动和局部振动）；④电磁辐射，包括非电离辐射（如紫外线、可见光、红外线、激光和射频辐射）和电离辐射（如 X 射线、γ 射线、中子流）等。物理性有害因素的强度、剂量或作用于人体的时间超出一定范围时，就会对机体产生危害。

2. 高温

高温作业（work in hot environment）是指在高气温，或有强烈的热辐射，或伴有高气湿（相对湿度≥80%RH）的异常作业条件，湿球黑球温度指数（WBGT 指数）超过规定限值的作业。包括高温天气作业和工作场所高温作业。[①]

1）高温作业的类型

根据生产环境中气象条件的特点可将高温作业分为三种类型。

（1）高温度、高热辐射（干热风）。工作温度高，热辐射强度高，但湿度小，在冶金（炼铁、轧钢、炼焦）、机械（铸造、锻造）和各类高温材料（陶瓷、搪瓷、玻璃、砖瓦等）等行业中普遍存在。

（2）高温高湿工作（湿热环境）。温度高，湿度高，但热辐射强度较小，多见于印染、缫丝、造纸等车间和深井矿井作业等。

（3）夏季户外作业。从事农业、建筑、装卸、采矿等工作时，受到不同辐射方式的影响，其中最重要的是太阳的直接辐射效应和对地球及周边天体的二次辐射。

2）中暑及其临床表现

机体在高温作业环境中可产生一系列生理功能变化，表现为对热负荷有一定程度的适应，使热负荷与散热保持相对平衡，体温恒定。但当热负荷超出机体热适应的限度时，会因散热不足而出现热蓄积，进而造成生理功能紊乱，如体温升高、水盐代谢紊乱、酸碱平衡失调等，乃至引起中暑。

热射病指在高温条件下，由于体内热量平衡及水盐代谢失调导致中枢神经及（或）心血管功能失调而引起的一种急性热症性疾病。热射病按病因可分成三类。

（1）热射病。指机体在高温条件下，由于机体散热通路被阻断，机体内的热量调控机制被破坏，从而导致机体内热量积聚而引起的一种疾病。热射病起病很急，体温可能超过 40 度，起病初期多出汗，后出现“无汗”，并伴有皮肤干燥、发热、意识模糊等症状。若不能及时救治，患者会因循环和呼吸功能障碍而死亡。

（2）热痉挛。指在高温条件下，由于机体出汗过多，体内钠、钾等电解质大量损失，导致水、盐失衡而引起的一种疾病。该病的临床症状是四肢和腹部肌肉痉挛，并伴随着收缩痛，尤其是腓肠肌。患者往往体温平稳，意识清楚。

（3）高热衰竭。人体在高温高湿环境中，局部血液流动增多，而不伴随内脏血管的收缩和容积的增大，从而引起脑缺血。高热衰竭发病急、发热略高，伴有头痛、头晕、恶心呕吐、多汗、皮肤冰冷、面色苍白、血压下降、脉搏微弱，最后昏迷。

以上三种类型的中暑以热射病最为严重，即使治疗及时，病死率仍高达 20%～40%。在临床上三种类型中暑往往难以区分，且多以混合形式出现。

3）防暑降温措施

（1）技术措施：首先，改进流程和设备，实行自动控制，合理安排和疏散热源，降低高温、强辐射的概率；其次，隔热，采用水幕、石棉材料、反光好的铝质隔热材料、隔热保温材料等；最后，通风冷却，采用侧窗和天窗、热源上方安装空气罩等方式增强

---

① 百度百科。

自然通风效果，同时辅以机械送风，或在封闭的基础上加装空气调节装置。

（2）健康护理：对高温人群进行适当的营养补充，并提供适当的冷饮。合理安排工作时间，上班前和下班后要做身体检查。

（3）个人防护：应穿耐热、导热系数小、透气性好的工作服，并根据工作要求配备防护帽、护目镜、面罩和手套等个人防护用品。

2.4.6 噪声

噪声对人们的生活、工作、学习等都有很大的影响。在应用方面人们用分贝值（decibel, dB）测量噪声。但人的主观听觉感受不单依赖声压，也依赖语音的频率，一般取 1 000Hz 的纯音作为参考音调，其他频率的语音强度都是通过与参考音调等响度进行对比而得到的。

1. 生产性噪声的来源

生产性噪声是在工业和制造过程中产生的噪声，通常与机械设备、工具、生产线和相关活动有关。这些噪声源可能会对工作环境和工作者的健康产生负面影响。以下是一些常见的生产性噪声来源。

（1）机械设备。各类机械设备，如发动机、压缩机、泵、风扇、机床、搅拌器和输送带等在操作时通常会产生噪声。

（2）生产线和装配设备。生产线上的机械和自动化装配设备在工业制造中通常会引入高噪声。这些设备用于制造、加工和组装产品。

（3）金属加工。金属切削、磨削、冲压和焊接等加工过程会产生很高的噪声水平。

（4）建筑和建筑工地。建筑和建筑工地涉及使用重型机械，如挖掘机、混凝土搅拌机和其他设备，这些都是噪声源。

（5）运输设备。货车、叉车、火车和装卸货物设备都可能产生噪声，特别是在物流和仓储操作中。

（6）电力设备。发电站、变电站和电力转换设备（如变压器和开关设备）通常伴随着电气放电和变压器振动噪声。

（7）木材加工。木材加工和家具制造行业使用锯、刨、铣床和木工机械，这些都可能产生噪声。

（8）化工厂和炼油厂。化学品生产和炼油工厂通常涉及大型反应器、泵和压缩机，这些设备产生噪声。

（9）食品加工。食品生产过程中，例如食品包装和罐头制造，通常伴随着机械设备和输送带等噪声源。

（10）船舶和港口。船舶引擎、起重机、码头装卸货物等港口活动都可能引入高噪声水平。

这些生产性噪声源可能会对工人的听力和健康产生不利影响，因此在工作场所中采取适当的噪声控制措施是非常重要的。这包括使用隔音设备、耳塞或耳罩，采取声音隔离措施，优化工作流程以降低噪声等。此外，政府和行业标准也规定了对不同类型工业噪声的允许水平，以确保工作场所安全。

2. 噪声对健康的损害

长期接触强烈的噪声会对人体多个系统产生不良影响，首先，是对听觉系统的损害，同时对神经系统、心血管系统及全身其他器官的功能也有不同程度的损害。噪声对健康的损害是一个被广泛研究的领域，长期暴露于高噪声环境可能对身体和心理健康产生多种不利影响。以下是噪声对健康的主要危害。

（1）听力受损。长期暴露于高噪声环境可能导致听力受损。这种听力受损是永久性的，通常从高频率的听力丧失开始，然后逐渐扩展到更广泛的频率范围。听力受损不仅影响生活质量，还可能导致社交隔离和沟通困难。

（2）心血管问题。噪声被认为与心血管问题（如高血压、冠心病、心律失常等）之间存在关联。长期暴露于噪声环境可能引发应激反应，导致心血管系统受损。此外，噪声可能影响睡眠质量，进一步增加患心血管疾病的风险。

（3）睡眠障碍。高噪声环境可能干扰正常的睡眠模式，导致入睡困难、多次醒来和浅睡眠比例过高。睡眠障碍与疲劳、精神状态不佳、认知能力下降和健康问题（如肥胖和糖尿病）之间存在联系。

（4）影响儿童发育。儿童和胎儿对噪声的敏感性较高。妊娠期间或早期生活中的高噪声环境与出生体重降低、早产、儿童行为问题和认知发育延迟等问题相关。

（5）精神健康问题。噪声暴露还与精神健康问题有关，包括焦虑、抑郁、压力和情绪不稳定。长期暴露于噪声环境可能导致患心理疾病的风险增加。

（6）工作绩效下降。在高噪声环境下工作可能导致工作绩效下降、错误率增加，以及集中力和判断能力下降。这对工业和制造业等需要高度警觉性的工作尤为重要。

（7）社交隔离。噪声污染可以导致社交隔离，因为高噪声环境可能使人们难以进行对话和互动，这可能导致孤立感和低社交参与。

（8）肌肉张力增加。长期噪声暴露可能导致肌肉张力增加，导致肌肉疲劳、头痛和肌肉疼痛。

3. 噪声损害的防治措施

（1）建立和实施噪声健康标准。杜绝生产噪声是不划算的，也是不合理的。制定一种合理的室内环境卫生标准，并对室内环境进行有效的控制，是防治室内环境噪声污染的一项主要措施。国家规定工作场所的噪声不应高于85dB，按等能原理，若将暴露时间减半，则允许放宽3dB；不管接触噪声的持续时间有多短，它的辐射强度都不能大于115dB。

（2）做好噪声控制工作。①要做好规划，把高噪声和低噪声的厂房隔离开；②改进制造技术，如用焊接代替铆接，用压铸代替锻造，用无梭织机代替高噪声的装备；③对噪声的扩散和辐射进行控制，如在管道和排气管安装消音设备、使用隔声材料进行隔声处理等。

（3）健康护理方面。①坚持佩戴耳塞、耳罩和耳罩等辅助保护措施；②做好工作组织，如合理安排工作和休息时间，实行工间制，在休息时间离开噪声环境、降低噪声暴露时间，加快听觉疲劳的康复；③加强对听力的保护与健康监测，如定期进行体格检查以预防听力进一步下降；④有神经功能障碍、严重贫血、青光眼、高血压、心脑血管疾病者禁止从事高噪声工作。

重要概念

疾病预防策略　疾病分级预防　公共卫生监测　健康风险评估　临床预防服务　健康咨询　职业卫生服务

思考题

1. 健康风险评估的概念、基本步骤是什么？
2. 预防医学的概念、内容和特点是什么？
3. 简要回答职业病的概念和治疗条件。
4. 三级预防的主要内容有哪些？

即测即练

第3章 健康生活方式

导读

健康生活方式是一种积极的生活方式，通过合理的饮食、适度的运动、良好的休息和对心理健康的管理来提升整体健康水平。它不仅关注身体的健康，还关注心理和社交健康的平衡。在快节奏和高压力的现代生活中，保持健康生活方式对预防疾病、提高生活质量和延长寿命至关重要。

本章介绍健康生活方式的核心要素，包括合理饮食、适度运动、良好的睡眠、有效应对压力和情绪管理等。除此之外，本章还将从宣传、家庭健康塑造和社会理念塑造等多个角度阐述如何推动健康生活方式的普及和实践。

阅读本章后可以了解如何制订健康的饮食计划、选择适合自己的运动方式、改善睡眠质量、有效应对压力和保护心理健康。还将了解家庭健康的重要性，并获取一些实用的家庭健康塑造建议。此外，本章还将探讨社会理念塑造对促进健康生活方式的作用，以及社会层面的引导机制。

知识结构图

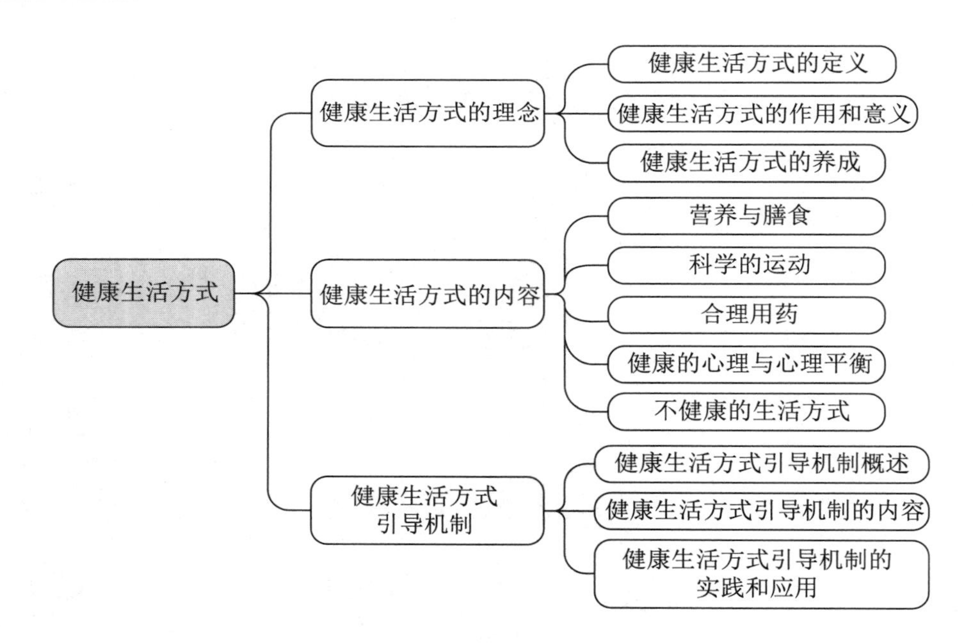

本章重难点

1. 健康生活方式的定义
2. 健康生活方式涵盖的内容
3. 健康生活方式的引导机制

3.1 健康生活方式的理念

3.1.1 健康生活方式的定义

进入 21 世纪以来，我们能深深地感受到人们的生活方式正在发生很大的变化，但我们可能不大注意另一个事实，即人们在高质量地享受生活的同时，却不自觉地染上了“现代生活方式病”。

“生活方式病”，指与生活方式选择有关的疾病，包括糖尿病、心脑血管疾病，以及某些癌症，这些疾病每年导致大量人过早死亡。这绝不是危言耸听，只要冷静地观察和思考一下周围人群的许多生活方式，就会发现这种被称为“头号杀手”的“生活方式病”正在悄悄地、严重地侵蚀着人们的健康。

健康生活方式指一系列积极的个人行为和选择，以促进和维护身体、心理和社会健康。它是个人在日常生活中所采取的生活方式和习惯，涉及饮食、运动、睡眠、心理健康、社交互动等方面。2015 年，国家卫生和计划生育委员会发布了《中国公民健康素养——基本知识与技能（2015 年版）》，文件第 26 条指出，健康生活方式包括合理膳食、适量运动、戒烟限酒、心理平衡四个方面。如今，健康生活方式不断扩容，主要包括以下几个方面。

（1）饮食。选择均衡、多样化的饮食，摄入适量的营养物质，包括蛋白质、碳水化合物、脂肪、维生素、矿物质和纤维等，同时减少高糖、高盐和高脂肪食物的摄入。

（2）运动。保持适度的体育锻炼，包括有氧运动（如快走、跑步、游泳等）和力量训练，有助于增强心肺功能、维持肌肉健康和控制体重。

（3）睡眠。保持良好的睡眠习惯，确保充足的睡眠时间，有助于身体恢复和维持生理平衡。

（4）心理健康。学会有效应对压力和情绪，保持积极乐观的心态，寻求社会支持和心理辅导等方式，维持良好的心理状态。

（5）戒烟和限酒。避免烟草和过量酒精的摄入，因为它们对身体健康产生负面影响。

（6）避免不良习惯。如过度饮食、熬夜、长时间久坐等不良习惯，对健康不利。

（7）接种和预防措施。及时接种疫苗、进行常规体检和预防性筛查，预防疾病和及早发现潜在健康问题。

健康生活方式对预防慢性疾病、提高生活质量以及延长寿命起着至关重要的作用。通过积极的生活方式选择，个人可以更好地维护自己的身心健康，并为自己的未来健康打下坚实的基础。

3.1.2 健康生活方式的作用与意义

健康生活方式具有重要的作用和深远的意义，它对个人和社会的健康都有积极的影响。

（1）预防慢性疾病。慢性病是我国居民的主要死亡原因和疾病负担，是制约健康预期寿命提高的重要因素。[①] 健康生活方式包括良好的饮食、适度的运动和不吸烟等习惯，有助于预防慢性疾病的发生（如心血管疾病、糖尿病、高血压等）。这些疾病通常与不良的生活方式有关，通过积极的健康生活方式，可以减少患病的风险。

（2）提高身体健康水平。健康生活方式有助于增强身体的免疫力、改善心肺功能、保持适宜的体重等，从而提高身体整体健康水平。拥有健康的身体，个人能够更好地应对日常生活和工作的挑战。

（3）延长寿命。健康生活方式与长寿密切相关。通过均衡饮食、适度运动和保持健康心态，个人可以延缓身体衰老的过程，提高生活质量，从而延长寿命。

（4）提高生活质量。健康生活方式不仅可以延长寿命，还可以提高生活质量。保持身体健康和心理健康，个人更能享受生活，从而拥有更多积极的体验和情感。

（5）减轻医疗负担。健康生活方式可以预防许多疾病、减少患病率，从而减轻个人和社会的医疗负担。这有助于提高医疗资源的利用效率，为社会的可持续发展提供支持。

（6）社会效益。健康生活方式不仅关乎个人，也涉及整个社会。大规模推广健康生活方式有助于形成健康、积极向上的社会氛围，保持社会和谐与稳定。

总的来说，健康生活方式是个人自我管理和责任的表现，它对个人的健康、幸福和社会的稳定与繁荣都具有重要的意义。通过倡导和践行健康生活方式，个人可以实现自我价值，社会可以迈向更加健康、富裕的未来。因此，健康生活方式应当成为每个人关注和追求的重要目标。

3.1.3 健康生活方式的养成

要想养成健康的生活方式，首先要注意从以下几个方面做起。

（1）戒除不良嗜好，养成良好的卫生习惯。想身体健康，就应该从日常生活的点点滴滴做起。如不要过度饮酒，适量饮用可促进血液循环、扩张血管、消除疲劳，但每次宜少量，如啤酒半瓶、葡萄酒或黄酒 100 毫升为宜，不提倡饮白酒，禁止饮高度酒。

（2）注意完善居住和工作环境，远离污染源。维护环境卫生，养成良好的个人卫生习惯。不要因为装修居室将污染源“请进”家门。

（3）要注意生活节奏，日常起居要有规律。尽量避免使自己长期处在紧张、没有规律、疲于应付的状态中。专家们认为，疲劳是 21 世纪危害人们健康的一个重要因素。有资料显示，1994 年上海地区科技人员的平均死亡年龄为 67 岁，比全市其他各类人群早

---

① 王倩，梁婧 . 慢病防控应从知到行 [EB/OL].（2019-08-02）[2023-12-20]. http://health.people.com.cn/n1/2019/0802/c14739-31272065.html.

3.26 岁，其中，15.6% 死亡案例为 35 ～ 54 岁的中年人。导致早死的原因是复杂的，但其中一个重要的原因是生活没有规律，长期处在疲劳之中。要注意安排好休息和娱乐，特别要注意的是少熬夜。

（4）坚持符合个人特点的、适量的体育娱乐运动。保持脑力和体力协调的适量运动是预防和消除疲劳、保证健康的重要条件。体育锻炼贵在坚持，重在适度，并成为每天生活的必要内容。活动内容可因人而异，但有一条必须记住，就是运动量要适度，一般锻炼完毕，微微出汗，冬天全身暖和，不觉得心慌气急为度。适当参加一些休闲娱乐活动不但可以愉悦身心，还可以借此交友、扩大社交面、丰富生活，找到生活的乐趣。

（5）学习和了解营养知识，讲究营养结构。任何一种食物都不能提供人体需要的全部营养素，因此合理的膳食必须由多种食物组成。考虑国内的饮食习惯要低糖饮食，同时减少食盐的摄入量。

（6）经常调整心态，讲究心理卫生。恶劣的情绪是导致多种疾病和死亡的重要原因，善于自我调整心态是保持健康从而实现长寿的重要条件。面对激烈的社会竞争，面对一些不合理的社会现象，面对事业的失败和挫折，面对不公平的待遇，面对生活的不幸，面对“退下来”之后的“落差”，关键是调整好自己的心态。做自己情绪的主人，想开点、想远点、想全面点、想辩证点。

总之，生活习惯和健康息息相关，合理膳食，适量运动，戒烟限酒，心理平衡就可以使高血压风险降低 55%，脑梗死风险降低 75%，糖尿病风险降低 50%，肿瘤风险降低 1/3。

3.2 健康生活方式的内容

健康生活方式下，个体积极、负责任的生活选择涉及饮食、运动、睡眠、心理健康等多个方面：①均衡饮食是其重要基石，选择多样化、富含营养的食物，摄入适量的蛋白质、碳水化合物和脂肪；②适度运动是保持健康体魄的重要手段，不仅能增强心肺功能，还有助于维持肌肉强度和体重控制；③保持充足睡眠和有效地应对压力与情绪，有助于维护良好的心理健康；④戒烟和限酒等不良习惯的摒弃，以及积极参与社区活动和定期体检也是健康生活方式的重要体现。通过这些积极健康的生活选择，个体不仅能提高身体健康水平、延缓衰老进程，还能提升生活质量和幸福感，为社会构建更健康、和谐的未来贡献力量。

3.2.1 营养与膳食

健康饮食是指选择均衡、多样化、富含营养的食物，以满足身体所需的营养成分，同时减少不健康食物的摄入。

1. 多样化的食物选择

多样化的食物选择是保持健康和促进全面营养的关键。在当今繁忙的生活中，人们往往倾向于固定的饮食习惯，但是意识到并实践多样化的饮食带来的益处是至关重要的。多样性意味着从各种类别食物中获得营养，这有助于满足身体各种需要，提供全面的健康保障。

食物的多样性在于选择不同种类、颜色和来源的食物。各种颜色的水果和蔬菜代表着不同的抗氧化剂和维生素，而多种蛋白质来源则确保了身体所需的氨基酸。此外，选择不同种类的谷物、奶制品、坚果和种子都有助于摄取全面的营养素，从而保持身体的正常功能。

多样化的食物选择还有助于降低饮食中潜在的风险。单一饮食可能导致缺乏特定的营养素，从而增加患疾病的风险。相反，摄入多种食物可以平衡各种营养素的摄取，有助于预防慢性疾病、提高免疫力，以及促进身体的整体健康。

总之，多样化的食物选择体现了对健康的关注和对多样美味的探索。选择不同种类的食物不仅可以满足身体的各种需要，还可以在餐桌上享受丰富的味觉体验。

2. 控制热量摄入

控制热量摄入是维持健康生活的基石，对实现理想体重、预防慢性疾病，以及保持整体健康至关重要。现代社会的饮食环境往往让人们面临高热量、高糖、高脂肪的食物选择，因此意识到并积极控制热量摄入不仅有助于塑造身材，更是一项投资未来健康的举措。

控制热量摄入的意义在于平衡能量消耗和摄入，避免能量过剩引发的体重问题。超过身体所需的热量会被储存为脂肪，最终导致肥胖和相关的健康问题。适当控制热量可以降低肥胖，患心血管疾病、糖尿病等的风险，同时提高生活质量。

要实现热量摄入的控制，有几个关键的方法。

（1）了解食物热量。学会阅读食物标签，了解不同食物的热量含量，从而做出更明智的食物选择。

（2）控制食物分量。控制食物的摄入量是关键，可以使用小盘子、碗等来限制食物分量，避免过量摄入。

（3）适当选择食物。增加摄取高纤维、高蛋白质的食物，如蔬菜、水果、瘦肉、豆类等，这些食物有助于增加饱腹感，减少过量进食。

（4）避免空热量。减少食用高糖、高脂肪、低营养价值的零食和加工食品，以免摄入过多的空热量。

（5）注意饮食频率。分散食物摄取、适当分几餐可以稳定血糖水平，减轻饥饿感。

（6）饮食记录。记录自己的饮食习惯有助于了解自己的摄入情况，更好地掌控热量摄入。

总之，控制热量摄入需要良好的自律意识。合理的食物选择、适量的食物摄入可以实现能量平衡，保持健康的体重和生活状态。这是一项长期而持续的努力，但它将为人们带来长期的健康回报，使人们能够以更强壮的身体和饱满的精神投入生活中的各个方面。

3. 控制食盐和糖的摄入

控制食盐和糖的摄入是维持健康生活的重要环节，对预防慢性疾病和保持身体健康至关重要。现代饮食往往过于偏好高盐和高糖的食物，因此意识到并积极控制食盐和糖的摄入是关爱自身身体的体现，也是预防疾病的一种重要策略。

控制食盐摄入的意义在于降低高血压和心血管疾病的风险。高盐饮食可能导致体内水分潴留，提高血压，而长期高血压会增加心脏病和中风的发生率。减少盐的摄入可以维持正常的血压水平，减少潜在的健康风险。

同样，控制糖的摄入也具有重要的意义。过多的糖摄入与肥胖、糖尿病和心血管疾病有关。高糖饮食不仅容易导致能量过剩，还会造成血糖的快速波动，对胰岛功能和代谢产生不良影响。减少糖的摄入可以稳定血糖水平，降低患糖尿病等疾病的风险。

在日常生活中，可以通过阅读食物标签、选择天然食材、减少加工食品、优先选择健康甜味剂等方式逐步减少食盐和糖的摄入，让味觉逐渐适应低盐和低糖饮食。

总之，控制食盐和糖的摄入是一项保持健康的重要措施。逐步减少盐和糖的食用、选择健康的食材可以降低患心血管疾病、糖尿病等慢性疾病的风险，使自己拥有更健康、更有活力的生活。

4. 充足的饮水

充足的饮水是维持健康生活的关键之一，对于身体的正常运作和各种生理功能的顺利运行至关重要。水是人体的基础，意识到并积极维持足够的水分摄入不仅有助于保持身体的水平衡，更是一项保持健康的重要实践。

充足的饮水对身体的重要性不容忽视。水参与了许多生命代谢活动，如细胞代谢、体温调节、消化和废物排除等。保持身体充足的水分有助于维持肌肤弹性、预防便秘，同时帮助肾脏排除废物和毒素，维持身体的正常功能。

饮水的意义在于保持身体的水分平衡，避免脱水对健康造成的不利影响。脱水可能导致头晕、乏力、浑身不适，严重时甚至危及生命。保持充足的水分摄入可以有效预防脱水，并保护肠胃健康、提高注意力和集中力，维持身体的良好状态。

具体来说，保持充足的饮水需要以下几个步骤。

（1）定量饮水。每天饮用足够的水，通常建议每天摄取 8 杯（约 2 升）的水，实际需求因个体差异、气温和运动等因素而异。

（2）分散饮水。分散饮水可以避免一次性摄入过多水分，有助于更好地吸收和利用水分。

（3）听从身体信号。注意身体的口渴感觉，当感到口渴时就应该及时喝水，而不要等到口干舌燥。

（4）饮用清水为主。清水是最佳的饮水选择，避免过多饮用含糖饮料和高盐含量的饮品。

（5）适时补充。在运动、高温天气、感冒或发热时，需要更多的水分来补充失去的水分。

（6）注意饮食中的水分摄入。水果、蔬菜等食物也含有水分，可以增加饮食中的水分摄入。

总之，充足的饮水是维持身体健康的重要一环。保持适当的饮水习惯可以帮助身体保持水分平衡，促进各项生理功能有效运作，提高免疫力，同时享受到更健康、更活力的生活。记住，每一杯水都是对自己健康的投资。

5. 控制饮酒

控制饮酒是维持健康和促进个人幸福的重要决策。饮酒在适度的情况下可能带来一些社交和情绪放松的好处，但过度饮酒却可能导致严重的健康问题和社会后果。因此，认识到并积极控制饮酒不仅有助于保护自身健康，还能营造积极的生活态度。

控制饮酒的重要性在于预防酒精所带来的健康风险。过度饮酒可能引发肝病、心脏问题、免疫系统受损，以及一系列精神健康问题。此外，酒后驾驶和不适当的行为也可能对个人和社会产生严重影响。适度饮酒可以降低患病风险，保护自己的身体，承担积极的社会责任。控制饮酒是为了自身健康和社会安定。适度的饮酒可能有益，但必须意识到过度饮酒的潜在危害。养成健康的饮酒习惯有助于追求更加积极、健康、充实的生活，同时避免不必要的健康风险和社会问题。

6. 规律用餐

规律用餐是维持健康生活和促进身体功能的关键。作为生活的基本需求，饮食不仅满足能量需求，更影响着身体的代谢、消化和整体健康。因此，养成规律用餐的习惯不仅是对自身健康负责，也是追求高品质生活的必然选择。

规律用餐的重要性在于维护身体的稳定状态。定时进食可以调整身体的生物钟，使代谢和消化系统始终保持在最佳状态。同时，规律用餐有助于维持稳定的血糖水平，避免过度饥饿和过度进食，从而减少体重波动和健康问题。

规律用餐的意义还在于促进消化和吸收。身体适应了规律的进食时间，胃肠道会在这些时间段准备好消化酶，从而更有效地消化食物，吸收养分。这有助于减轻肠胃负担，减少不适感。

具体来说，养成规律用餐的方法包括以下几点。

（1）定时进餐。尽量每天在相同的时间进餐，让身体适应固定的饮食时间。

（2）合理分配。将食物分成多份小餐，而不是几份大餐，有助于保持血糖平稳。

（3）充足早餐。早餐是一天中最重要的一餐，能够为身体提供所需的能量和营养。

（4）避免熬夜进食。在睡前进食可能影响睡眠质量和胃肠健康，应尽量避免。

（5）调整食物选择。选择易于消化的食物，如水果、蔬菜、瘦肉、谷物等。

（6）保持均衡。合理搭配蛋白质、碳水化合物、脂肪和膳食纤维，以满足身体的多重需求。

总之，规律用餐不仅是养生的基本原则，更是维持健康生活的基石。养成规律的饮食习惯可以保持身体的正常功能，增强免疫力，提高生活质量。每一餐都是为身体和健康投资的机会，请让规律用餐成为生活的美好常态。

7. 注意食物安全

避免吃生的或未煮熟的某些食物，确保食物安全卫生，预防食源性疾病。避免吃过度加工食品，减少高度加工的食品摄入，选择新鲜、天然的食物。合理搭配食物和自我节制，了解食物的营养搭配原则，让各类营养素相互补充，提高营养吸收利用效率。尽量避免暴饮暴食和情绪性进食，保持适度的食量。健康饮食是维持身体健康和预防慢性疾病的重要基础，遵循这些具体表现形式可以使个体获得全面的营养，保持健康体魄。

3.2.2 科学的运动

科学的运动方式指根据科学的运动原理和方法进行合理规划和实施的运动方式，以达到保持身体健康、提高运动效果和预防运动伤害的目标。与健康生活方式相结合，科学的运动方式可以更好地保持身体健康和全面地提升生活质量。

下面是一些关于科学的运动方式与健康生活方式的建议。

1. 多样化的运动形式

科学的运动方式应该包括多种运动形式，如有氧运动（包括快走、跑步、游泳等）、耐力训练（包括举重、健身操等）、柔韧性训练（包括瑜伽、拉伸等）等。多样化的运动形式可以全面锻炼身体，提高身体的整体素质。

2. 适当的运动强度

科学的运动方式要根据个体的年龄、体能水平和健康状况来确定运动强度。过度的运动会增加运动损伤的风险，而过低的运动强度又无法达到足够的健康效果。适度的运动强度能够提高心肺功能、增强肌肉力量，并降低运动伤害的风险。

3. 合理的运动频率和时间

科学的运动方式要有合理的运动频率和时间安排。根据个人的情况，每周进行 3 ～ 5 次的有氧运动和 2 ～ 3 次的耐力训练是较为合适的选择，每次运动时间也应根据个人情况而定，一般为 30 分钟到 1 小时。

4. 充分的热身和放松

在进行运动前，应进行充分的热身活动，以使身体做好充分准备。而运动后也应进行适当的放松活动和拉伸，这将有助于减轻肌肉疲劳和预防运动伤害。

5. 合理的饮食补给

科学的运动方式需要与合理的饮食补给相结合。根据运动强度和时间，适当增加蛋白质和碳水化合物的摄入有助于提供能量和支持肌肉恢复。

6. 坚持和循序渐进

科学的运动方式需要长期坚持，并循序渐进地提高运动强度和时间。持之以恒地运动才能取得持久的健康效果。

综合以上特点和建议，科学的运动方式与健康生活方式相辅相成，可以帮助个体获得更好的身体素质和更高的生活质量。

3.2.3 合理用药

合理用药与健康生活方式之间存在密切的关系，二者相互影响，共同保持个体身体健康和提高生活质量。下面是关于合理用药与健康生活方式之间关系的几个重要方面。

1. 综合治疗效果的提升

合理用药和健康生活方式可以相辅相成，共同提高治疗效果。对患有慢性疾病的个体而言，药物治疗是必要的，但合理用药也需要结合健康生活方式的调整。例如，患有高血压的人可以通过服药控制血压，采取健康生活方式如均衡饮食、适度运动、戒烟限酒等都有助于更好地控制病情，减少并发症风险。

2. 减轻药物副作用

健康生活方式的实施可以降低患者对药物的依赖程度，减少药物的剂量，从而减轻可能的副作用。例如，健康饮食和体育锻炼有助于控制体重、降低糖尿病患者的药物用量、减少低血糖和其他副作用的发生风险。

3. 预防慢性疾病的发生

合理用药和健康生活方式都可以预防慢性疾病的发生。积极采取健康生活方式，如均衡饮食、适度运动、戒烟限酒等，有助于降低患慢性疾病的风险。对高风险人群，如高血压、高血脂和糖尿病患者的亲属，及早进行合理用药干预也有助于预防疾病。

4. 促进生活质量的提高

合理用药和健康生活方式都可以改善个体的身体状态和心理健康，提高生活质量。有效的药物治疗可以减轻疾病症状，提高生活舒适度，而健康生活方式则有助于增强身体的健康水平，提高幸福感和生活满意度。

综上所述，合理用药与健康生活方式相互融合，形成了对个体身体健康的全方位保障。科学用药和健康生活方式的结合可以有效预防疾病、降低慢性病发生风险，并提高个体的生活质量。因此，个体应积极践行健康生活方式，同时与医疗专业人员合作，确保用药方案的合理性和安全性，以实现身体健康和生活幸福的双赢局面。

3.2.4 健康的心理与心理平衡

健康的心理与健康生活方式之间有着密切的联系，心理健康是健康生活方式的重要组成部分，同时，健康的生活方式也会对心理健康产生积极影响。以下是它们之间的关联。

1. 健康的心理对健康生活方式的促进

（1）积极的心态。健康的心理状态可以帮助个人培养积极的生活态度。拥有积极的心态，个体更愿意参与体育锻炼、均衡饮食，以及改掉不良习惯，从而形成健康的生活方式。

（2）有效地应对压力。健康的心理状态有助于个体更好地应对生活中的压力和挑战。有效地应对压力可以减少不良习惯的产生，如过度饮食、吸烟等。

（3）促进自我关爱。健康的心理状态让个体更加重视自我关爱。关心自己的身体和心理健康，形成积极健康的生活方式。

2. 健康的生活方式对心理健康的改善

（1）适度运动。适度的体育锻炼有助于释放压力，促进身体产生多巴胺，从而改善心情和保持心理健康。

（2）均衡饮食。均衡的饮食不仅有益于身体健康，也对大脑功能有积极影响。摄入足够的营养有助于保持积极的情绪和心理状态。

（3）充足睡眠。充足的睡眠对心理健康至关重要。睡眠不足会导致情绪不稳定、疲劳和抑郁等问题。

（4）社交互动。积极参与社交活动有助于缓解孤独感和抑郁情绪，保持心理健康。

（5）戒烟限酒。戒烟限酒可以降低心理压力和减少心理问题的发生概率，保持心理健康。

综上所述，健康的心理和健康生活方式相辅相成，相互促进，共同维护个体的身心健康。对个体而言，培养积极健康的心理状态、结合健康的生活方式，是实现身心健康和幸福生活的重要因素。同时，对社会而言，提供心理健康教育和支持、创建健康促进的环境也有助于提高公众整体心理健康水平。

3.2.5 不健康的生活方式

1. 不健康生活方式的定义

疾病通常与不健康的生活方式密切相关。根据 WHO 的定义，不健康生活方式是指导致慢性疾病风险增加的行为和习惯，包括高糖、高盐、高脂肪饮食，不足的体育锻炼，吸烟，过量饮酒，不良的睡眠和心理压力等。不健康生活方式是一种不符合科学健康标准、有潜在健康风险的生活方式，通常涉及个人的行为、生活习惯。这种生活方式可能导致慢性疾病风险的增加和健康状况的下降，包括但不限于心血管疾病、糖尿病、肥胖、癌症等。不健康生活方式在全球范围内都是一个严重的公共卫生问题。以下是一些常见的不健康生活方式。

1）不健康的饮食习惯

（1）高糖饮食。过量摄入糖分（如饮料、糖果和甜点）可能导致肥胖、糖尿病和心血管疾病。

（2）高盐饮食。摄入过多的盐可能导致高血压、心脏病和肾脏疾病。

（3）高脂肪饮食。过量摄入饱和脂肪酸和反式脂肪酸（如油炸食品、糕点和黄油）可能导致高血脂、动脉硬化和肥胖。

2）缺乏体育运动

（1）久坐不动。长时间的久坐不动（如长时间使用计算机、看电视或坐在办公桌前）可能导致肥胖、心血管疾病和骨质疏松。

（2）缺乏规律的体育锻炼。缺乏定期的有氧运动和力量训练可能导致肌肉萎缩、心血管健康问题和代谢紊乱。

3）吸烟和酗酒

（1）吸烟。吸烟会导致各种癌症（如肺癌、口腔癌）、心血管疾病和呼吸系统疾病。

（2）酗酒。过量饮酒会损害肝脏功能、增加心脏病和中风的风险，并导致酒精依赖。

4）缺乏睡眠

（1）睡眠不足。长期睡眠不足可能导致疲劳、注意力不集中、免疫力下降和情绪不稳定。

（2）失眠。难以入睡、睡眠质量差或频繁醒来可能导致焦虑、抑郁和认知功能下降。

5）过度应激

（1）长期压力和焦虑。持续的心理压力和焦虑状态可能导致身心健康问题，如心血管疾病、抑郁和焦虑症。

（2）情绪不稳定。情绪波动频繁、情绪管理能力差可能影响人际关系、工作表现和生活质量。

6）不良习惯

（1）咬指甲。咬指甲不仅会导致手部细菌感染，还可能造成指甲变形和口腔感染。

（2）过度饮食。过量进食、暴饮暴食可能导致肥胖、消化系统问题和代谢紊乱。

（3）过度使用电子设备。长时间过度使用电子设备（如智能手机和计算机）可能导致眼睛疲劳、颈椎病和睡眠问题。

（4）乱用药物。滥用处方药、非法药物可能导致身体依赖、药物中毒和心理问题。

（5）过度暴露于有害环境。暴露于有害物质、尘埃、辐射和污染环境中可能对健康产生负面影响，如呼吸系统疾病、皮肤病和癌症。

7）不规律的医疗保健

（1）缺乏定期体检。不定期进行体检可能导致潜在疾病未被发现和治疗延迟。

（2）忽视早期症状。对于身体不适、疼痛或异常症状的忽视可能导致疾病的治疗延误和恶化。

（3）不按时服药。不按医嘱服用药物可能影响疾病治疗效果和健康管理。

（4）不遵循医生建议。忽视医生的建议和指导可能导致疾病无法控制和治疗失败。

需要指出的是，这些不健康的生活方式通常是可以被改变的。通过积极的行为改变、健康教育和培养健康习惯，个人可以逐步改变不健康的生活方式，提升整体健康水平。健康的生活方式对个人的健康和幸福至关重要。因此，重视身体和心理健康并采取积极的行动来改善不健康的生活方式是至关重要的。

改变这些不健康的生活方式需要个人的自我意识、教育和社会支持。寻求专业的心理健康支持、参加社交活动和社群、培养健康的环境、习惯和娱乐方式都可以帮助个体逐步改善不健康的生活方式。此外，社会和政府也需要提供相应的资源和支持，推动健康生活方式的普及和促进社会的整体健康。

2. 不健康生活方式产生的原因

不健康生活方式产生的原因是多方面的，其包括个人行为、社会环境和文化因素的影响。以下是导致不健康生活方式的一些主要原因。

1）健康知识不足

健康知识不足指公众对健康相关知识的了解程度不够，对健康问题存在认知上的空白或错误，以及缺乏正确的健康知识。这种情况可能导致公众在日常生活中做出不健康的选择，从而增加患病风险，影响生活质量和健康状况。健康知识不足可能导致公众对疾病预防、生活方式选择、医疗保健等方面存在误解或盲区，影响个人和社会的健康状况。因此，加强健康知识的宣传教育至关重要，包括提供准确可靠的健康信息、推动健康教育的普及、提高公众健康素养，让公众能够做出更明智、更健康的选择，从而提高社会整体健康水平。

2）忙碌和压力

忙碌和压力是现代社会普遍存在的现象，特别是在高度竞争和快节奏的生活环境下，很多人都会面临忙碌的生活和各种压力的挑战。现代社会的快节奏和多任务特性导致许多人感觉时间总是不够用，常常处于忙碌状态。工作、学习、家庭和社交等多重角色的要求，使得人们感到压力巨大。而压力是人们在面临挑战和困难时产生的一种心理和生理反应，社会和经济压力、职业竞争、人际关系、家庭责任等都可能给人们带来压力。压力长期存在和累积可能对人的身心健康产生负面影响。

3）不良社会环境

不良社会环境对健康的影响是多方面的，它涵盖了物质环境、社会文化、经济状况等各个方面。社会环境可能存在不利于健康的因素，如高度工业化、污染、垃圾食品广告、吸烟区域等，这些因素会促使人们养成不健康的行为习惯，对个人和社会的健康状况产生负面影响。不良社会环境对健康的影响是复杂的，它不仅影响个体的身体健康，还会对心理健康和社会整体稳定产生影响。

4）不良娱乐方式

不良娱乐方式不仅对个人的健康有害，也可能对社会产生负面影响。过度沉溺于不健康的娱乐方式（如过度沉迷于电子产品，长时间玩手机、打游戏等）可能导致身体健康和心理健康问题，甚至产生依赖性。缺乏体育锻炼和户外活动会影响身体健康。参与不良的社交活动（如与不良朋友结伴）可能导致涉足不良行为，影响身心健康和社会适应能力。

5）不良的社会文化和家庭习惯

社会文化和家庭是个体成长和发展过程中两个重要的影响因素，它们会对个人的身心健康和行为方式产生深远的影响，在塑造个体的价值观、行为方式、心理健康等方面起着重要作用。在关注个体健康的同时，也需要关注社会和家庭环境的健康，以营造良好的社会氛围和家庭支持，保护个体的健康和幸福发展空间。一些社会文化和家庭习惯可能鼓励不健康生活方式，如饮酒、吸烟和不良的饮食习惯。

6）经济能力不足

经济因素是影响个体和社会健康的重要因素之一。经济水平和健康之间存在密切的关系，经济因素可以影响个体的健康状况、医疗资源的可及性及整个社会的健康水平。健康生活方式可能需要更多的经济支持，而一些人可能会因经济问题无法负担健康饮食和体育锻炼等费用。政策制定者需要关注经济因素对健康的影响，采取措施促进经济发展的同时确保健康资源的普惠性和公平性，提高全社会的整体健康水平。

7）社交缺乏和同伴的影响

人是社会性动物，社交互动和同伴关系对身心健康都起着重要的作用。社交孤立或缺乏支持的个体可能更容易感到孤独、焦虑和抑郁，这会对健康产生不良影响。个人受到同伴和社交网络的影响，可能学习不健康的行为模式（如吸烟和饮酒）。因此，维持积极的社交关系和良好的同伴关系对个体的身心健康至关重要。积极参与社交活动、与朋友家人保持联系、寻求社交支持对个体的心理和身体健康都有益处。同时，社会也应该重视社交和同伴影响，加强健康教育宣传，培养积极健康的社交文化，以促进整个社会的健康水平。

3. 不健康生活方式的影响

不健康生活方式会对个人和社会产生广泛而多方面的影响。个人健康方面，不健康生活方式是许多慢性疾病的主要风险因素，包括心血管疾病、糖尿病、肥胖和某些癌症等，会直接损害身体健康、降低生活质量，并可能导致残疾和过早死亡。此外，不健康生活方式也会对心理健康产生影响，长期的工作压力、缺乏良好的睡眠、不良的社交关系等都可能导致焦虑、抑郁和其他心理问题。

在社会层面，不健康生活方式导致慢性疾病患者的增加，使医疗资源承受更大压力，社会需要投入更多资源用于慢性疾病的治疗和管理、增加社会医疗负担，影响整体医疗服务的可持续性。此外，慢性疾病和不健康生活方式会导致个人的就医支出增加、工作时间减少，进而可能影响个人和家庭的经济状况。健康状况下降也可能导致个人生产力降低，对社会经济产生负面影响。

除了对健康和经济的影响外，不健康生活方式还会降低个人的生活质量，影响身体健康和心理幸福感，可能导致个人对生活的不满，影响社会和家庭关系。不健康生活方式还可能对周围环境产生污染和危害（如吸烟和不当药物使用）。另外，不健康生活方式也可能导致健康不平等现象，即一些社会群体或地区可能更容易受到不健康生活方式的影响，进而增加患病风险，影响社会公平和可持续发展。

不健康生活方式会对个人的身体和心理健康、社会医疗负担、经济发展、生活质量和环境产生多方面的影响。因此，鼓励和推动健康生活方式的普及、提供健康教育和支持是预防慢性疾病、改善公众健康和促进社会可持续发展的关键措施。

4. 不健康生活方式的解决方法

解决不健康生活方式需要综合性的干预措施，涉及个人、社会、政府和教育等多个方面。本节将从健康教育、健康宣传、改善社会环境、健康奖励和激励、培养健康习惯、政策干预、社会参与、科学研究八个方面提出有效应对不健康生活方式的措施。

1）健康教育

健康教育是一种旨在提高人们对健康问题认识和知识水平的教育活动，其目的是传播科学健康知识、倡导健康生活方式、促进公众采取积极的健康行为、预防疾病、改善和维护个人和社区的健康水平。

（1）开展全面、定期的健康教育活动，覆盖不同年龄阶段的人群，包括学校、社区、企业等。

（2）制定健康教育课程，教授科学的营养知识、身体健康和心理健康相关的内容，提高公众健康素养。

（3）利用多种媒体形式传播健康信息，包括宣传海报、视频、社交媒体等，提高传播的覆盖率和效果。

健康教育通常可以多种形式进行，包括学校健康教育课程、社区健康讲座、宣传海报和传单、媒体报道等。它不仅是个人健康的关键，也是社会公共卫生工作的重要组成部分。健康教育可以提高公众对健康的认知和理解，推动整个社会向更健康的方向发展。

2）健康宣传

（1）健康宣传是通过广告、宣传海报、公共广播、电视、互联网和社交媒体等渠道向公众传播健康信息的一种宣传活动，它旨在提高公众对健康问题的认知、倡导健康生活方式、促进积极的健康行为，以预防疾病和改善整体健康水平。

（2）打造积极、生动的健康宣传内容，吸引公众的注意力和参与，采用简明易懂的语言普及健康知识。

（3）利用各类媒体进行广泛的宣传活动，包括电视、广播、互联网等，确保健康信息能广泛传播，涵盖各个群体。

（4）组织健康主题的宣传活动，如健康日、健康月，号召社会各界关注健康问题。

健康宣传可以采用各种媒体形式，因此可以覆盖大范围的受众。通过精心设计的宣传内容和渠道，健康宣传能够更好地传递健康信息，激发公众的积极响应。它是健康教育和健康促进的重要手段之一，可以为改善公众的健康意识、健康行为和整体健康水平发挥积极作用。

3）改善社会环境

改善社会环境指通过政府、社会组织和个人等多方面的努力，对社会的各个方面进行优化和改进，以创造更健康、更宜居、更可持续发展的社会环境。这样的努力可以促进公众的身体健康和心理健康，提高整个社会的生活质量和幸福感。

（1）增加城市绿地和运动场所的建设，提供更多的、方便的运动设施，鼓励人们积极参与体育锻炼。

（2）支持和倡导健康饮食，限制高糖、高盐、高脂肪食品的广告宣传，鼓励食品行业提供更健康的选择。

（3）建立无烟公共场所，加大对吸烟危害的宣传，降低吸烟率。

改善社会环境需要政府、社会组织和个人的共同参与和努力。改善社会环境可以为公众提供更有利于健康的条件和机会，推动健康生活方式的普及，从而促进整个社会的健康和幸福。

4）健康奖励和激励

健康奖励和激励是通过给予个人或群体一定的奖励、优惠或激励措施，以鼓励和促进人们采取积极的健康行为和健康生活方式的一种策略。这些奖励和激励旨在激发个人主动参与健康促进活动、提高健康意识、改善健康行为，从而预防慢性疾病、增进整体健康。

（1）建立健康奖励制度，鼓励人们采取健康的生活方式，例如，通过健康保险优惠、税收减免等方式奖励健康行为。

（2）发挥社会和企业的作用，提供健康奖励计划、激励员工养成健康习惯，如提供健身福利、健康检查等。

通过健康奖励和激励，个人或群体可以获得直接的回报和认可，从而增加对健康行为的积极性和主动性。此类措施可以起到正向激励的作用，推动公众更加重视和实践健康生活方式，有效地预防慢性疾病、提高整体健康水平。同时，健康奖励和激励也促进了个人和社会的双赢，使健康成为一种有价值的生活选择。

5）培养健康习惯

（1）培养健康习惯指通过长期的自我训练和意识培养使个人在日常生活中形成一系列有益于身体健康和心理健康的良好行为习惯。这些习惯可以帮助个人预防疾病、提高生活质量，并为健康的未来打下坚实基础。

（2）生活习惯应从儿童时期开始养成，学校和家庭应共同培养孩子形成良好的饮食和运动习惯。

（3）家长、老师和社会各界应共同引导他人养成健康的生活方式。

通过长期的坚持和努力，培养健康习惯可以成为个人生活中的自然行为，有助于人们保持身心健康、降低患病风险、提高生活质量。同时，健康习惯的培养也需要逐步改变和调整生活方式、树立正确的健康观念、形成有利于健康的日常行为，从而实现健康和幸福的生活目标。

6）政策干预

政策干预指政府或相关管理机构通过制定、实施和执行特定的政策和法规对社会经济、环境、教育和健康等领域进行有目的性的调控和干预。政策干预旨在解决社会问题、优化社会发展、改善公共利益，并对个人和社会产生积极的影响。

（1）出台健康促进政策，限制不健康产品的广告宣传和销售，提高烟酒税率等。

（2）医疗机构和健康组织应提供健康咨询和指导，帮助个体做出积极的健康选择。

政策干预是社会管理的重要手段，可以有效引导社会发展、解决社会问题、促进公共利益。在健康领域，政策干预可以发挥重要作用，通过制定相关政策，鼓励健康生活方式，预防疾病，提高整体健康水平，为公众提供更好的健康保障。

7）社会参与

社会参与指公众积极参与社会事务和公共事务的过程，包括参与社区活动、公益事业、志愿服务、社会组织等各种形式。社会参与是社会建设和发展的重要组成部分，它能够促进社会凝聚力和公民意识的形成，推动社会进步和公共利益的实现。

（1）社会组织和志愿者参与健康促进活动，组织健康义诊、健康讲座等，帮助公众更好地了解和应对健康问题。

（2）开展健康推广活动，培养员工健康意识，提供健康管理服务。

社会参与是社会每个公民的权利和责任，是建设和谐、稳定、繁荣社会的关键要素之一。公众的积极参与能够推动社会发展，促进社会和谐，实现共赢共享的社会目标。

8）科学研究

健康科学研究是对健康和疾病等与健康相关的领域进行系统、科学的调查、观察、试验和分析的过程，其目标是增进对人类健康和疾病的认识，寻找保持和提高健康水平的方法和策略，为健康保健和医学实践提供科学依据。

（1）健康生活方式相关领域的科学研究，深入了解不健康行为的影响和原因，为制定更有效的解决措施提供科学依据。

（2）研究探索新的健康促进策略和方法，持续改进现有措施，提高健康促进工作的效果。

健康科学研究可以采用多种研究方法，包括实验研究、观察性研究、文献综述、统计分析等。研究结果通常以学术论文、报告、期刊文章等形式交流和分享。健康科学研究对促进人类健康、预防疾病、改善医疗服务和社会保健具有重要意义，为构建健康社会提供科学依据和支持。

3.3 健康生活方式引导机制

3.3.1 健康生活方式引导机制概述

“引导机制”指通过特定的政策、措施或机构来引导、促进和规范特定领域或行业的发展和运作。这种机制通常由政府、组织或相关利益方制定和执行，旨在达成特定的目标或解决特定的问题。

“健康生活方式引导机制”是一种综合性的系统，是针对个人或群体的政策、措施或计划，旨在促进和引导人们养成健康的生活方式。这种引导机制致力于通过宣传、教育、资源提供、政策制定等手段鼓励人们采取积极的健康行为和生活习惯，以预防疾病、促进健康，并提高整体的生活质量。如图 3-1 所示，健康生活方式引导机制通常涵盖以下方面。

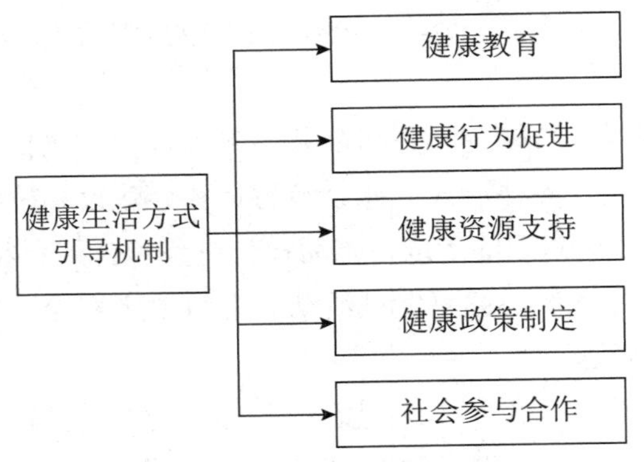

图 3-1 健康生活方式引导机制

（1）健康教育。通过宣传和教育向公众传递健康知识和信息，使人们了解健康的重要性，认识到不良生活方式的危害，并掌握健康生活方式。

（2）健康行为促进。通过政策和社会环境的调整为人们提供更多选择健康生活方式的机会和便利。例如，鼓励步行和骑行，限制吸烟，提供健康饮食选择等。

（3）健康资源支持。为人们提供健康服务和资源，例如，健康体检、健康咨询、运动设施等，以帮助他们更好地管理自己的健康。

（4）健康政策制定。政府可以制定有关健康生活方式的政策，例如，推动禁烟法规、限制糖分和盐分的食品标准等的制定，以引导社会朝着健康的方向发展。

（5）社会参与合作。促进各个社会组织、行业和个人的参与与合作，共同推动健康生活方式的普及和推广。

通过健康生活方式引导机制，社会可以鼓励个人和群体采取积极的健康行为、预防和控制慢性疾病的发生、降低医疗负担、提高整体的生活质量。这对实现全民健康覆盖和可持续发展目标具有重要意义。

3.3.2 健康生活方式引导机制的内容

1. 宣传

宣传是健康生活方式引导的重要手段之一。宣传活动可以向公众传递健康知识和信息，让人们了解健康生活方式及其重要性。宣传可以帮助人们认识到不良生活习惯和行为对健康的影响，从而激发他们改变不良习惯、转向更健康的生活方式。宣传还可以增强健康素养、形成社会共识、促进行为改变、建立健康文化。

1）宣传的作用

（1）增强健康素养。宣传活动不仅可以为公众提供信息，还可以培养公众的健康素养。向人们传递健康知识和技能可以使他们更好地理解和掌握保持健康所需的方法和技巧。健康素养的提高有助于人们更好地管理自己的健康，做出明智的健康决策。

（2）形成社会共识。宣传活动可以形成社会共识，使大众对健康的重视和追求形成共同的理念。当社会对健康生活方式有共同的认识和认可时，推动相关政策和措施的实施就更容易，可以有效促进整个社会的健康水平提升。

（3）促进行为改变。宣传不仅可以向公众传递信息，还可以促使人们改变不良行为和养成健康行为。精心设计的宣传策略和内容可以唤起人们对健康的关注和重视，进而引导他们主动采取积极的健康行动。

（4）建立健康文化。持续的宣传活动可以在全社会逐渐形成一种健康的生活方式文化。当健康生活方式成为社会的共识和习惯时，人们将更容易接受和坚持健康行为，从而形成持久的健康效益。

2）宣传措施

宣传能通过广泛传播健康信息、知识和行为模式影响公众的意识、态度和行为。在宣传时可以采取以下措施。

（1）健康教育活动。开展健康教育活动，包括健康讲座、健康知识宣传、健康教育课程等，向公众普及健康知识，提高健康意识和认知水平。

（2）健康媒体宣传。利用各种媒体平台，如电视、广播、互联网、社交媒体等，发布健康相关的信息、资讯和指导，让公众了解健康生活方式的重要性，并提供实际的操作建议。

（3）健康公益广告。通过制作和播放健康公益广告将健康生活方式的信息传递给公众，引起关注和思考，鼓励人们积极采取健康行为。

综合利用宣传、家庭健康塑造和社会理念塑造等多个角度的引导机制可以全面促进健康生活方式的形成和实施。政府、健康机构、家庭、个体等各方应加强合作，共同努力营造一个支持健康的社会环境和文化，推动健康生活方式在社会中得到广泛认可和实践。健康生活方式引导机制也需要通过宣传活动来促进个体采取健康的生活方式。宣传是一种重要的教育和意识形态传播手段，能够广泛传递信息、引起关注、改变观念和行为。在健康生活方式引导中，宣传起着重要的作用，它可以提供有关健康生活方式的知识、激发兴趣、增强认知，并鼓励个体采取积极的健康行动。

3）宣传类别

（1）大众宣传。

①媒体广告。通过电视、广播、互联网等媒体平台投放健康生活方式相关的广告。这些广告可以是宣传健康食品、健身设施、心理健康服务等的商业广告，也可以是宣传健康知识和健康生活方式的公益广告。广告可以利用生动形象、有趣的故事和吸引人的画面吸引公众的注意，激发兴趣，并提供实际的行动建议。

②社交媒体。利用社交媒体平台，如微博、微信、Facebook、Instagram 等，传播健康生活方式的信息。建立健康生活方式相关的官方账号、社群、专题页面等，向公众提供健康知识、健康食谱、健身训练方法、心理健康技巧等内容，并与用户进行互动和交流。社交媒体具有广泛的传播范围和互动性，能够快速传递信息、形成健康生活方式的社群并引导个体行动。

③健康运动和活动。组织健康运动和活动，如健康跑、健身操、健康讲座等，吸引

公众参与并宣传健康生活方式的重要性。这些活动可以通过媒体报道和社交媒体传播扩大影响力，提高公众对健康生活方式的认知，并鼓励他们采取积极的健康行动。

④健康节日和主题活动。在特定的日期或节日，组织健康主题的庆祝活动，如健康日、健康周等。这些活动可以包括举办健康展览等。

⑤健康倡导者和名人代言。邀请知名的健康倡导者、专家和名人代言健康生活方式。他们的影响力和公众认可度能够吸引更多人关注健康生活方式，并通过他们的言论和示范效应来推动公众采取积极的健康行为。他们可以参与健康生活方式相关的广告、宣传活动、公开演讲等，以提高公众对健康生活方式的认知和行动意愿。

⑥健康文化和艺术表达。通过文化和艺术形式来宣传健康生活方式。例如，举办健康生活方式主题的艺术展览、戏剧演出、音乐会等，通过艺术作品传递健康生活方式的价值观和信息，引起公众的共鸣和关注。

（2）学校和教育机构宣传。

①健康教育课程。将健康生活方式纳入学校的健康教育课程中。系统化的教学内容可以向学生传授健康知识、培养健康行为习惯，并帮助他们理解和重视自身健康的重要性。

②学校宣传活动。在学校组织宣传活动，如健康周、健康展示、健康竞赛等，增强学生对健康生活方式的认知和参与度。学校宣传栏、宣传海报、班级宣传活动等形式可以传达健康生活方式的信息和行动建议。

③学生社团和俱乐部。鼓励学生参与健康生活方式相关的社团和俱乐部（健身俱乐部、健康食谱研究小组等）。这些组织的活动和交流可以促进学生之间的健康行为分享和互相鼓励，形成积极的健康生活方式社群。

（3）医疗机构和健康专业人士宣传。

①医疗健康咨询。医疗机构可以提供健康生活方式相关的咨询服务。医生、护士和其他健康专业人士可以为患者提供个性化的健康建议和指导，解答他们的疑问，帮助他们制定适合自己的健康生活方式。医疗健康咨询可以通过面对面的诊疗、电话咨询、在线平台等方式进行，以满足不同人群的需求。

②健康讲座和研讨会。医疗机构和健康专业人士可以定期举办健康讲座和研讨会，向公众提供关于健康生活方式的知识和信息。这些活动可以涵盖饮食、运动、心理健康、慢性病预防等方面的内容，并提供实用的建议和指导。

③健康信息资源。医疗机构和健康专业人士可以提供健康信息资源，如健康手册、健康指南、健康杂志等，向公众传递健康生活方式的知识和实用技巧。这些资源可以在医疗机构、诊所、健康中心等地方提供，也可以通过网络和移动应用程序分发。

（4）工作场所宣传。

①健康政策和计划。工作场所可以制订健康政策和计划，将健康生活方式纳入员工健康管理的范畴。通过宣传工作场所的健康政策和计划，向员工传达健康生活方式的重要性，并提供相关资源和支持。

②健康活动和挑战。组织健康活动和挑战，鼓励员工参与健康行为。这可以包括健康讲座、健康体检、健身课程、步行 / 骑行活动等。通过工作场所内部的宣传和动员，提高员工对健康生活方式的认知和参与度。

③健康通讯和内部平台。工作场所的内部通讯和在线平台可以传递健康生活方式的信息和资源。例如，内部新闻通讯、员工手册、企业内部网站等都可以发布健康生活方式的文章、建议、案例分享等内容，鼓励员工关注健康并采取积极的健康行动。

（5）社区宣传。

①健康活动和义工服务。社区组织可以组织健康活动和义工服务，向居民宣传健康生活方式。这些活动可以包括健康展览、健康筛查、健康讲座、健康教育培训等。通过直接互动和面对面的宣传方式，向社区居民传递健康生活方式的信息和重要性。

②社区合作伙伴关系。建立社区与健康机构、社会组织、商业机构等的合作伙伴关系，共同开展健康生活方式的宣传活动。通过合作伙伴的资源和渠道，扩大健康生活方式的宣传覆盖面，强化宣传效果。

③社区健康宣传材料。制作和分发社区健康宣传材料（如海报、手册、小册子等）。这些宣传材料可以包括健康生活方式的基本知识、行动建议、健康食谱、健身指南等内容，通过在社区公共场所、社区中心、医疗机构等地方展示和散发，提供便捷的健康信息。

④社区健康大使和志愿者。培养社区健康大使和志愿者团队，他们可以在社区内开展健康生活方式的宣传工作。这些健康大使和志愿者可以通过走访家庭、参与社区活动、举办小型宣传活动等方式与居民直接交流，传递健康生活方式的信息和建议。

（6）政策支持。

①健康生活方式政策。制定和实施健康生活方式相关的政策，为宣传和推动健康生活方式提供支持。这些政策可以包括禁烟政策、食品标签要求、运动设施建设、心理健康服务支持等，通过法律法规和规范要求，推动社会各界关注和参与健康生活方式的宣传和实践。

②健康教育政策。加强健康教育的政策支持，将健康生活方式纳入教育体系中。通过制定和更新教育法规和课程标准，推动学校开展全面的健康教育，使学生在教育过程中获得健康知识和行为习惯的培养。

③资金支持和奖励措施。政府可以提供资金支持和奖励措施，鼓励各级机构和社会组织参与健康生活方式的宣传。这包括为宣传活动提供经费支持、资助健康生活方式的研究和项目，以及设立奖励机制，鼓励在健康生活方式推广中取得显著成效的机构和个人。

④合作平台和网络。政府可以建立合作平台和网络，促进各部门、机构和社会组织之间的合作与交流。通过合作平台和网络，协调资源、分享经验、推动政策落实，提高健康生活方式宣传的整体效果。

通过多种宣传途径和多层次的宣传活动，可以扩大宣传的覆盖面、增强宣传的影响力，从而推动社会大众向健康生活方式转变。同时，政府、学校、医疗机构、工作场所和社区等不同部门和组织的共同努力，以及政策支持和资源投入的保障也是宣传健康生活方式引导机制的重要保证。

2. 家庭健康塑造

健康生活方式的形成和塑造离不开家庭的重要作用。家庭是个人健康行为的基础，也是传递健康价值观和行为模式的重要场所。在家庭中，家长扮演着健康生活方式引导者的角色，通过言传身教、提供支持和创造健康环境引导家庭成员形成积极的健康习惯和行为。青少年处于身心发展的关键时期，要培养健康的生活方式，预防近视、超重与肥胖，避免网络成瘾和过早性行为。[①] 本书将从家庭健康塑造的角度讨论健康生活方式引导机制在家庭中的实践和应用。

1）家长的示范作用

家长是孩子最重要的榜样和引导者，他们的言行举止会对孩子的行为模式产生重要影响。家长应该成为积极健康生活方式的示范者，通过自己的行为和选择向孩子传递健康的价值观和生活方式。例如，家长可以通过有规律的作息时间、均衡的饮食、积极的运动等树立健康生活的榜样，并鼓励孩子参与其中。

（1）教育和知识传递。家庭是教育孩子的重要场所，家长可以利用教育和知识传递的方式向孩子灌输健康生活方式的相关知识，通过与孩子共读健康书籍、观看健康相关的纪录片、参与健康教育活动等，向孩子传递健康知识，让他们了解健康生活的重要性和益处。

（2）与孩子的互动和沟通。家长与孩子的互动和沟通是健康生活方式引导的重要途径。家长应该与孩子保持良好的沟通，了解他们的需求和兴趣，并积极参与到孩子的健康活动中。通过与孩子一起制定健康目标、制订健康计划、分享健康经验等，增强家庭成员之间的互动和合作，共同塑造健康生活方式。

（3）提供支持和鼓励。家庭成员之间应该相互支持和鼓励，共同努力追求健康生活方式。家长可以提供积极的支持和鼓励，帮助家庭成员克服困难和挑战，坚持健康生活方式的实践。例如，家长可以与孩子一起制定健康目标，并为他们提供必要的资源和支持，如购买健康食材、安排运动时间、参加健康活动等。同时，家长还应该注意及时表扬和肯定家庭成员的健康行为和努力，以增强他们的积极性和自信心。

（4）创建健康环境。家庭环境对塑造健康生活方式至关重要。家长可以通过创造健康的家庭环境来引导家庭成员养成健康习惯。例如，家庭可以提供充足的健康食物选择，减少高糖、高盐和高脂肪食品的摄入；设置合适的饮食规划，鼓励家庭成员共同参与健康饮食的准备和烹饪；营造积极的运动氛围，如安排家庭户外活动、参加运动比赛等；减少电子产品的使用时间，鼓励家庭成员参与户外活动和互动交流等。通过创建健康的家庭环境，可以为家庭成员提供良好的健康行为支持和条件。

---

① 中华人民共和国国家卫生和计划生育委员会。中国公民健康营养——基本知识与技能（2015 年版）[J]. 中国实用乡村医生杂志，2016（10）：2.

在家庭健康塑造的过程中，家长起着至关重要的作用。他们不仅是引导者和榜样，也是支持者和鼓励者。家长应该以身作则，注重自身健康行为的实践，同时关注家庭成员的健康需求和参与度。通过合理的家庭健康引导机制的实践和应用，家庭成员可以逐渐形成积极的健康习惯和行为，建立健康生活方式的基石。

2）家庭健康塑造的举措

家庭是个体最早接触和学习健康行为的环境，家庭健康塑造在健康生活方式引导中起着重要的作用。家庭健康教育包括但不限于为家庭成员提供健康教育，包括营养知识、运动指导、心理健康等方面的培训和指导，帮助他们掌握健康生活方式的基本原则和方法。

（1）健康家庭环境。创建健康的家庭环境（如提供健康饮食、建立规律的运动习惯、强调心理健康等），鼓励家庭成员共同参与健康行为，形成良好的健康习惯。

（2）家庭互动和支持。通过家庭互动和支持，促使家庭成员相互关注和支持健康生活方式的实施。家庭成员可以互相激励和监督，共同制定健康目标，并共同努力实现这些目标，形成良好的家庭健康氛围。

（3）健康教育和宣传。家庭可以通过健康教育和宣传的方式向家庭成员传递健康生活方式的知识和信息。家庭可以邀请健康专家或医生进行健康讲座和培训，讨论健康话题、解答疑惑。此外，家庭还可以共同学习健康书籍、观看健康视频、参与健康活动等，以增加家庭成员对健康的认识和理解。

（4）共同参与健康活动。家庭成员可以共同参与各种健康活动，如健康饮食的准备和烹饪、户外运动、家庭园艺等。通过共同参与健康活动，家庭成员可以增进彼此之间的联系和互动，共同追求健康生活方式。家庭可以制订健康计划，如每周一次的家庭运动时间、每日共同准备健康餐等，以确保家庭成员的参与和坚持。同时，家庭成员还可以相互鼓励和支持，在活动中互相激励和提醒，共同实践健康生活方式。

（5）健康奖励和激励机制。家庭可以建立健康奖励和激励机制，鼓励家庭成员积极参与和坚持健康行为。例如，家庭可以设立健康目标，如每周进行一次家庭健身活动，每天摄入五种蔬果等，当家庭成员达到目标时，可以给予奖励，如一起去看电影、购买健康礼品等。通过奖励和激励，家庭成员将更加积极地参与健康行为，形成健康生活方式的习惯。

（6）家庭健康规划和管理。家庭可以共同制订家庭健康规划，明确家庭成员的健康目标和行动计划；家庭成员可以一起讨论并确定各自的健康重点领域，如饮食、运动、心理健康等，并制订相应的计划和措施；家庭可以建立健康档案，记录家庭成员的健康状况、健康行为和健康指标，定期进行评估和回顾。通过家庭健康规划和管理，家庭成员可以更加有组织地进行健康生活方式的实践和改进。

（7）开展家庭健康活动和项目。家庭可以开展各种家庭健康活动和项目，以增进家庭成员之间的合作和互动。例如，家庭成员可以一起参加健康挑战，如每日步数挑战、健康食谱制作挑战等。家庭可以组织健康讲座和培训，邀请专家或医生给家庭成员讲解健康知识和技能。此外，家庭还可以参与社区或学校组织的健康活动，如义跑、健康展览等。通过家庭健康活动和项目，可以增强家庭成员对健康生活方式的共同认同和参与度。

（8）持续监测和反馈。家庭可以建立持续监测和反馈机制，以评估家庭成员的健康状况和健康行为，并及时提供反馈和指导。家庭可以定期进行健康评估，包括测量身体指标（如体重、血压等），评估健康行为的执行情况（如饮食习惯、运动频率等），并将结果与设定的健康目标进行对比和分析。根据评估结果，家庭可以对健康计划进行调整和优化，并提供相应的反馈和指导，鼓励家庭成员继续努力和改进。持续的监测和反馈机制可以帮助家庭成员保持对健康生活方式的关注和持续的行动。

（9）社交支持和资源分享。家庭可以积极参与社交网络和社区活动，与其他家庭分享健康经验和资源。家庭成员可以通过社交媒体、在线健康社区或参加家庭健康俱乐部等方式与其他家庭交流和分享健康生活方式的心得和经验。这样可以扩大家庭成员的健康网络，获取更多的支持和资源，并借鉴其他家庭的成功经验。社交支持和资源分享可以为家庭成员提供更多的动力和启迪，促进健康生活方式的塑造和坚持。

最重要的是，家庭应该以团队合作的精神共同追求健康生活方式。每个家庭成员都有责任和义务，不仅关注自己的健康，也要关心其他家庭成员的健康。通过积极的合作和支持，家庭可以共同努力实践健康生活方式，为每个家庭成员的健康和幸福做出贡献。最后，需要强调的是，健康生活方式的引导机制并非一成不变的，应根据家庭成员的需求和变化进行调整和优化。每个家庭都是独特的，有不同的文化、背景和健康状况，因此，健康生活方式的引导机制应该灵活和个性化。家庭成员应该保持开放的心态，持续学习和适应新的健康知识和实践，以促进健康生活方式的不断发展和改进。

3）家庭健康塑造的困难之处

在实践健康生活方式引导机制的过程中，家庭成员可能会遇到挑战和困难，如时间不足、文化差异、偏好差异等。然而，家庭应该以积极的态度面对这些挑战，并寻找解决方案。家长的积极引导和鼓励，以及家庭成员之间的支持和合作将是克服困难和实现健康生活方式的关键。

（1）不良生活习惯。家庭成员可能存在不健康的生活习惯，如不良的饮食习惯、缺乏锻炼等，这可能会影响到整个家庭的健康。

（2）时间和工作压力。现代家庭可能面临忙碌的生活节奏和工作压力，导致缺乏时间来准备健康饮食和进行体育锻炼。

（3）个体偏好不同。家庭成员的健康需求和喜好可能不同，可能存在饮食习惯、运动喜好等方面的差异。

（4）经济能力不足。健康饮食和生活方式可能需要更多的支出，而有些家庭可能受限于经济状况，难以负担健康的食物和活动的开销。

（5）不良的文化和社会影响。文化、社会习惯和社交场合可能影响到饮食选择和生活方式，这些因素有时不易改变。

（6）缺乏知识和资源。家庭成员可能缺乏关于健康的知识，也可能无法获得健康促进的资源和信息。

（7）不良生活环境。家庭所处的生活环境如居住地、社区设施等，可能对健康塑造产生积极或消极影响。

（8）医疗保健信息受限。家庭成员可能由于医疗保健信息的访问限制，无法获得及时的医疗建议和支持。

健康生活方式引导机制在家庭中起着重要的作用，可以帮助家庭成员形成健康的习惯和行为，保持身体和心理的健康。通过家长的引导和榜样作用、健康教育和宣传、共同参与健康活动、建立健康奖励和激励机制、制定家庭健康规划和管理、开展家庭健康活动和项目、持续监测和反馈、社交支持和资源分享等多种方式，家庭可以共同努力实践和推动健康生活方式的塑造和坚持。家庭成员之间的合作、支持和沟通是成功实践健康生活方式引导机制的关键要素。只有共同努力、打造健康的家庭生活环境，才能为家庭成员的健康和幸福创造美好的未来。

3. 社会理念塑造

社会理念的塑造是通过社会环境、文化价值观和社会规范等方面的影响引导个体采取健康生活方式。综上所述，社会理念的塑造在健康生活方式引导机制中起着重要作用。通过健康教育、角色模型、社会认同、政策支持、社会影响力、环境改造和合作伙伴关系等方式，可以改变社会对健康的认知和态度，推动人们采取健康生活方式。政府、健康组织、社会团体和个体共同努力可以营造一个支持和倡导健康生活方式的社会环境。

1）社会理念塑造的举措

（1）健康教育。开展广泛而系统的健康教育活动，向公众传递科学准确的健康知识和信息。通过学校课程、社区讲座、媒体宣传等渠道普及健康生活方式的基本原则、食物营养、身体锻炼等方面的知识，帮助人们了解健康的重要性，明确健康与幸福的关系，激发对健康的关注和追求。

（2）角色模型。通过社会倡导和宣传活动广泛传播健康生活方式的重要性和好处。这些活动可以包括举办健康主题的节日、健康运动、义工活动等。借助明星代言、社区领袖的支持和参与，将健康生活方式的信息传播到更多的人群中，激发他们的兴趣和行动。培养和宣传积极的健康角色模型，如体育明星、健康专家、名人等。通过他们的示范和倡导向社会传递正确的健康价值观和生活方式，激励人们效仿他们的行为和选择。这些角色模型可以通过各种媒体平台、公众演讲和社区活动等方式与公众建立联系，传达积极的健康信息和行为。

（3）社会认同。建立和加强社会对健康生活方式的认同和认可。通过社会群体的认同和认可，个体会感受到来自周围社会环境的压力和支持，从而更有动力和决心去选择和坚持健康行为。社会组织、社区团体和媒体可以发挥重要作用，组织和宣传一系列与健康生活方式相关的活动，营造积极的社会环境和文化，推动人们在社会中承受和分享健康价值观。

（4）政策支持。制定和执行健康相关的政策和法规，为健康生活方式提供制度性支持。政府可以通过立法、财政支持和资源分配等方式鼓励和促进健康生活方式的实践。例如，在学校设置健康教育课程，推行食品标签要求，提供公共场所的健康饮食选择等。这些政策的制定和执行可以通过政府部门、健康组织和社会团体的合作来实现。政府在制定健康政策时应该考虑健康生活方式的重要性，并将其纳入整体卫生健康发展的战略规划中。同时，政府还应提供资金和资源支持，促进健康生活方式引导机制的实施。

（5）社会影响力。利用社交媒体、公共广告、公益宣传等渠道传播健康生活方式的正面信息和影响力。社交媒体平台具有广泛的覆盖面和影响力，可以通过发布健康相关的内容、分享健康经验和成功故事，引导社会对健康生活方式的关注和讨论。公共广告和公益宣传活动可以利用明星代言、创意宣传和感人故事等方式向公众传达积极的健康信息和行为模式。

（6）环境改造和保护健康权益。改造社会和物理环境，使之更有利于健康生活方式的实践。例如，在城市规划中考虑健康出行的需求，建设更多的步行和骑行道路，设置公共健身设施和绿地，提供方便和安全的运动场所。此外，也可以鼓励企业提供健康奖励和福利，为员工创造良好的工作环境和健康支持。保护公众的健康权益，维护健康生活方式的推广和实施环境。政府应加强监管，打击虚假健康产品和服务的宣传，确保公众获得真实可靠的健康信息。同时，加强对健康权益的法律保护，惩罚违法行为，提高公众对健康生活方式的信心和依从性。

（7）合作伙伴关系。各部门和机构之间需要加强协作，形成政策整合和协同行动。例如，卫生部门、教育部门、城市规划部门等可以共同制定健康生活方式引导的综合政策，并通过信息共享、资源整合等方式加强合作。政策的整合和协同可以加强对资源的有效利用，增强政策的可持续性和影响力。建立和加强健康生活方式引导机制的合作伙伴关系。政府、健康组织、学术机构、企业和社会团体等可以共同参与健康生活方式的推广和引导工作，通过合作，可以整合资源、分享经验、共同制定策略，实现更大范围和更深入的健康生活方式引导效果。

（8）社会参与和民主决策。鼓励社会参与和民主决策，让公众在健康生活方式的引导过程中发挥更大的作用。政府可以设立健康委员会或类似的机构，由公众代表参与制定相关政策和决策。这样的参与机制可以确保公众的声音被充分听取，满足他们的需求和利益，并增强公众对健康生活方式引导机制的认可和支持。

（9）媒体责任和规范。媒体在塑造社会理念方面扮演着重要角色。为了有效引导健康生活方式，媒体应承担起社会责任，确保传播准确、科学和有益的健康信息。同时，媒体也需要遵守道德和伦理规范，避免宣传误导性的健康产品和方法。政府可以制定相关的法规和准则，监督和规范媒体的健康信息发布行为。

（10）社区参与和支持。社区是健康生活方式引导的基层单位，社区层面的参与和支持对塑造社会理念至关重要。政府可以鼓励和支持社区组织和社会团体开展健康促进活动，如健康讲座、运动比赛、健康义诊等。社区居民可以通过参与这些活动，获取健康知识、分享经验，并建立支持网络，相互激励和支持采取健康行为。

（11）教育体制改革。在教育体制中加强健康生活方式的教育和培养。学校可以将健康教育纳入课程体系，并为教师提供相关培训和资源支持。另外，学校可以提供健康饮食和身体活动的环境和机会，培养学生的健康意识和习惯。此外，学校还可以与家庭和社区合作，共同推动健康生活方式的实践和传播。

（12）科学研究和评估。加强健康生活方式引导机制的科学研究和评估，不断改进和优化实施效果。通过科学研究，可以了解不同社会群体对健康生活方式的认知、态度和行为，探索有效的社会理念塑造策略。同时，评估引导机制的实施效果可以帮助政策制定者和健康专业人士了解引导措施的有效性，及时调整和改进策略。

通过以上策略和方法，从社会理念塑造角度引导健康生活方式，可以促使社会形成积极的健康价值观和行为模式。这不仅可以帮助个体采取健康行为，改善生活质量，还有助于减少慢性疾病的发病率和社会健康负担。政府、健康组织、社会团体和个人的共同努力可以营造一个支持健康生活方式的社会环境，实现全民健康的目标。

2）社会理念塑造的作用

社会理念的塑造对个体和群体的健康行为具有重要的指导作用，它可以通过各种途径影响人们的认知、态度和行为选择，促使人们采取健康的生活方式。

（1）健康教育和宣传。社会可以通过健康教育和宣传活动传达健康生活方式的重要性和益处，提高公众对健康的意识和认知。健康教育可以通过学校、社区、医疗机构等渠道进行，向人们传递正确的健康知识和信息，帮助他们了解健康生活方式的基本原则和实践方法。宣传活动可以利用各种媒体和社交平台传播健康的价值观和做法，激发人们对健康生活的兴趣和积极性。

（2）健康文化的建设。社会的价值观对健康生活方式的塑造至关重要。健康文化指社会关于健康的共同理解和行为准则。通过强调健康的重要性、互相关心和支持的文化氛围，社会可以促使人们更积极地追求健康生活方式。建设健康文化需要从各个领域入手，如教育、媒体、艺术和娱乐等，引导人们形成健康的价值观和行为模式。

（3）政策制定和法规实施。社会的政策制定和法规实施对健康生活方式的引导起着重要的作用。政府可以通过制定健康相关的政策和法规提供有利于健康的环境和条件，这包括制定食品安全法规、推行禁烟政策、提供健康保险和医疗资源等。政策和法规的制定需要充分考虑公众的健康需求和社会的整体利益，以促进健康生活方式的普及和实施。

（4）社会参与和合作。社会参与是健康生活方式引导机制中的重要组成部分。社会各个层面的机构和组织可以积极参与健康生活方式的推广和引导工作，共同促进健康社会的建设。在社会参与和合作方面可以采取多种策略和措施：①多部门合作，不同部门和机构之间的合作是推动健康生活方式的关键，政府、教育机构、医疗机构、非营利组织、社区团体等应该共同努力，形成跨部门的合作机制，通过整合资源、共享信息和协同行动提供更全面和综合的健康生活方式引导服务；②社区参与，社区是健康生活方式引导的重要平台，社区居民可以通过参与社区健康活动、加入健康俱乐部、成立健康志愿者团队等方式积极参与健康生活方式的引导和推广工作，而社区组织则可以组织健康讲座、体育赛事、健康检测等活动，提供健康咨询和指导，营造健康生活的社交环境；③企业社会责任，作为社会的重要一员，企业应该承担起推动健康生活方式的责任，例如，可以通过制定健康政策、提供健康保险、设立健康促进项目、开展员工健康培训等方式积极参与健康生活方式的引导和实践，同时，也可以在产品开发和营销中注重健康因素，提供更多健康选择的产品和服务；④社会媒体和网络平台，随着社交媒体和网络平台的普及和影响力的增强，它们成为推广健康生活方式的重要渠道，社会媒体和网络平台可以用于传播健康信息、分享健康经验、提供健康指导和支持等，而政府、专业机构、健康专家和社会组织则可以利用这些平台与公众进行互动和交流，增强健康生活方式引导的影响力和效果；⑤健康专业人士的参与，医生、护士、营养师、健康教育专家等健康专业人士在健康生活方式引导机制中发挥着重要的作用，他们具有专业的知识和技能，能够向个体和群体提供健康咨询、教育和指导。

3）社会理念塑造的关键——健康专业人士

健康专业人士作为行业的从业者，可以在以下几个方面积极参与健康生活方式的引导工作。

（1）健康咨询和指导。健康专业人士可以提供个性化的健康咨询和指导，根据个体的健康状况和需求制订适合的健康生活方式计划。他们可以评估个体的健康风险和现状，为其提供相关的建议和支持，帮助个体制定和实施健康目标，并提供必要的监测和跟进措施。

（2）健康教育和培训。健康专业人士可以开展健康教育和培训活动，向公众传授健康知识和技能。他们可以组织健康讲座、研讨会、工作坊等形式的活动，向人们介绍健康生活方式的重要性、基本原则和实践方法。通过提供相关的教育资源和工具，他们可以帮助人们掌握健康知识，提高健康素养，以便做出明智的健康选择。

（3）健康促进和行为改变。健康专业人士可以帮助个体实现健康行为的改变和培养健康习惯。他们可以使用行为变化理论和技术，如目标设定、自我监测、奖励激励、社交支持等，引导个体逐步改变不健康的行为，并采纳健康生活方式。他们可以提供技能培训和支持，帮助个体克服行为变化过程中的困难和障碍，增强行动能力和持久性。

（4）科学研究和评估。健康专业人士可以参与健康生活方式引导机制的科学研究和评估工作，他们可以进行相关的调查研究、数据分析和评估，了解社会的健康状况和需求，探索有效的引导策略和方法。通过科学研究的支持，他们可以为健康生活方式的引导机制提供实证基础和指导意见，帮助改进和优化引导机制的实施效果。

（5）跨学科合作。健康生活方式引导机制需要跨学科的合作，而健康专业人士可以在这方面发挥关键作用。他们可以与其他学科的专家和研究人员合作（包括心理学家、社会学家、营养学家、运动科学家等），共同研究和探索健康生活方式的影响因素和机制。通过跨学科的合作，可以获得更全面和深入的理解，为健康生活方式的引导机制提供更有效的策略和方法。

（6）健康政策和倡导。健康专业人士可以参与健康政策的制定和倡导工作，推动社会对健康生活方式的关注和行动。可以利用专业知识和经验为政策制定者和决策者提供关于健康生活方式的建议。通过参与相关的专业组织和协会，可以发表意见和倡导政策改变，推动社会环境和制度的健康化，为健康生活方式的引导创造更有利的条件。

总的来说，健康专业人士在健康生活方式引导机制中扮演着重要的角色，他们通过健康咨询和指导、健康教育和培训、健康促进和行为改变、科学研究和评估、跨学科合作，以及健康政策和倡导等方式，积极参与和推动健康生活方式的引导工作。他们的专业知识和技能可以帮助个体和社会采取更健康的行为和生活方式，促进整体健康水平的提高。

拓展资料 3-1

3.3.3 健康生活方式引导机制的实践和应用

1. 健康教育和宣传

（1）目标群体识别。首先，确定目标群体，根据不同人群的需求和特点制订针对性的健康教育计划，可以针对不同年龄、性别、职业等人群制定不同的宣传策略。

（2）多渠道宣传。利用多种媒体渠道传播健康信息，包括电视、广播、互联网、社交媒体等。制作健康宣传片、海报、宣传册等，以吸引公众的注意力并传达健康信息。

（3）合理内容设计。制定内容丰富、易于理解的健康教育材料，涵盖饮食、运动、心理健康等方面的知识，帮助公众了解健康生活方式的重要性。

（4）互动活动。组织健康讲座、座谈会、健康体验活动等，为公众提供互动和参与的机会，促进知识的传递和交流。

（5）社区和学校合作。与社区组织、学校合作，将健康教育融入日常生活和学校课程，扩大健康宣传的影响范围。

（6）名人代言。邀请健康领域的专家或名人代言，提升健康宣传的影响力和可信度。

（7）数字化创新。开发健康应用程序、在线课程等数字化工具，以便个体可以随时获取健康信息和建议。

（8）持续宣传。设立持续的宣传周期，如健康宣传月、健康宣传周等，保持公众对健康的关注度。

（9）效果评估。对健康教育和宣传活动进行定期评估，了解宣传效果和受众反馈，根据结果进行调整和改进。

（10）创意策略。执行创新的宣传策略，如设计有趣的挑战活动、互动游戏等，吸引更多人参与并关注健康生活方式。

通过健康教育和宣传，可以帮助公众更好地理解健康生活方式的重要性，为他们提供实际的健康信息和建议，鼓励他们采取积极的健康行为，这不仅有助于保持个体的健康，也能够对整个社会的实践的健康水平产生积极影响。

拓展资料 3-2

2. 学校和工作场所的实践

1）学校和工作场所的特点

（1）人口密集区域。学校和工作场所通常是人口密集的地方，涵盖了大量的个体。在这些地方推广健康生活方式可以直接影响和覆盖更多的人群，实现健康宣传和教育的规模效应。

（2）日常生活环境。个体在学校和工作场所将度过大部分时间，因此，这些地方的环境和氛围对个体的行为习惯有重要影响。在这些环境倡导健康生活方式可以为个体创造积极的健康氛围，促使人们更容易采纳健康行为。

（3）集中资源。学校和工作场所通常拥有一定的资源，包括人力资源、场地设施等。利用这些资源可以组织健康活动、提供健康服务，为个体提供便利的健康支持。

（4）群体影响力。在学校和工作场所，个体之间存在社交网络和互动，健康行为和观念可以通过群体传播的方式扩散。一个人的健康行为可能会影响他周围的人，从而产生连锁反应，促使更多人加入健康行列。

（5）教育和培训机会。学校和工作场所是教育和培训的重要场所，可以利用教育和培训的机会传授关于健康的知识和技能，帮助个体形成正确的健康观念和行为。

（6）长期接触。个体在学校和工作场所有较长时间的接触，不同于临时性的健康活动，这可以培养持续的健康习惯，从而在长期内产生积极影响。

（7）政策和规范支持。学校和工作场所通常受到政府法规和组织规范的管理，因此，政府可以通过制定相关政策，鼓励和支持健康生活方式的倡导和实施。

2）学校和工作场所的实践举措

（1）健康政策制定。学校和工作场所可以制定明确的健康政策，鼓励员工或学生采取健康生活方式，例如，提供健康午餐选项、鼓励休息和体育锻炼等。

（2）健康设施建设。在学校和工作场所内设置健康设施，如健身房、休息室、健康餐厅等，为员工或学生提供方便的健康促进环境。

（3）健康活动组织。组织定期的健康活动，如健康讲座、体育比赛、健康检查等，增强员工或学生的健康意识和参与度。

（4）健康教育课程。在学校设置健康教育课程，为学生提供关于饮食、运动、心理健康等方面的知识，培养健康习惯。

（5）健康奖励和激励。设立健康奖励机制，奖励积极参与健康活动的员工或学生，鼓励他们保持健康行为。

（6）健康倡导角色。激发领导者、教师和管理者在学校和工作场所内成为健康倡导者，起到示范和引领作用。

（7）健康策略融入。将健康生活方式的理念融入学校课程和工作场所文化，形成长期的健康习惯。

（8）定制化计划。根据员工或学生的需求制订个性化的健康计划，帮助他们达到健康目标。

（9）监测和评估。定期监测学校和工作场所健康倡导活动的实施效果，收集数据并评估健康行为的改变和健康状况的改善成果。

（10）社区合作。学校和工作场所可以与社区健康组织合作，共同推动健康倡导活动，扩大健康影响范围。

通过在学校和工作场所推广健康倡导，可以在日常生活和工作中培养健康习惯，为员工和学生提供支持和资源，帮助他们实现更健康的生活方式，从而提高整个社会的健康水平。

3. 健康奖励和激励

健康奖励和激励是一种通过给予个体积极的回报、认可或奖励来鼓励和促进他们采取健康行为、养成健康习惯，从而改善健康状况和提高整体生活质量的策略。这种方法可以刺激个体的积极性和动机，使人们更愿意参与并坚持健康行为，从而达到预防疾病和促进健康的目标。

（1）设定明确目标。设立具体、可衡量的健康目标，例如，每周进行一定次数的锻炼、减少糖分摄入等，为个体提供明确的方向。

（2）奖励计划设计。制订健康奖励计划，明确奖励标准和奖励类型，例如，奖励可以是经济福利、礼品、奖金、健康保险优惠等。

（3）个性化奖励。根据个体的需求和目标制订奖励计划，确保奖励能够真正激发个体的积极性和参与度。

（4）进度追踪。建立进度追踪机制，让个体能够实时了解自己的健康进展，从而更好地调整行为。

（5）社交激励。创造社交互动的机会，例如，建立健康挑战小组、健康社区等，让个体在团队中获得激励和支持。

（6）积分制度。设立积分制度，根据个体的健康行为累积积分，可以用于兑换奖励或享受特殊权益。

（7）竞赛和比赛。组织健康竞赛、挑战赛等，通过竞争激励个体积极参与健康行为。

（8）长期维持激励。设计长期的奖励计划，鼓励个体保持健康行为而不仅是短期内的激励。

（9）健康奖励文化。建立健康奖励的文化，使之成为学校、工作场所或社区的一部分，激发公众对健康的共同关注。

（10）奖励公平性。确保奖励计划的公平性，避免不公平的情况发生，以保持个体的参与积极性。

（11）效果评估。定期评估健康奖励和激励计划的效果，了解个体健康行为的改变和健康状况的改善情况。

健康奖励和激励可以激发个体的积极性和参与度，帮助他们养成健康习惯并持续保持健康生活方式。这种机制不仅可以在个体层面产生影响，也有助于推动整个社会健康文化的发展和健康水平的提升。

4. 健康应用和科技

健康应用和科技指利用现代科技手段，如移动应用、智能设备、数据分析等，来促进个体的健康管理、健康行为改变，以及提高整体健康水平的方法和工具。这些应用和技术旨在为个体提供定制化的健康指导、监测、激励和支持，从而帮助人们更好地管理自己的健康、预防疾病、改善生活质量。

（1）健康监测设备。推广使用健康监测设备，如智能手环、智能手表等，帮助个体实时监测身体指标，如步数、心率等，从而激发健康行为。

（2）健康应用程序。开发健康应用程序，提供健康饮食、运动计划等功能，使个体可以根据自身需求定制健康方案。

（3）个性化建议。基于个体的健康数据提供个性化的健康建议，鼓励个体采取适合自己的健康行为。

（4）健康目标设定。允许个体设定健康目标并追踪实现进度，借助科技帮助个体保持目标的关注和坚持。

（5）健康教育内容。在健康应用中提供丰富的健康教育内容，帮助个体了解健康知识，形成正确的健康观念。

（6）提醒和通知。通过手机应用等途径定期提醒个体进行运动、饮水、休息等健康行为，帮助个体养成健康习惯。

（7）社交互动。建立健康社交平台，使个体可以分享健康成就、经验，获得社交支持和激励。

（8）数据分析和反馈。对健康数据进行分析，为个体提供健康状态的反馈和建议，帮助他们调整行为。

（9）科技创新。不断引入新的科技创新，如虚拟现实健身、智能厨房设备等，激发个体的兴趣和参与度。

（10）数据隐私保护。确保健康数据的隐私和安全，为个体提供保障和信任感，增加他们使用科技的积极性。

（11）科普宣传。利用科技手段进行健康科普宣传，传播有关健康生活方式的信息，提高公众健康意识。

健康应用和科技可以为个体提供方便、个性化的健康指导和支持，帮助他们更好地管理自己的健康，培养健康习惯，最终实现健康生活方式的目标。这些科技手段不仅可以增强个体的健康意识，还可以促进社会整体的健康提升。

重要概念

健康生活方式　不健康生活方式　营养与膳食　心理平衡　引导机制

思考题

1. 什么是健康生活方式？
2. 什么是不健康的生活方式？
3. 健康社会理念塑造的举措有哪些？
4. 在学校和工作场所有哪些健康生活方式的实践方式？
5. 为什么要选择在学校和工作场所进行健康生活方式的引导？

即测即练

第4章 运动损伤与康复

导读

如何有效防止运动损伤已成为运动界和大众健身界共同关心的课题。对竞技体育运动来说，运动损伤是制约和困扰正常训练的消极因素，是制约运动员水平进一步提高的“瓶颈”。在全民健身运动中，运动损伤事件的频繁发生也是积极、健康的生活方式推广的重要阻碍。尽管人们不断地注意运动损伤的预防问题，却从未被妥善处理过。通过多年的实践，行业内不断地总结经验，已经达成了共识：要想防治运动损伤，就要把预防的关口前移，把康复功能训练与日常运动训练结合起来，通过合理的功能训练增强运动链上的薄弱环节，改善肌肉失衡、矫正不良的身体姿态。

知识结构图

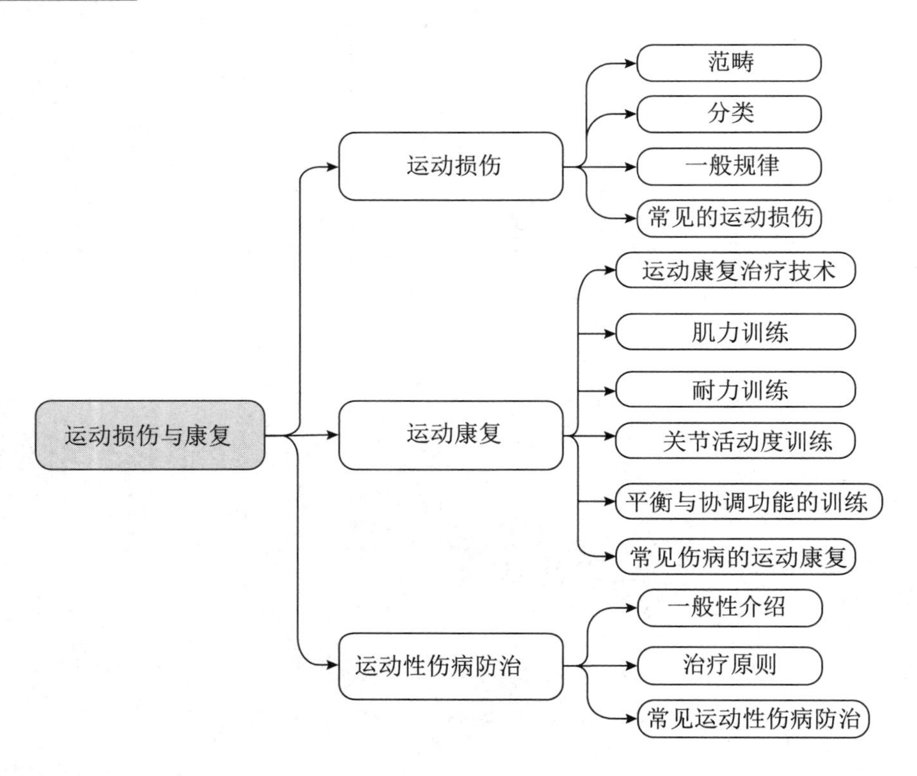

本章重难点

1. 运动损伤
2. 康复运动的基本原则

3. 力量训练
4. 肩周炎的运动康复

4.1 运动损伤

4.1.1 运动损伤的范畴

运动损伤是在体育运动或与之有关的活动中出现的各类伤害，其产生的原因与体育训练的安排、项目、技术、水平及运动环境等因素密切相关。运动损伤学是研究运动损伤的发生、发展过程，并对其进行有效防治的学科。运动损伤引起的痛苦与功能障碍是目前临床上急需解决的问题。慢性软组织损伤在各类运动损伤中最为常见，也是创伤救治中的难题，其创伤大、技术性损伤发生率高，是防治的关键。①

体育不仅是竞技项目，也是健身、益智和娱乐的手段。运动损伤学研究的对象并不只限于运动员，还包括所有体育运动的参与者，是一门综合性学科，涉及各类体育运动，包括由体育运动引起的伤害、病因与机理、诊断与鉴别、预防与康复等，其既要减轻病人的损伤和疼痛，又要保证病人的运动功能。

4.1.2 运动损伤的分类

运动损伤发生后，应当尽早检查，以明确诊断。诊断时不仅要判断损伤性质，还要评定损伤程度及其预后。对运动损伤进行分类有助于分析总结并提出有效的防治措施，系统地掌握运动损伤的基本情况，对运动损伤的防治具有重要意义。

1. 按损伤的程度分类

根据损伤发生后组织器官的破坏程度，以及对运动能力和全身功能影响的大小，可以将运动损伤分为轻度、中度和重度损伤。

1）轻度损伤

在日常生活中，轻度损伤不会影响到工作，也不会使人失去锻炼的能力，受伤后还可以继续锻炼，只是在锻炼的时候会觉得不舒服。如果解剖结构不显著，或者仅有轻微的、可逆转的损伤，则预后较好。如果确定轻伤，则可以按照预定的时间进行培训。

2）中度损伤

中度损伤后不能从事超过 24 个小时的体力劳动，会对日常生活造成不同程度的影响，失去部分运动能力，无法进行大多数的锻炼。其解剖结构有显著的可逆性损伤，预后良好，但仍依赖治疗与持续锻炼之间的相互联系。建议在短期内（两周内）停止或者减少伤部的专业训练，并对其进行适当的治疗，然后在有保护的情况下进行康复训练。

3）重度损伤

重度损伤影响正常的生活，会使人失去运动能力，根本无法进行训练。其解剖结构

---

① 王安利 . 运动损伤预防的功能训练 [M]. 北京：北京体育大学出版社，2013.

受到严重损害，预后依赖受损组织的性质，以及是否得到充分的恢复。如有严重损伤，则应立即停止训练，送往医院进行专业护理，若超过四星期则不能再参加训练。青少年运动员早期的关节软骨损伤虽然损伤程度较轻，也不妨碍日常生活，但往往会严重影响运动训练，一旦出现，即使是轻度损伤也应引起重视，减少相应部位的专项运动训练量并及时治疗。

2. 按损伤后的时间分类

按损伤后的时间，可将运动损伤分为急性损伤和慢性损伤。

1）急性损伤

急性损伤又叫新近损伤，是损伤的早期阶段。一般情况下，骨折，脱位时间不超过2周均被称作急性损伤。软组织损伤的急性期是7天以内，亚急性期是2～3周，而半个月后则是慢性期（陈旧性期）。早期的损伤如果处理不当或误治、误诊，不但会导致损伤向长期发展，还会引起病变组织的结构变化，从而影响患者的功能。所以，对软组织损伤的早期治疗应给予足够的重视。

2）慢性损伤

在运动损伤中，慢性损伤最为常见，其原因主要有二：①急性期的处理不当和未得到有效的治疗，伤还没好，训练太早了。急性损伤2个星期左右即会转入慢性阶段，也叫陈旧性损伤，而后者则是导致二次急性伤害的诱因。②疲劳，这是由于长时间的微小损伤累积造成的，主要是由训练计划不合理、局部训练过量或超负荷造成的。长时间重复的微小损伤累积起来就会引起明显的损伤。这些运动损伤表面上看起来很轻微但却很难愈合，对运动员的运动和比赛会产生很大的影响，急性或二次伤害将会造成非常严重的后果，如“足球踝”就是一种慢性创伤性的骨性关节炎，在临床上很常见。

4.1.3 运动损伤的一般规律

运动损伤主要发生在人体的运动系统，以四肢和腰背为多发部位，其特点如下。

1. 轻度运动损伤多

轻度运动损伤是指伤后能按原计划进行训练的损伤，发生率较高。由于这类轻度运动损伤多属于运动技术伤，一旦出现就应引起高度重视，要减少相应部位的专项运动训练量，并及时治疗。对轻度损伤的治愈标准不能仅满足于症状的消除，而应努力使之恢复到伤前的运动水平。

2. 软组织损伤多

运动损伤以软组织损害为主，而肌肉、筋膜、韧带和关节囊等软组织的损伤是最常见的，其次是关节软骨、半月板、腕三角软骨盘和肩袖。运动损伤流行病学调查显示，患病率前5位的运动损伤为腰背肌肉筋膜炎（14.48%）、踝关节腓侧副韧带损伤（4.49%）、膝关节半月板损伤（4.20%）、肩袖损伤（4.07%）和髌尖末端病（3.57%）。

3. 慢性损伤多

体育运动损害以慢性损伤居多，并且与体育运动的特性有很大的关联。慢性损伤指局部过大的载荷、多个微小的损伤累积形成的损伤，或是因对急性损伤的处理不当而发生的损伤。

4. 复合损伤多

长期从事体育锻炼的职业运动员受伤部位往往较多，如果不是第一次接触体育，或者没有得到科学的指导就会出现这种情况，若这种情况还没有好而另一种情况再次出现，就会造成更多的复合伤害。

5. 复发率高

损伤复发是体育运动训练中一个十分重要的问题，而慢性损伤与运动训练方法及技术动作的密切联系是运动损伤复发率高的主要原因。严重的损伤多次发生，复发损伤程度的加重及复发的频率加快很常见，这主要是由于伤者在功能恢复期间不重视对损伤的治疗或进行了不恰当的治疗而引起的。另外，从受伤到恢复前，如果伤者带伤坚持训练则不仅损伤得不到彻底治疗，还必然会引起复发。忍受疼痛这种不屈不挠的斗志值得嘉奖，但认为这才是勇士的行为则是非常错误的。

4.1.4 常见的运动损伤

1. 肌肉拉伤

1）肌肉拉伤的发生机制与分级

肌肉拉伤是一种常见的肌肉损伤，通常由于肌肉组织过度伸展或扭曲而引起。根据肌肉拉伤严重程度可分为不同的等级。一般分为一度、二度和三度三个等级。以下是肌肉拉伤的发生机制和分级情况。

（1）一度肌肉拉伤。一度肌肉拉伤是最轻微的肌肉拉伤，通常是由于肌肉轻微的超伸或扭曲引起的，这种损伤通常涉及肌肉纤维的微小拉伤，但不会导致明显的断裂或撕裂，症状可能包括轻微的疼痛、肿胀和局部不适，但通常不会影响肌肉功能，恢复期通常较短，可能需要数天到数周。

（2）二度肌肉拉伤。二度肌肉拉伤较一度严重，通常涉及更多的肌肉纤维受损，这种损伤可能伴有中度到重度的疼痛、肿胀和局部淤血。二度肌肉拉伤通常可见到明显的肌肉肿胀和瘀伤，以及受损肌肉的功能受到一定程度的限制，恢复期较一度拉伤更长，通常需要数周到数月，具体取决于伤势的严重程度。

（3）三度肌肉拉伤。三度肌肉拉伤是最严重的拉伤，通常涉及肌肉纤维的完全断裂或撕裂，这种损伤可能导致剧烈疼痛、严重的肿胀和淤血，患处通常出现可见的凹陷或肿块，这表明肌肉组织被明显破坏。三度肌肉拉伤可能导致明显的肌肉功能丧失，需要较长时间来康复，通常需要数月。

2）肌肉拉伤的预防

肌肉拉伤的预防是非常重要的，特别是对那些从事体育活动或需要进行重体力劳动的人来说。以下是一些预防肌肉拉伤的关键措施。

（1）热身和冷却。在进行体育活动或重体力劳动之前进行适当的热身运动，如轻微的有氧运动和肌肉拉伸。热身可以提升肌肉温度，加快血流，使肌肉更加柔软和灵活。同样，活动结束后进行适当的冷却运动和拉伸可以帮助肌肉恢复正常状态。

（2）逐渐增加运动强度。避免突然增加运动强度或频率，特别是对那些不经常参加体育活动的人。逐渐增加运动强度和持续时间，以允许肌肉适应新的负荷。

（3）维持良好的肌肉平衡。强化和平衡肌肉群（特别是关键的核心肌肉）可以通过练习全身的肌肉群来降低不平衡造成的拉伤风险。

（4）使用正确的技术。确保使用正确的运动技巧和姿势，尤其是在举重和其他高强度活动中。不正确的技术可能会增加肌肉拉伤的风险。

（5）休息和康复。给身体充分的时间休息和康复，特别是在进行高强度训练后。充足的睡眠和恢复时间对维护肌肉健康非常重要。

（6）合适的装备。确保使用适当的运动装备，包括鞋子、护具和保护性设备。这些装备可以提供额外的保护。

（7）饮食和水分。保持良好的营养和水分摄入，以保护肌肉健康。合理的饮食和水分摄入有助于减轻疲劳和提高肌肉的弹性。

（8）注意信号。要学会感受身体信号，不要忽视任何疼痛或不适的信号。如果感到不适或疼痛，应及时停止活动，避免进一步损伤。

（9）应急计划。了解如何应对拉伤或其他运动相关的伤害，知道急救措施，并在需要时尽早就医。

采取这些预防措施可以降低肌肉拉伤的风险，保持肌肉健康，提高身体的运动能力。

3）肌肉拉伤的治疗

肌肉拉伤的治疗方法取决于损伤的严重程度，以下是一般肌肉拉伤的治疗原则。

（1）休息。一旦发生肌肉拉伤，首要的措施是使受伤部位得到休息，避免进行使肌肉受到进一步损伤的活动，尤其是在拉伤严重的情况下。

（2）冰敷。在休息后，可以使用冰敷来减轻肿胀和疼痛。将冰袋或冰块包裹在干净的毛巾内，每次敷在受伤部位上 15 ～ 20 分钟，每隔 1 ～ 2 小时进行一次，但不要将冰直接接触皮肤以防止冷烧。

（3）压迫。使用压迫带（压迫绷带或弹力绷带）包扎受伤区域，但要确保不要绑得太紧，以免影响血液流动。

（4）抬高。将受伤部位抬高，以减轻肿胀，这有助于减少局部血液淤积。

（5）康复。恢复时间取决于拉伤的严重程度，但在治疗后，渐进性的康复和逐渐恢复活动是重要的，康复计划通常包括肌肉强化、伸展、平衡和稳定性练习。

最重要的是，如果怀疑自己患有肌肉拉伤或有任何疼痛或不适的症状应尽早咨询医生。医生能够评估伤势的严重程度，并提供适当的治疗建议，以最大限度地减少并发症和促进快速康复。

4）常见的几种肌肉拉伤

肌肉拉伤是一种常见的肌肉损伤，它可以影响身体的各个部位，以下是一些常见的肌肉拉伤类型。

（1）腿部拉伤。腿部肌肉拉伤是最常见的，尤其是在从事体育运动时，腿部肌肉包括股四头肌、腘绳肌、小腿肌肉等，这种拉伤可能发生在跑步、跳跃、踢球、篮球等运动中。

（2）背部拉伤。背部肌肉拉伤通常是由于不正确的举重技巧、突然扭曲或过度伸展背部肌肉而引起的，这种损伤可能影响背部的肌肉和软组织。

（3）肩部拉伤。肩部肌肉拉伤可能发生在上身运动时，如举重、网球、高尔夫或其他运动，它通常涉及肩部的肌肉或肩袖肌腱。

（4）腰部拉伤。腰部肌肉拉伤可能是由于不正确的体位、突然转动、举重或其他腰部活动而引起的，这种损伤可能引起腰部疼痛和不适。

（5）手臂拉伤。手臂肌肉拉伤可能发生在需要重复性动作的运动中，如网球、高尔夫、棒球等，它通常涉及手臂的肌肉或肌腱。

（6）髋部拉伤。髋部肌肉拉伤可能是由于髋部受伤、扭曲或过度伸展而引起的，这种损伤可能发生在足球、篮球、橄榄球等运动中。

（7）腹部拉伤。腹部肌肉拉伤通常是由于过度使用或快速伸展腹部肌肉而引起的，它可能在做仰卧起坐、快速转身或举重时发生。

（8）脚踝拉伤。脚踝肌肉拉伤通常与脚踝扭伤有关，可能影响脚踝周围的肌肉和韧带。

无论肌肉拉伤发生在哪个部位，及时休息、冰敷、压迫和抬高（RICE 疗法）通常是初期处理的关键。如果疼痛持续或严重，或者伤势不断恶化，则应咨询医生以获取专业的诊断和治疗建议。

2. 韧带损伤

1）韧带损伤的发生机制和分级

韧带损伤指韧带组织的损伤或撕裂，通常由剧烈的扭曲、拉伸或外力撞击引起。这种损伤可以发生在身体各个部位，最常见的是膝关节、踝关节和肩关节。根据韧带的损伤程度通常可分为一度、二度和三度三个等级。

（1）一度韧带损伤如图 4-1（a）所示。① 一度韧带损伤是最轻微的，通常是由于轻微的拉伸或扭曲引起的，这种损伤通常涉及韧带的微小撕裂，但没有完全断裂。

一度韧带损伤可能会导致轻微的疼痛、肿胀和不适，但通常不会明显影响关节稳定性，其恢复期通常较短，可能需要数天到数周。

（2）二度韧带损伤如图 4-1（b）所示。二度韧带损伤较一度严重，通常涉及韧带的部分撕裂，这种损伤可能导致中度到重度的疼痛、肿胀和关节不适。

二度韧带损伤通常会明显影响关节稳定性，可能导致关节松弛或不稳，其恢复期较一度韧带损伤更长，通常需要数周到数月。

① 黄涛 . 运动损伤的治疗与康复 [M]. 北京：北京体育大学出版社，2010.

（3）三度韧带损伤如图 4-1（c）、图 4-1（d）所示。三度韧带损伤是最严重的类型，通常涉及韧带的完全断裂，这种损伤会导致剧烈的疼痛、显著的肿胀和关节不稳定。

关节可能会出现明显的松弛或不稳，通常需要外部支撑，如石膏固定或外科手术修复，其恢复期较长，通常需要数月，并可能需要康复治疗。

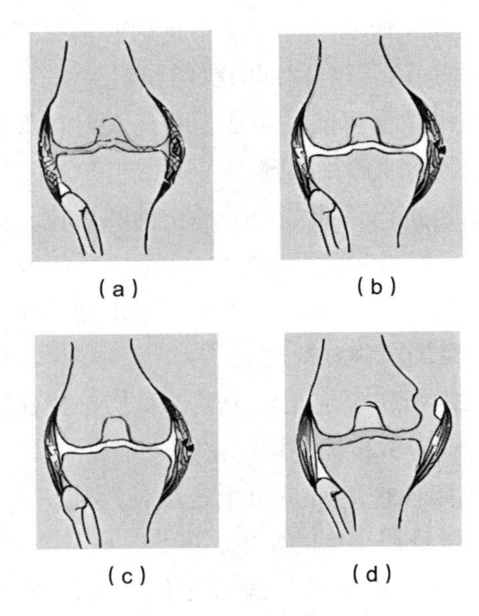

图 4-1　韧带损伤分级

2）韧带损伤的预防

踝关节、腕关节和膝关节容易出现韧带损伤，预防韧带损伤的方法有：佩戴护具（如橄榄球比赛中的护膝、篮球和网球的护腕）；不要在不平的地方运动；减少在篮球和足球比赛中发生冲突；日常生活中要注意增强关节周围肌肉的伸展性。

3）韧带损伤的治疗

轻微的韧带损伤可以通过止痛和快速消肿治疗。韧带损伤后，可局部冷敷、加压包扎，并将伤肢抬高；中度外伤处理的重点在于固定韧带、避免牵拉、加快愈合速度，可以用弹力绷带将伤处进行固定；严重的外伤在受伤后的早期要使骨折部位的韧带得到很好的愈合。

3. 骨折

1）骨折的发生机制与症状

骨折指骨骼断裂。骨折的发生机制通常与外力作用于骨骼组织有关，这些外力可能是冲击、弯曲、拉伸或压缩力。骨折的发生机制主要包括以下几种情况。

（1）直接外力。当骨骼受到直接外力作用，比如跌倒、交通事故、运动伤害或其他外部冲击，可能会发生骨折。这种情况下，骨折通常发生在外力作用的部位。

（2）扭曲或弯曲。当骨骼扭曲或弯曲时可能会发生骨折。这种情况通常与扭曲或弯曲力的强度和角度有关。

（3）疲劳骨折。长期反复的小幅度应力或压力，例如长时间的过度运动或体育训练，可能导致骨折。这类骨折通常会在骨骼受损部位逐渐发展。

骨折的症状通常包括以下几种。

（1）疼痛。骨折通常会引起剧烈疼痛，特别是在受伤部位。

（2）肿胀。伴随疼痛，受伤部位通常会出现肿胀和淤血。

（3）紧张或异常形状。骨折后，受伤部位可能会出现异常形状，例如，骨骼的畸形或关节的不正常位置。

（4）失去功能。骨折可能会导致受伤部位的功能丧失，例如，无法移动手臂或腿部。

（5）瘀伤或出血。有时骨折伴随有瘀伤或出血，尤其是在骨折部位的皮肤下方。

（6）声音。在一些骨折情况下，可能会伴随有可听到的“咔嚓”声，特别是开放性骨折骨头穿破皮肤时。

如果怀疑骨折，应立即就医，以进行临床检查和适当的影像学检查（如 X 射线）来确诊。治疗骨折通常涉及重置骨头并固定它，以便骨头能够愈合。治疗方式可能包括石膏固定、手术或其他方法，具体取决于骨折的类型和严重程度。

2）骨折的预防

骨折的预防措施涉及多方面，包括饮食、生活方式和安全措施。以下是一些预防骨折的方法。

（1）钙和维生素 D 的摄取。钙和维生素 D 是维持骨密度和骨健康的关键营养素。确保膳食富含这些营养素，或者在医生的建议下考虑补充剂。

（2）健康的食物。在日常生活中摄入充足的蛋白质、维生素、矿物质对骨骼健康是非常重要的，要多吃富含钙、维生素 D、维生素 K 以及镁的食品，如乳制品、绿叶蔬菜、坚果、鱼。

（3）身体运动。经常运动能够强健筋骨、改善身体的平衡性和协调性。有氧运动、负重运动（如步行、跑步、举重等）以及柔韧训练均有利于骨质健康。

（4）避免骨负荷过大。避免过度重物搬运和重复性运动，特别是在工作和日常生活中应使用适当的工具和技巧减少受伤风险。

（5）防止跌倒。老年人特别容易因跌倒而导致骨折，故应采取以下预防措施减少跌倒的风险。

①室内和室外的地面保持干燥和整洁。

②避免不良习惯，减少吸烟和酗酒，因为它们可能损害老年人骨骼健康。

总之，饮食、运动、安全措施和良好的生活方式选择可以降低骨折的风险，并保护骨骼健康。如果有特定的骨折风险因素或疾病则应咨询医生以获取个性化的建议。

3）骨折的治疗

治疗骨折一般包括复位（使其复位）和使其恢复正常，应根据骨折的类型、部位、严重度，以及个人的具体情况来处理。以下是一些常见的骨折治疗方法。

（1）石膏固定。这是最常见的治疗方法之一，适用于闭合性骨折（骨头没有穿破皮肤）和较稳定的骨折。医生会将骨头重置到正确的位置，然后在受伤部位周围用石膏包扎或石膏夹板固定骨头，以保持其稳定。患者的受伤部位需要在石膏中保持一段时间，以确保骨头充分愈合。

（2）外固定。外固定器是一种装置，其可以将金属杆和螺钉插入骨骼来固定骨头。这种方法适用于一些开放性骨折或多部位骨折，因为它提供了更多的稳定性。

（3）内固定。内固定是通过手术在骨骼内部安装金属板、螺钉或钉子，来保持骨头的稳定。这种方法通常用于较严重的骨折，例如，粉碎性骨折或关节骨折。

（4）骨折重置。医生将骨头重置到正确的位置，通常在手术室内进行。这可能需要麻醉或局部麻醉。骨折重置是确保骨头正确愈合的关键步骤。

（5）疼痛管理。骨折常伴随剧烈疼痛，医生可能会开具药物来缓解疼痛，以提高患者的舒适度。

（6）物理治疗。一旦骨头开始愈合，则物理治疗可以帮助患者康复，包括增强受伤部位的力量、恢复关节活动和改善平衡。

（7）遵循医嘱。患者需要遵循医生的建议，包括保持受伤部位的清洁、避免承受额外的应力、定期复查和 X 射线检查，以确保骨头恢复正常。

骨折的治疗时间取决于骨折的类型和严重程度，以及患者的年龄和健康状况。一般来说，较小的骨折可能需要几周，而较严重的骨折可能需要几个月才能完全康复。医生将根据具体情况为每位患者制订个性化的治疗计划。如果怀疑骨折，请及时就医，以获得正确的治疗。

4.2 运动康复

4.2.1 运动康复治疗技术

运动性治疗的目的在于：①改善肌张力、增强肌力和肌耐力；②改善和保持正常的关节活动度，促进平衡和协调性功能；③纠正异常的运动模式，学习建立正常的运动模式；④提高患者身体移动和站立行走功能，以及日常生活活动能力；⑤增强体质，改善内脏器官及全身的功能状态。

1. 运动治疗的作用

运动对机体产生良好的生理功能作用的同时也会对某些疾病产生有益影响，并发挥治疗作用，这些作用包括运动的局部作用与全身影响，通常包括以下方面。

1）维持和改善运动器官的形态与功能

全身运动和局部康复运动能够加快全身的血液循环、提高肌肉的血供、增强并加强肌肉的强度和耐力，同时还能提高身体的平衡性和协调性；能促进关节滑液分泌，对挛缩、粘连的软组织进行松解，维持并提高关节活动度；改善和防治骨质疏松。

2）增强心肺功能

运动提高了肌肉的摄氧能力，改善了平滑肌张力，调节了血管的舒缩功能，改善了心肺功能；对人体生理机能的有益影响还包括增强心肌收缩力，提高心率、心排血量，调节血压，降低血管阻力，促进静脉血液回流；对呼吸系统的影响主要是改善气体交换功能，提高最大摄氧量。

3）促进代偿功能的形成与发展

运动治疗有利于促进患者运动功能重建、发展代偿能力、补偿丧失的功能，如针对偏瘫、截瘫等类型患者的某些专项治疗性运动的训练与学习、作业治疗，以及日常生活活动能力的训练等。

4）其他方面

主要包括：提高神经系统的调节能力；改善糖、脂肪代谢，促进骨代谢；提高免疫系统的功能；改善患者精神心理状态。

2. 运动性治疗的一般原则

（1）选择适宜的运动治疗对象，治疗目的要明确，重点要突出。

（2）循序渐进，个别对待。应根据患者情况选择或制定不同的运动治疗方案，包括运动方式、运动强度和运动时间等，宜采取个别对待的原则控制药物剂量。在实施治疗时应循序渐进，遵循运动强度由小到大、运动时间由短渐长、动作由简到繁的原则，使患者逐步适应并在不断适应的过程中得到提高。任何突然加大运动量的做法都有造成机体功能损害的危险。

（3）主动训练，综合治疗，防止疲劳。要最大限度地调动病人的积极性，采用综合疗法，避免过度专注于一个部位，避免过度劳累。因此运动训练既要重点突出，又要与全身运动相结合。

（4）密切观察，长期坚持。运动治疗过程中应密切观察患者的反应，应预防和避免不良反应，防止运动意外。对患者要定期复查，以观察功能有无改善，若功能改善不明显或未达到治疗要求则应查找原因，及时调整治疗方案以提升疗效。运动训练应按疗程和康复方案进行，需要长期坚持，如需停止或间断训练则应以不影响治疗效果为原则。

4.2.2 肌力训练

正常的肌力与耐力水平是机体维持姿势、保持正常的关节活动、完成动作的基础，也是机体产生局部肢体运动及全身性运动的基础。肌力水平和肌肉的功能与状态水平有关，肌力水平低可以是疾病直接或间接影响的结果。对肌力异常患者进行肌力训练是康复医学的一项重要康复治疗内容，也是重要的康复治疗技术之一。

1. 肌力训练的含义

肌肉力量指肌肉在收缩过程中所能承受的力量。绝对肌肉力量指肌肉在做最大收缩时所产生的最大张力，也就是肌肉所能承受的最大力量。肌力训练可以通过各种运动方式使肌肉不断地收缩，使肌肉发生适应性变化，从而增强肌肉的收缩力。有针对性地进行肌肉力量训练不仅能使肌肉的功能得到改善，而且对关节、脊柱等也有一定的保护作用。

2. 肌力训练在康复医学中的应用

（1）针对肌力减退的原因进行预防和治疗可以对失用性萎缩（特别是因伤病制动、固定肢体后的肌萎缩）起预防和治疗作用。

（2）在肌肉损伤过程中，保持肌肉收缩功能，促进损伤后肌肉力量的恢复。

（3）其他。有目的的肌肉力量训练可以提高肌肉力量，调节肌肉力量的平衡。对脊柱弯曲、平足等多种骨关节畸形的病人可以进行矫形治疗；对颈椎病、各类腰腿痛病人可通过加强躯干肌肉、调节腹肌力量平衡达到防治目的；针对关节损伤病人，有目的的肌肉力量训练可以提高肌肉力量、提高拮抗肌的平衡、提高关节动力稳定，预防运动损伤和负重关节退变。腹部肌肉力量训练在预防内脏脏器的下垂，改善呼吸、消化系统功能等方面有明显的效果。①

3. 肌力训练应遵循的训练原则

1）阻力原则

运用阻力是提高肌肉力量的重要方式。阻力是肌肉产生压力的物质基础，对维持肌肉的正常结构与功能至关重要。肌肉之间的牵张肌肉本身的重量和重力的作用，以及肌肉和外力的作用都会导致肌肉的压力和阻力。如果不进行抗性锻炼就不可能达到提高肌肉力量的目标。

2）超负荷原则

运动训练必须达到一定的负荷量和保证一定的时间，即超负荷原理，只有超负荷才能产生超量恢复。肌力增强是肌肉对长期超负荷运动训练适应的结果，同时，运动训练必须采取适当的运动方式，满足一定的运动强度、运动持续时间和运动频率变化，才能产生良好的效果。

（1）运动强度。运动强度或负荷越大，对肌的刺激通常越大，肌增生效果越好。但需要考虑肌功能水平、是否伴有肌损伤等。

（2）运动时间。包括肌一次收缩时间和肌多次运动训练或过程的总时间。一般在一定的负荷条件下，一次肌收缩（等长或等长运动）的时间越长，运动的总负荷越大；多次运动时，运动负荷则随累积时间的延长而增加。

（3）锻炼的频度和间隔期。在一次锻炼过程中，锻炼的肌肉收缩次数愈多，所产生的相对负荷也愈大。另外，锻炼的频率也可以用每天、每周、每月的次数或用完成锻炼的次数来表示。当无过度疲劳时，锻炼次数愈多，锻炼的效果通常愈佳。如果锻炼次数太少，或者间隔时间太长，如一周不到 3 次，则往往不能达到提高肌肉力量的效果。

3）疲劳适度原则

肌力训练应以产生肌疲劳但不过度为原则，即疲劳适度原则。通过一定的运动强度、运动时间和运动频率引起肌肉的适度疲劳才能达到促进肌增生，增强肌力的目的。运动强度大，运动时间和频率可相应减少，运动间期要适度，要以不出现过度疲劳为原则。

---

① 国家体育总局干部培训中心 . 高水平竞技运动员运动损伤防治与康复研究 [M]. 北京：北京体育大学出版社，2008.

过度疲劳易导致代谢紊乱和运动损伤，对运动训练不利，因此，应加强运动训练中的医学知识和自我监护，适时调整运动强度、运动时间、运动频率，也可通过休息或调整运动间期避免或减少过度疲劳的发生。

4. 肌力训练注意事项

1）正确评定肌功能，选择适当的训练方法

在肌力训练前，了解肌功能障碍原因，对肌力和肌周围环境进行评估不仅必须而且非常重要。应根据个体疾病的特点、功能需要和训练的可能选择训练方法，制订训练计划和方案。

（1）病因与环境评估。对中枢性病损导致的肌力减退，为了避免肌肉力量训练加剧或加强肌肉痉挛从而对偏瘫病人的功能恢复造成不利的影响，应该禁止肌力训练。肌腱手术后或骨折固定后，在进行肌肉锻炼时应充分考虑肌肉力量训练对肌肉恢复和关节运动能力的影响。心血管病病人在做肌肉力量训练时要避免剧烈运动，以免血压升高、心肌缺血甚至引发心血管事故。此外，患者是否存在疼痛、姿势与体位是否受限也应被纳入考察与评估范围。急性感染性疾病，局部的骨关节、肌、肌腱、韧带等损伤尚未愈合者，应被列为禁忌证范围。

（2）训练前肌力和肌功能的评定。肌功能水平是制定肌力训练目标和选择肌力训练方法的重要依据，因此应做好训练前肌力和肌功能的评定。训练方法选择恰当、安排合理，才能取得较好的增强肌力的效果。

2）正确的训练指导，掌握正确的运动量

（1）治疗师的正确指导与患者的积极参与。要向患者说明肌力训练目的，对训练方法予以正确讲解与指导。只有让患者掌握正确的训练方法，密切配合、努力训练、积极参与才能取得好的训练效果。

（2）掌握正确的运动量，防止过度疲劳和运动损伤。要处理好运动强度与运动持续时间的关系，增强肌力的关键是使肌肉产生增加的应力。在安全范围内，负荷量越高，肌产生的应力越大，运动治疗效果也越好。运动强度大则重复次数宜少，这是肌力训练的原则之一，要防过度疲劳和运动损伤。另外，也要把握适当的运动强度、频率和间隔期。力量训练要遵守机体的生理性疲劳与过量恢复的原则，在力量训练之后要有充足的休息时间来消除肌肉疲劳。

（3）预防肌肉疼痛及肌肉过度疲劳。在做完力量训练后，短期内会有肌肉疼痛及肌疲劳，这属于正常的生理现象。如果疼痛持续时间大于 24 小时，说明训练强度过高，应适当降低强度。肌肉疼痛持续时间过长会反射性地抑制脊髓前角运动神经元，使肌肉收缩受阻，从而降低了肌肉力量训练的效果，因此，肌肉过度疲劳也是造成肌肉损伤的主要因素。

（4）预防代偿动作。在肌肉力量不足或肌肉疲劳的情况下，很容易产生代偿动作。例如，在进行髋部弯曲动作时，髂腰肌和股四头肌肌力都比较弱，会导致缝匠肌产生代偿动作，导致下肢外展和外旋。所以，临床医师应该通过对病人进行固定或者施加外力的方法抑制病人的代偿运动，从而达到增强肌肉锻炼的目的。[①]

4.2.3 耐力训练

耐力训练指能够提高身体持续运动能力的锻炼方法。康复治疗技术中的耐力训练主要包括两个部分：肌耐力训练和全身耐力训练。

1. 肌耐力训练

“肌肉耐力”与“肌肉力量”这两个概念虽有区别，但却有着密切的联系。在力量训练的时候，要在比较大的负荷下快速地完成高强度的动作（强抗阻力动作），在不增加练习次数的情况下，注重肌肉的承载能力；而发展肌肉耐力的运动训练需要在较少的负荷下，长时间、重复地进行。在相同的负荷下，随着肌肉收缩次数的增加，耐力增强。加强肌肉力量的训练如果反复太多或时间太长，势必引起肌肉收缩速率及肌肉力量的降低，二者之间存在紧密的联系。在提高力量素质的过程中，如果不合理地加大负荷、过度地延长锻炼时间不仅无法使运动员快速获得肌肉耐力，反而会影响肌肉力量的提高。

2. 全身耐力训练

全身耐力训练又叫心肺功能训练、耐力训练，指身体大肌群参与的动力性练习，其主要为中、低强度的周期运动，目的在于改善身体的心肺功能、调节代谢，改善和增强身体的氧化代谢。

1）全身耐力训练的适应证

（1）病情相对稳定的心肺疾患患者或恢复期患者。如冠心病、原发性高血压病、慢性支气管炎、支气管哮喘、阻塞性肺气肿等患者。

（2）适应疾病康复的需要。如安装假肢前的基础训练、偏瘫和脊髓损伤康复训练中的耐力训练等。

（3）健康成人与老年人的健身运动。其可以维持健康、增强体能、延缓衰老。

2）全身耐力训练的禁忌证

（1）存在明显的炎症和有大出血倾向的患者。

（2）各种疾病的急性期和部分疾病的亚急性期。

（3）脏器功能失代偿，全身状况极差者。

（4）各种临床表现不稳定的心肺疾病、传染性疾病以及重症关节病变等的患者。

（5）运动后疼痛加剧的患者。

3. 常见的耐力运动训练方案

下文重点介绍医疗步行和健身跑。

（1）医疗步行。医疗步行指采用定量步行的方式进行全身耐力训练，以期达到预

---

① Ellenbecker T., Carlo M D, Derosa C. 运动康复中的有效功能训练 [M]. 王安利，刘宇，译 . 北京：北京体育大学出版社，2011.

防和治疗疾病的目的。医疗步行可分为自由步行和活动平板步行两类。自由步行又可分为单纯平地步行和平地与不同坡度相结合的步行方式。自由步行可选择在室内，也可选择自然的室外环境。治疗师在制定运动处方时，要考虑患者的疾病特点、体能状况、季节、气候环境，以及可能的步行条件或环境等因素。通常步行环境宜整洁开阔、较少障碍、安全性好，可参照耐力运动处方编制要求制定运动处方（参见耐力训练运动处方）。①

患者在步行时应确保身心放松，建议在康复治疗师的指导下进行，也可自主掌握。对不确定距离的情况，可以通过每分钟步行步数衡量，一般慢速为 80 ～ 100 步，中速为 100 ～ 120 步，快速为 120 ～ 140 步。在慢速和中速步行时，平均每步步幅约 0.6 米，超过中速时步幅略微减小，距离可依次推算。医疗步行训练应循序渐进，先慢后快，先平路后坡路，优先选择短距离，逐渐增加到长距离，初始运动强度小，然后逐步提高。在定量步行训练中，如感到疲劳或明显气促，应适度减慢速度。步行过程可以结合上肢活动，例如，进行简单的徒手操或在行走时摩擦胸腹部以增强步行训练效果。

（2）健身跑。即用于健身锻炼的慢跑。下面简要介绍健身跑中的应用训练技术。

①健身跑的心率监控。要使健身跑达到康复治疗效果，关键在于选择适当的运动强度。心率是判定运动强度是否适当的有效方法。

②健身跑的心率测定主要以患者自行检测为主，教会患者自行检查脉搏和心率有利于判定运动中的运动强度，对运动过程实施有效心率监控。通常方法是测定桡动脉或颞浅动脉及耳前动脉的搏动数，采用即测 10s 的心率（脉搏）数再乘以 6 作为当时的心率数，这也是非常实用的心率测定方法，实践证明，用该法所测的心率与健身跑步中的实际心率非常接近。

③健身跑注意事项。要运用正确的跑步方法，掌握适当的运动强度。健身慢跑要放松自然，要与呼吸协调配合，跑步应选择环境幽静、道路平坦、视野开阔的地方进行，以免发生运动创伤和其他意外伤害事故。一般应每天训练一次，若间隔在 4 天以上则恢复训练应从下一级运动量重新开始。

4.2.4 关节活动度训练

1. 关节活动度练习的运动康复机制

关节活动度练习是康复过程中常见的一种运动治疗方法，其机制涉及多个层面，包括生理、神经和生物力学等。以下是关节活动度练习的主要运动康复机制。

（1）改善关节润滑和滑膜功能。关节活动度练习有助于促进关节内液体的循环，有助于滑膜液的产生和分布，进而有助于维持关节表面的润滑性、减少摩擦、改善关节的运动顺畅度。

（2）增强肌肉弹性和力量。关节活动度练习可以刺激和加强周围肌肉的活动，这有助于维持肌肉的弹性和力量，提供更好的支持和稳定性，减轻关节的负担。

---

① 褚立希 . 运动医学 [M]. 北京：人民卫生出版社，2012.

（3）促进神经系统适应。关节活动度练习有助于促使神经系统适应运动范围的改变。通过定期的练习，大脑和神经系统可以逐渐适应新的运动幅度，提高对肌肉协调的控制，减少运动时的不适感。

（4）预防和改善关节僵硬。缺乏运动会导致关节周围的软组织变得紧张，导致关节运动范围减小。关节活动度练习可以防止或减轻这种僵硬，增加关节的柔韧性。

（5）刺激软组织修复。关节活动度练习有助于刺激周围软组织的血液循环，提高氧气和营养物质的供应，促进损伤部位的修复和康复。

（6）改善关节感知和位置感知。关节活动度练习可以提高个体对关节位置的感知，有助于维持关节的稳定性，这对于预防运动伤害和提高运动表现非常重要。

总体而言，关节活动度练习可以通过多种生理和神经机制改善关节的功能和稳定性，减轻关节疼痛、促进康复。在进行这类练习时，要根据患者的具体情况制订个性化的康复计划，并在专业康复人员的指导下进行，以确保安全性和有效性。

2. 关节活动度训练方法

关节活动度训练可以通过一系列运动来增强和改善关节的灵活性和运动范围。以下是一些常见的关节活动度训练方法。

1）主动关节活动度练习

主动关节活动度练习指个体通过自身的肌肉活动主动进行关节运动，这可以包括各种关节的屈曲、伸展、旋转等动作。例如，对肩关节可以进行肩部环绕、前抬、侧抬等动作，对膝关节可以进行膝盖的屈曲和伸展。

2）被动关节活动度练习

被动关节活动度练习涉及使用外力移动关节，通常由康复治疗师或其他医疗专业人员执行。这种方法常适用于关节活动度受限、患者无法主动进行运动的情况，例如，通过拉力带进行被动伸展，或由治疗师进行手动关节牵引。

3）静态拉伸

静态拉伸可以通过保持特定姿势拉伸关节周围的肌肉和软组织，以增加关节活动度。例如，站立时拉伸大腿后侧肌群，或坐下时拉伸背部肌肉。

4）动态拉伸

动态拉伸涉及通过运动来逐渐增加关节的运动范围，这种形式的拉伸常常模仿某种运动或活动的动作。例如，进行腿部摆动以逐渐增加髋关节的灵活性。

5）关节自滑动

关节自滑动可以通过控制肌肉的紧张度和协调性，使关节在运动中能够更顺畅地滑动。这可以通过一系列的协调性和平衡性训练来实现，例如，单腿站立或特定的平衡训练。

6）关节轴向牵引

关节轴向牵引是一种手动疗法，其可以通过轻度的牵引力来改善关节的运动范围，这通常由专业治疗师执行。

7）水疗

在水中进行关节活动度练习可以减轻身体的重量，降低关节的负担，为身体提供更舒适的运动环境。水疗对于关节活动度训练尤为适用。

在进行关节活动度练习时，应根据个体的特定情况和康复目标选择适当的方法，并确保在专业人员的指导下进行，以确保安全性和有效性。

3. 关节活动度运动康复注意事项

（1）了解关节活动障碍的原因，客观分析相关关节及周围软组织的结构特点，并对康复治疗的可能性和疗效予以客观评估。

（2）在处理关节术后或早期炎症时，重点是选择适当的康复治疗方案，以预防关节活动障碍。如果条件允许，进行缓慢、平稳、不引起疼痛的主动运动、助力运动或被动运动是关键。在关节制动时间不长或术后不久，如果在被动运动中感觉到较大的弹性和关节紧张或疼痛，则表明组织可能挛缩或粘连不牢固，适合采用关节活动度训练方法。如果关节在被动运动中表现出较小的弹性，且患者感觉到关节僵硬和紧张不太明显，可能提示挛缩或粘连较为牢固。在这种情况下，可以考虑使用加热牵引治疗。总体而言，根据患者的具体情况，选择合适的康复方法，确保在早期进行适度的运动以促进关节的康复是最为关键的，这样的个性化康复计划有助于提高治疗效果并减少患者的不适感。

（3）手法与牵引作用力宜适度，以轻度疼痛或紧张感为宜，不应引起新的损伤，要防止过度疲劳与骨折。

（4）采用综合治疗、循序渐进、长期坚持，可辅以改善组织循环和软化瘢痕的治疗、热疗、音频、碘离子导入疗法、局部按摩等。

4.2.5　平衡与协调功能的训练

1. 平衡训练

平衡训练是通过一系列的练习来帮助机体保持和提高平衡能力的锻炼方法。当感觉、运动或内耳的功能受损时，人体的平衡感知能力就可能会受到影响。

1）平衡训练的基本原则

平衡训练应该在安全的环境中进行，从简单到复杂，始终秉持安全至上的原则。

通过逐渐缩小支撑面积，从身体重心逐步降低到提高，可以进行平衡锻炼。这意味着从最稳定的姿势开始，逐渐过渡到最不稳定的姿势以逐步增强平衡能力。

平衡训练的起始点是保持静态平衡、稳定地保持特定的姿势。然后，可以逐步过渡到动态平衡，挑战身体在运动中保持平衡的能力。这个过程就是从破坏现有平衡状态到重新建立新平衡的过程，同时也是提高维持平衡能力的途径。

在进行平衡训练时，可以从集中注意力下的平衡训练开始，逐渐过渡到未专注时的平衡练习，甚至可以从睁眼条件下的平衡锻炼过渡到闭目训练。这样的渐进训练可以帮助人们在各种条件下保持良好的平衡。

2）平衡训练方法

（1）坐姿平衡训练。在坐着进行平衡训练时，需要循序渐进，从简单的平衡练习逐渐过渡到更有挑战性的动态平衡练习。患者坐在椅子上在治疗师的协助下进行一系列动作，包括重心转移、躯干屈曲、伸展、左右倾斜和旋转。在高台上坐着时，治疗师通过摇动患者的小腿，打破平衡，促使患者进行头部和躯干的调整反应。当患者能够独立保持坐姿时，可以进行更有挑战性的练习，例如，治疗师施加外力破坏患者座位的稳定，引发头部和躯干的调整反应。

（2）手膝位平衡训练。手膝位平衡训练是为了准备进行站立平衡和短距离行走动作的练习，特别适用于运动和协调功能受损的患者，如帕金森综合征患者等。患者在手膝位上，在能够控制静止姿势的情况下进行身体前后和左右的移动。一旦患者掌握了较好的姿势和体位控制能力，就可以逐渐增加训练难度。例如，让患者抬起一侧上肢或一侧下肢并保持数秒，随后增加难度，让患者同时抬起一侧上肢和另一侧下肢并保持姿势稳定。

需要注意的是，膝部损伤患者和偏瘫患者在进行手膝位平衡训练时应避免使用该方法。在进行任何平衡训练时都应适度，确保患者的安全至关重要。

（3）跪位平衡训练。相比于坐姿平衡，跪姿平衡练习身体支撑面积更小，身体重心与支撑面的距离也相应增加，使练习的难度增加。这种方法不仅有助于训练头部和躯干的控制能力，还能够增强躯干和骨盆的控制能力。

在这个练习中，患者应以双膝跪地，治疗师协助患者练习在这一体位中保持平衡。一旦患者掌握了基本的平衡能力，则可以逐渐进行身体前后移动的训练。接着，可以逐步过渡到单膝跪姿平衡练习，再到单膝动作平衡练习，最终实现从单膝跪姿到站立姿势的平衡训练。这样的渐进式训练不仅有助于锻炼身体的平衡感，还能够提升躯干和骨盆的协调能力。在进行跪姿平衡练习时，应务必确保患者的安全，并在专业治疗师的指导下逐步增加训练难度。

3）平衡训练注意事项

第一，首先练习保持不动的姿势，适应后再增加难度。可以逐渐引入外力打破姿势的稳定性、激发身体的调整反应，从而达到更具挑战性的动态平衡。

第二，在有人协助时，应确保外力的施加不要过于强烈，只需足够引发姿势反应即可。在进行任何动态平衡练习时都要特别注意保护患者的安全。

2. 协调性训练

协调指身体产生平稳、准确、可控的运动能力，包括运动的方向、速度、力度，以及达到目标的准确性。协调性训练主要针对深层感觉障碍、小脑性、前庭迷路性、大脑性运动失调，以及因震颤等导致的协调运动障碍，其训练的核心是利用保留的感觉系统，同时借助视觉、听觉和触觉来管理身体的自主运动。

1）训练要点

（1）渐进性训练。从简单到复杂、从基础到高级，协调性训练应该是一个逐渐增加难度的过程，应逐步引入更复杂的动作，确保患者能够适应并逐渐提高协调能力。

（2）方向和节奏。着重训练运动的方向和节奏，确保动作的流畅性和准确性。通过有计划的动作培养患者按照正确的方向和合适的速度执行动作的能力。

（3）适当的力量和速度。确保运动的力量和速度适中，既不过于强烈也不过于缓慢。这有助于维持动作的平稳性，避免因过于迅速或过于用力而导致的失控。

（4）准确的目标达成。训练中要设定明确的目标，使患者能够集中注意力追求运动的准确性。逐渐提高目标的难度，促使患者不断挑战自己、提高协调水平。

（5）感觉系统的利用。充分利用残存的感觉系统（包括视觉、听觉和触觉），以帮助患者管理随意运动。这可以通过有针对性的感觉刺激和反馈来实现。

2）注意事项

（1）个体评估。在开始协调性训练之前进行全面的个体评估，了解患者的健康状况、运动能力、协调性水平，以及任何潜在的风险因素。这有助于制订个性化的训练计划。

（2）适度训练。协调性训练应该从简单的动作开始，并逐渐增加难度，应避免过于急促或过于复杂的训练，确保患者在适度的挑战下能够逐步适应。

（3）安全环境。确保训练环境安全无障碍，减少摔倒和受伤的风险。使用垫子、扶手或其他支持设备，提供稳定的基础。

（4）充分热身。在进行协调性训练前，进行充分的热身是至关重要的。热身有助于提高身体的灵活性和血液循环，减少受伤的风险。

（5）专业指导。最好在专业康复治疗师、运动教练或医疗专业人员的指导下进行协调性训练。他们可以提供个性化的建议和监督，确保训练的安全和有效。

（6）适当的休息。定期给予患者休息时间，防止过度疲劳。长时间的训练可能导致注意力下降，增加受伤的风险。

（7）合理的目标设定。制定清晰、可测量和可达到的目标，以便患者能够专注于训练并逐步提高协调水平。

（8）个体差异考虑。考虑患者的年龄、健康状况、运动历史和潜在风险，制订适用于个体差异的训练计划。

（9）反馈与调整。提供及时的反馈，帮助患者了解并纠正他们的运动。根据患者的表现调整训练计划，以保持计划具有适当的挑战性。

4.2.6 常见伤病的运动康复

1. 颈椎病的运动康复

1）概述

颈椎病是一种综合征，也叫颈椎综合征，常见于中老年人。它是由于颈椎间盘逐渐发生老化、颈椎骨质增生，或者颈椎正常曲线改变后引起的一系列症状。症状轻微时可能感到头、颈、肩和臂部麻木，严重时可能导致肢体感觉酸软无力，甚至出现大小便失禁和瘫痪等症状。

颈椎位于相对不活动的胸椎和头部之间，需要在维持头部平衡的同时具有一定的活动度，因此，容易受到劳损。颈部长时间受到劳损会使颈椎间盘和骨骼关节逐渐发生老化，影响周围神经、脊髓和椎动脉，引发各种临床症状。

2）临床表现与诊断

颈椎病的临床表现依病变部位、受压组织及压迫轻重的不同而有所不同，其症状可以自行减轻或缓解，亦可反复发作；个别病例症状顽固，可能会影响生活及工作。根据临床症状其大致分为神经根型、脊髓型、椎动脉型及交感神经型，然而在临床上多为混合型颈椎病。

3）颈椎病的运动康复

运动康复是颈椎病的一种重要治疗手段，其有助于缓解症状、改善颈椎的稳定性和功能。以下是一些常见的颈椎病运动康复要点。

（1）颈椎稳定性训练。这种训练旨在加强颈椎周围的肌肉，提高颈椎的稳定性，包括颈部伸展、屈曲、旋转和侧弯等运动，患者可以在医生或康复专业人员的指导下进行。

（2）颈椎伸展和放松。温和的颈椎伸展和放松练习有助于减轻颈椎的紧张感。例如，轻轻地将头向一侧倾斜，慢慢感受颈部的伸展，保持几秒钟，然后换另一侧。

（3）颈椎核心稳定性训练。加强颈椎核心肌群，如颈部和上背部的肌肉，可以提高颈椎的支撑能力。核心训练可以包括平板支撑、桥式运动等。

（4）颈部的有氧运动。适度的有氧运动，如快走、游泳或骑自行车，有助于促进血液循环、减轻颈椎病的症状。

（5）颈椎舒缓体位。采用舒缓的体位，如仰卧或侧卧，有助于减轻颈椎的压力。适度的枕头支撑可以保持颈椎的自然曲线。

（6）注意姿势。在日常生活中，保持正确的坐姿、站姿和使用电子设备的姿势对预防和缓解颈椎病症状至关重要。

在进行颈椎病的运动康复时，患者应根据自身情况谨慎选择运动方式，并在医生或康复专业人员的监督下进行。

2. 肩周炎的运动康复

1）概述

肩周炎，俗称冻结肩，是一种慢性炎症，涉及肩部的肌肉、肌腱、滑囊和关节囊等软组织，在 50 岁左右的人中较为常见，但由于现代办公室工作需要长时间伏案，年轻人中也有不少患者，因为长时间坐姿工作会导致肩部肌肉和韧带处于紧张状态。

中医认为这种情况可能与肩部受寒湿风邪影响有关，患者常表现为肩部肌肉僵硬、活动受限，好像肩关节被冻结一样，因此该病有了“冻结肩”“肩凝症”“漏肩风”“五十肩”等称谓。

除了年龄因素外，长时间的不良坐姿和缺乏适当的休息也是导致肩周炎的常见原因。及时采取适当的伸展运动、改善工作姿势，以及避免长时间保持同一姿势都是减缓症状和预防肩周炎的重要措施。

2）临床表现与诊断

肩周炎通常起病缓慢、病程较长，症状包括肩痛、肩关节活动受限和肩部肌肉萎缩等。疾病发展可分为疼痛期、冻结期和恢复期。

（1）疼痛期。也被称为早期或急性期，持续时间为 10 ～ 36 周，患者主要会感到肩关节周围剧烈的疼痛，夜间疼痛可能更为明显，影响睡眠。压痛范围较广，包括喙肱韧带、肩峰下、冈上肌、肱二头肌长头腱等部位。肌肉痉挛和肩关节活动受限也是常见症状。

（2）冻结期。也叫中间期或慢性期，持续时间为 4 ～ 12 个月。在此期间，疼痛症状减轻，但仍存在广泛的压痛范围。肌肉保护性痉挛将导致关节功能受限，肩关节及周围软组织出现广泛的粘连和挛缩，形成“冻结”状态，各方向的活动范围将明显减小，影响日常生活动作。

（3）恢复期。也称为末期，持续时间为 5 ～ 26 个月。在此期间，疼痛逐渐减轻，伴随日常生活、劳动和治疗的进行，肩关节的活动范围逐渐增加，肩关节周围软组织的挛缩和粘连逐渐消失，大多数患者的肩关节功能将逐渐恢复到正常或接近正常水平，但肌肉的萎缩需要较长时间的锻炼才能完全恢复。

尽管肩周炎是一种自限性疾病，但其症状的总持续时间可能较长，为 12 ～ 42 个月。疼痛期和恢复期的长短有一定相关性，但症状的严重程度与恢复期时间长短之间并无明显关联。一些患者的恢复过程可能会有波动，甚至停滞。有约 1/10 的患者在恢复期后仍然可能存在轻微的运动限制和肩关节功能方面的症状。[①]

3）肩周炎的运动康复

（1）上肢摆动。站立姿势，用健手放在患肩上固定，腰稍向前弯，使患侧上肢悬挂于身体前方，患侧肩带部放松，头轻轻靠在墙上。然后患肢上肢慢慢摆动，先前后摆动 20 秒，再左右摆动 20 秒，根据患肢情况逐渐增加摆动的范围。接着先按顺时针方向由小到大划圈 20 秒，休息片刻后再按逆时针方向由小到大划圈 20 秒。

注意事项：开始时，在整个运动过程中不应引起明显的疼痛，肩关节活动开后，运动幅度可适当加大，疼痛可有所增加。经过 1 ～ 2 周后，当活动范围增加后，患手可握重物（未开启的易拉罐饮料、小筒等），开始重量为 0.5 ～ 1 千克，经过 1 ～ 2 周后逐渐增加重量。同时逐步增加摆动时间和次数。

（2）上肢外展。坐位，肩背部贴靠椅背，用患侧指尖抓握一重物，并放置于肩前，掌心向前，肘部与肩平。然后慢慢将重物推离肩前，向前伸直肘关节，重复 3 ～ 5 次；之后患侧上肢侧平举达 90°，重复 3 ～ 5 次；再慢慢内收至健侧肩部最远距离，重复 3 ～ 5 次。

注意事项：动作宜缓慢进行，开始侧平举可能达不到 90°，不必强求。活动时不应出现明显的疼痛，等活动范围增加后，再逐渐增加物体重量及重复次数。

---

① 王嵛 . 运动损伤与康复训练 [M]. 北京：中国社会科学出版社，2021.

（3）抱臂式肩膀拉筋。身体站直，双臂交叉环抱肩膀，然后把双肩往后挺。

动作诀窍：不要猛然把肩膀往后挺，要慢慢地把肩膀往后拉，做渐进式伸展。

（4）耸肩练习。站立位，两臂垂于身体两侧。两肩垂直向上耸，重复 5 ～ 10 次；然后垂直向下沉，重复 5 ～ 10 次。再水平向前收拢，重复 5 ～ 10 次，最后水平向后靠拢，重复 5 ～ 10 次。

注意事项：开始练习时，每做完一个动作可稍休息片刻，动作宜缓慢进行，以出现轻微疼痛为度，然后逐渐增加活动范围及重复次数。

3. 腰椎间盘突出症的运动康复

1）概述

腰椎间盘突出症是下腰痛的主要生物原因。本病最基本的病因是腰椎间盘的退行性改变。正常椎间盘富有弹性、韧性，具有强大的抗压能力，但在 20 岁以后人体椎间盘即开始逐渐退变，髓核含水量逐渐减少，椎间盘的弹性和抗负荷能力也随之减退，在这种情况下，因各种负荷的作用，椎间盘易在受力最大处，即纤维环的后部，由里向外产生裂隙，在此基础上，某些因素可诱发纤维环的破裂，导致髓核组织突出或脱出。

腰椎间盘突出比较常见的诱发因素有：①咳嗽、便秘时用力排便等；②腰部姿势不当，当腰部处于屈曲位时，如突然加以旋转则易诱发髓核突出；③突然负重，在未充分准备时，突然使腰部负荷增加易引起髓核突出；④腰部外伤，急性外伤时可波及纤维环、软骨板等结构，而促使已退变髓核突出；⑤职业因素，如汽车驾驶员长期处于坐位和颠簸状态易诱发椎间盘突出。

2）临床表现

（1）症状。

①腰部疼痛。大多数腰椎间盘突出症患者都有腰痛症状，有些患者可在有明确的扭伤或外伤后出现，但有的患者却无明显的诱发因素。腰痛的范围比较广泛，但主要在下腰部及腰骶部，以时重时轻的钝痛为主，急性期可有撕裂样锐痛，平卧时疼痛可以减轻，久坐或弯腰活动时疼痛加重，疼痛可使腰部活动受限。

②一侧或双侧下肢放射痛。下肢放射痛可在腰痛发生前出现，也可在腰痛发生后或同时出现。疼痛主要沿臀部、大腿及小腿后侧至足跟或足背，呈放射性刺痛，严重者可呈电击样疼痛。为了减轻疼痛，患者往往采取屈腰、屈髋、屈膝、脊柱侧凸的保护性姿势。放射痛一般多发生在一侧下肢（即髓核突出的一侧），少数中央型突出的患者可以出现双侧下肢放射痛，一般一侧轻，一侧重。下肢放射痛的直接原因是突出物及其代谢产物对神经根的刺激。

③下肢麻木及感觉异常。下肢麻木的发作一般在疼痛减轻以后或相伴出现，其机制主要是突出物机械性压迫神经根的本体感觉和触觉纤维，麻木或感觉减退区域与受累的神经根相对应，下肢的感觉异常主要是发凉、患肢温度降低，尤以脚趾末端最为明显。这是由于椎旁的交感神经纤维受到刺激，引起下肢血管收缩的缘故。

④肌力减弱或瘫痪。突出的椎间盘严重压迫神经根时可产生神经麻痹而致肌肉力量

减弱甚至瘫痪，这多因为椎间盘突出压迫神经根所致，表现为伸踇肌力或屈拇肌力下降，重者表现为足下垂。

⑤间歇性跛行。患者行走时，随着行走距离的增加而加重腰腿痛的症状，在休息一段时间以后又可行走，再走相同的距离又出现相同的症状。这是腰椎间盘突出后继发产生的腰椎管狭窄所致。

⑥马尾神经症状。中央型的腰椎间盘突出，若突出物较大或椎管骨性狭窄，可压迫马尾神经，出现会阴部麻木、刺痛、排尿排便无力，女性可有尿失禁，男性可出现阳痿。

（2）体征。

直腿抬高试验和加强试验阳性是诊断本病的重要检查方法。前者的检查方法是将膝关节伸直，并在此伸直位将被检查的下肢抬高，尚未抬到 90° 即出现该侧坐骨神经牵拉痛时，即可认为阳性。后者的检查方法是在患肢直腿抬高到将痛未痛时将足被动背伸，如出现坐骨神经痛即为阳性。椎间盘突出的椎间隙不同会压迫不同的腰神经根，因此造成神经功能障碍的症状也不相同。由于临床所见的腰椎间盘突出 90% 以上发生在第 4 ～ 5 腰椎间隙和第 5 腰椎及第 1 骶椎间隙，故临床常见小腿外侧、足外侧及拇趾皮肤感觉麻木，拇趾背伸肌力减弱，并有 70% ～ 80% 患者膝腱反射或跟腱反射出现异常（亢进、减弱或消失）。

（3）腰椎间盘突出症的运动康复。

①活动期。急性疼痛的发生阶段，患者必须改变生活习惯、减少活动量、停止体育活动及体力劳动，以卧床休息为主，并根据情况适当佩戴围腰保护，注意坐起、翻身等动作的安全性。

②腹肌等长收缩。仰卧位，上身向前、向上方向抬起用力（腹部肌肉用力，不引起动作），下肢稍微屈曲可以更方便腹肌发力。保持 30 秒为 1 次，10 次 / 组，2 ～ 3 组 / 日。

③腰背肌等长收缩练习。仰卧位，上身用力压床，只是腰部肌肉用力，不引起动作。保持 30 秒为 1 次，10 次 / 组，2 ～ 3 组 / 日。

④“双桥”练习。以上肌力练习在不增加疼痛的前提下尽可能多做，以对抗卧床造成的肌力下降，同时应练习上肢和下肢的肌力，为恢复日常生活打下良好的体能基础。

⑤被动直抬腿练习。双下肢均可练习，以症状较重的一侧为主。练习时，仰卧位，将无弹性的带子等套在足部，用上肢力量将腿被动抬高，下肢伸直不得屈膝，尽量使腿与床面夹角在 70° 以上，抬到感觉微痛时停止进行持续牵伸，待机体适应后继续抬高，5 ～ 10 次 / 组，2 ～ 3 组 / 日。

⑥恢复期：此阶段疼痛基本缓解，主要以强化腰腹部肌肉力量、稳定腰椎并改善腰椎活动度，逐步恢复正常和运动为目的。内容：a. 腹肌仰卧举腿；b.“空中”自行车练习；c.“飞燕”练习；d. 屈腿仰卧起；e. 坐位转体；f. 俯卧四点支撑；g. 抗阻侧屈。

根据情况由专业医生决定是否可以进行腰椎屈曲练习。注意在上述功能练习的同时，还必须注意日常生活对腰椎的保护、功能巩固练习和治疗效果，避免复发。

4.3 运动性伤病防治

4.3.1 运动性伤病一般性介绍

作为康复过程的一个阶段，主动性功能锻炼要求受伤者通过适量的运动加速恢复进程。因为在这一阶段需要受伤者主动地参与到康复治疗中，故有人将此阶段称为主动恢复阶段。此阶段的目标是恢复在损伤后失去的所有身体素质，而首要的目标是重新恢复机体的柔韧性、力量、爆发力、耐力、平衡和协调能力等。不经历此阶段的康复过程就不可能完全并永久性地从损伤中恢复过来。一些医生的康复建议仅是休息，但这恰是受伤者绝不能做的事情。不进行一些康复训练，受伤部位就得不到恢复所需的充足血液，只有积极良好的血液循环才能保证受伤部位获得恢复所需的氧气和营养物质。“肌肉训练在伤者的损伤处达到解剖学意义上的痊愈之前即可开始了，可以在恢复期间开始，逐渐地展开训练。”

此外，运动时肯定会感觉到一些不适，但是受伤部位绝不能强行运动到痛点。恢复是漫长的过程，损伤部位不可用力过度、急于求成，做任何运动都要小心谨慎。疼痛是停止运动的标志，绝不能被忽视。现阶段的目标是恢复因受伤而下降的身体素质，主要应恢复关节活动范围、柔韧性、力量和协调能力等。在此恢复期间应优先参考受伤者的运动背景和专项，而受伤者可以选择自己的专项训练来恢复其力量、柔韧性和协调能力。

1. 关节活动度训练

受伤关节康复的第一步是完全恢复关节最大运动幅度。关节最大运动幅度的恢复是非常重要的，其可为康复训练后期进行更大强度的训练奠定基础。在经过初期的恢复治疗后，受伤结构便开始修复，此时可开始做一些非常轻柔而简单的运动。首先让损伤部位（关节）做基础的屈曲、伸直运动，当做动作时感到比较舒服后，再开始增加一些其他运动，如旋转运动，将受伤部位左右旋转或沿顺时针和逆时针方向转动，这时要根据不同部位（关节）原本的活动幅度来定。例如，肩关节属于灵活程度较高的球窝关节，可以在不同平面分别实现屈、伸、内收、外展、内旋、外旋等动作；而肘关节属于稳定程度较高的滑车关节，只能实现屈、伸等简单运动。

2. 柔韧性训练（牵伸训练）

牵伸训练和关节运动幅度训练应逐渐加强，其目的是使损伤部位逐步恢复柔韧性素质。而当试图增加损伤部位柔韧性时，仍然需确保以循序渐进的、系统的、对损伤部位施加较轻负荷的方法进行练习。

3. 力量训练（抗阻力训练）

抗阻力练习在损伤恢复中非常重要，它可以重建机体的稳定性，保障以后损伤概率的减小。应用自身体重和一些训练器械进行力量训练对提高损伤部位的力量都是有效可行的。在受伤者的康复训练中，训练器械还可为肌肉和关节提供稳定的支撑。在损伤早期，较为有效的力量训练方法是肌肉等长收缩训练，这种训练方式比较安全，在等长收缩训练中，损伤部位即使没有移动该部位的肌肉亦能收缩发力。

4. 平衡和本体觉训练

康复过程中的这一阶段常常被忽略，而这种忽略也是旧伤容易复发的主要原因之一。当软组织发生损伤时，损伤部位及其周围区域也会有一定量的神经随之受损。这既会导致神经对肌肉和肌腱的控制能力变弱，又可进而影响关节结构的稳定性。没有神经的精确调节，损伤部位周围的肌肉、肌腱，以及韧带就会对关节和肢体环节的位置感觉不准确，这种对肢体位置感觉（本体感觉）的缺失可导致看似已经痊愈的损伤复发。

当损伤部位的柔韧性和力量得到一定程度的恢复时，即可进行一些综合的平衡动作和练习。平衡练习对修复损伤部位的神经十分重要。首先，从简单的平衡练习开始，如走直线或在平衡木上站立；然后，进行单腿平衡练习，如单脚站立；再进一步尝试闭眼单脚站立。当适应了上述所有练习后，便可尝试进行一些更有难度的练习，如在平衡板、瑞士球、平衡垫，以及泡沫轴等不稳定器械上完成平衡动作。①

5. 自我筋膜放松技术

自我筋膜放松技术是一种特别的自我按摩方法，可以被用来放松紧绷的肌肉、筋膜或扳机点。它是将练习者自身重量及泡沫轴等用具相互作用产生的压力施加于练习者的肌肉及筋膜等软组织上，使练习者过于紧张的肌肉及筋膜产生放松的一种伸展训练方式。此技术可以用泡沫轴、曲棍球、按摩棒或者自己的双手来进行自我筋膜放松，通过向身体上的某一点施加压力来帮助肌肉恢复至正常的功能，对缓解身体局部疼痛、改善肢体僵硬状态、缓解肌疲劳状态效果很好。

4.3.2 运动性伤病治疗原则

损伤发生后，治疗不同组织损伤的原则应是避免进一步损伤，同时避免对自然修复过程的干扰，为修复过程创造适宜的生物学环境。因此，需要了解各种组织的修复能力，以及愈合时间。正如前文所述，受伤后功能锻炼过晚会导致肢体僵硬、运动功能丧失，但是相反地，受伤后功能锻炼过早或不适当也会造成组织进一步损伤，进而影响组织修复，甚至加重原有损伤。

1. 组织修复过程不同分期

组织修复过程是机体损伤后人体组织为恢复自身结构和功能所做出的反应，它是由一系列复杂、相互联系且连续发生的细胞反应、体液反应和血管反应所完成的，这一系列反应由炎性介质的释放开始，以组织重塑形达到动态平衡而结束，其过程包括炎症反应期、机化修复期和塑形重建期三个阶段。

1）炎症反应期

炎症是损伤后引起的细胞和血管反应，包括炎性介质的释放、炎性细胞局部浸润、血管扩张、血浆渗出。这些反应将引起的临床表现包括患部发红、肿胀、发热、疼痛，

---

① 曲绵域，于长隆 . 实用运动医学 [M]. 4 版 . 北京：北京大学医学出版社，2003.

以及功能障碍。血供良好的组织在损伤后炎症反应即刻开始，损伤组织释放的血管活性介质会促使损伤周围的血管扩张，血管通透性增高；破损血管流出血液，形成血肿，暂时充填损伤部位。炎症细胞中释放的酶有助于清除坏死组织，从单核细胞和其他炎症细胞释放的生长因子则能刺激受伤部位的血管浸润，而且有助于基质细胞的移动和增殖，这将促发组织修复的开始。虽然炎症反应能够促进坏死组织的清除、启动修复过程（特别是血管浸润和细胞转移对愈合都有所帮助），但是它并非完全有益。例如，过分延迟的炎症反应可以加重组织损伤程度、延迟组织修复过程，并造成过多的瘢痕形成。因此，此阶段通常应用冰敷、抗炎药物减轻局部炎症反应、缓解疼痛。此阶段的运动康复方案通常为局部制动，或仅安排有限的关节活动度练习，以维持关节功能。①

2）机化修复期

机化修复是新生细胞或基质代替坏死或受损组织的过程，它通常是由未分化的基质干细胞完成的。基质干细胞具有分化成为骨、软骨、纤维组织和其他组织的能力，在进入血肿和损伤部位不久后，基质干细胞增殖并合成富含胶原蛋白的基质。随后，在不同的生物学和力学条件下，它们将被分化成为成骨细胞、软骨细胞、成纤维细胞或其他类型细胞。在损伤组织中，各种化学或物理信号（包括各种浓度的生长因子、激素、营养物，以及 pH、氧浓度、电和力的环境等）都能影响未分化细胞，控制其分化方向和基质合成。此期特点是炎症反应减少，已有组织初步愈合并具备一定机械强度，但抗机械应力强度仍较弱。因此，此阶段运动康复方案通常为关节活动度练习，适度的柔韧性、协调性练习，以及少量的有氧耐力练习。力量训练在此阶段不被提倡，因为较大强度的力量训练会造成组织再度损伤，同时产生过多的乳酸也容易引起局部纤维组织的错构，造成组织愈合不良。②

3）塑形重建期

塑形重建是通过细胞和基质的清除、替代及重组而取得组织结构的重塑形，从而结束组织修复的过程。损伤修复过程会产生大量的细胞、血管组织，以及排列紊乱的基质成分，塑形重建可修复组织并重新塑形，使之更加接近原有组织结构。随着组织塑形重建的进行，细胞和血管密度减少，过多的基质被清除，基质中的胶原纤维会随着所受应力的方向而重新有序地排列。此期特点是修复组织已具备较好的机械强度，提供适度的应力常有助于组织的功能重塑。因此，基本上所有运动康复内容在此阶段都可安全介入，包括关节活动度练习、柔韧协调性练习、有氧耐力练习，以及力量练习等。

2. 不同组织的愈合能力及修复分期

不同组织有不同的愈合能力，这就决定了对不同的创伤要制定针对性的康复方案，包括介入时间、项目、强度、周期等。但是，对不同个体、不同损伤程度、不同干预来说，组织修复各阶段时间还是相差较大的，因此，此处只能提供大概参考，针对具体情况还应有区别地对待。此外，有很多伤病患者发现时即已过了炎症反应期，处于机化修

① 方平，王飞，刘华锋．体育与健康 [M]．北京：原子能出版社，2008.

② 房淑珍．成年人体育锻炼与健康 [M]．郑州：郑州大学出版社，2012.

复期或塑形重建期，因此他们应选择相应期间训练项目，不能一成不变。下文涉及的很多慢性劳损性损伤即属于此类。

3. **不同功能性练习建议介入时间**

遵循功能性练习介入原则，结合前文述及的关节活动度训练、柔韧性训练、力量训练、平衡和本体觉训练、自我筋膜放松等技术，根据损伤组织的不同修复时期介入合适的运动康复项目。由于不同患者损伤程度、身体素质、运动能力、学习能力不尽相同，因此，康复计划一定要根据个体情况区别对待、个性化设置。功能性练习设置方案建议如下（表 4-1）。

表 4-1　不同功能性练习建议介入时间

分期	关节活动度训练	柔韧性训练	平衡和本体觉训练	自我筋膜放松	力量训练
炎症反应期	适当幅度	禁止	禁止	禁止	禁止
机化修复期	较大幅度	静态牵伸、被动牵伸	有保护下进行	不负重状态下	禁止
塑形重建期（早期）	完全幅度	静态牵伸为主	有保护下进行	不负重状态下	低强度
塑形重建期（后期）	完全幅度	动态牵伸为主	自主进行	负重状态下	高强度

下文对于各个伤病进行介绍的内容中，请按照此原则合理选用功能性练习方法。此外，等长抗阻力锻炼安全性较高，故可以将其适用时间阶段适当提前，甚至在机化修复期就可应用。

4.3.3　常见运动性伤病防治

1. **颈椎间盘突出症**

1）病因病理

颈椎椎间盘是一种减震组织，其常被看作颈椎椎骨之间的“垫子”。椎间盘的作用是减缓震动、促进运动和支撑脊柱。此盘状物由中心区域的“髓核”和周围的“纤维环”组成。椎间盘的退行性变和（或）突出（椎间盘破裂）的形成可以引发脊髓或者神经根的损伤。颈椎间盘的损伤类型也有很多种，多数可引发颈部疼痛以及运动障碍。颈椎发生椎间盘突出时，因椎间盘的滑脱或破裂，其内部的胶原状物质可向外膨出，随之可压迫颈椎处的脊髓或神经而引发症状。在运动训练当中，过度屈曲或伸展颈椎，不正确的颈部发力动作，尤其是颈椎受到突然的暴力创伤，均容易诱发该病。同时，颈部椎间盘的退行性改变并失去韧性和弹性，反复受压迫，也是诱发因素。因此该病是驾驶员、教师、伏案工作者的常见病及高发病，这是因为他们工作导致颈椎退行性改变较早。

本病多为急性发病，少数病例亦可慢性发病。大多起于轻微劳损，甚至睡醒时伸懒腰而发病，或是见于外伤情况下。临床表现为颈肩部疼痛感和无力感；颈肩部、上肢和

（或）头枕部有酸痛不适的感觉。

2）如何预防颈椎间盘突出症

有效的预防可以避免我们遭受颈椎间盘突出症带来的痛苦，必须做到两方面：减少颈椎的劳损；锻炼颈椎及其周围的组织。

3）颈椎间盘突出症患者有哪些注意事项

要养成良好的学习和工作习惯，少低头、多后仰，工作 1 小时至少休息一次，休息时头向后仰，或平卧，让颈椎得到休息。

注意不要来回转头，更不能旋转颈椎，斜搬按摩，否则的话可能会对颈椎造成无法挽回的伤害。

改变“高枕无忧”或不垫枕头的不良习惯，选枕头时尽量选择合适高度的枕头。

2. 肩周炎

1）病因病理

肩周炎又称肩关节周围炎，俗称凝肩、五十肩。本病多见于体力劳动者以及以上肢项目为主的运动员，年龄大者好发。诱发因素通常为：长期肩关节过度活动，姿势不良等所产生的慢性劳损；上肢外伤后肩部固定过久，肩周组织继发萎缩、粘连；肩部急性挫伤、牵拉伤后治疗不当等。

临床症状主要表现为肩部逐渐产生疼痛，夜间为甚，逐渐加重，肩关节活动功能受限。肩关节广泛压痛，并向颈部及肘部放射，还可出现不同程度的三角肌的萎缩。肩关节向各方向活动均可受限，以外展、上举、内旋外旋更为明显，严重时肘关节功能也可受影响，屈肘时手不能摸到同侧肩部，尤其在手臂后伸时不能完成屈肘动作。随着病情进展，由于长期废用引起关节囊及肩周软组织的粘连，肌力也出现逐渐下降。肩周炎的痛点和疼痛区域见图 4-2。

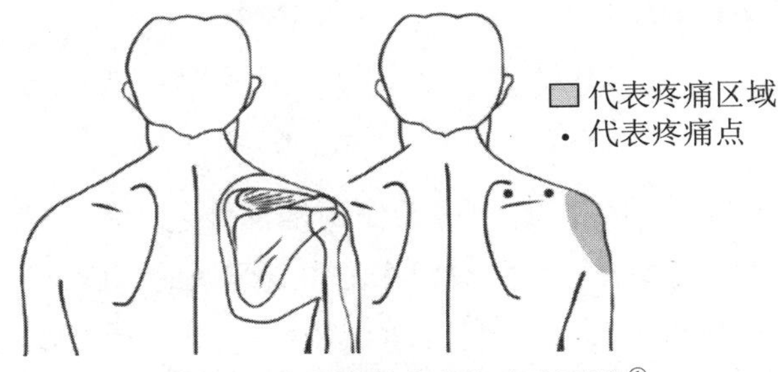

图 4-2　肩周炎的痛点和疼痛区域[①]

2）如何预防肩周炎

首先各级卫生部门要重视这一工作，积极主动地做好宣传，解决在思想上的忽视，要以预防为主，把它消灭在萌芽之中。

从根本上发动群众，从青年时期做起，积极主动参加体育锻炼，持之以恒。如跑步、

① 图源：刘海生、齐桂兰 . 要小心！你的坏姿势 [M]. 长春：吉林科学技术出版社 . 2014-09.

医疗体操、广播操、太极拳、武术、中老年人健美操、划船动作、弓箭步向前走做扩胸动作、肩关节有关功能活动等，都是很好的预防锻炼方法。

防止持续性过久的吹风。如果出汗后，在风扇下或阴凉通风处，在肩部外露情况下，吹风过久，很容易导致肩周炎的发生。所以，在温暖或炎热的季节，要防止持续性过久的吹风。

防止或延缓退行性病变的发生。大量统计资料表明，肩周炎的发病均与静、老、伤、寒有关。静，指少动；老，指退变。二者是该病的主要内因。所以，要防止该病的发生，就必须从年轻时起坚持体育锻炼，防止或延缓退行性病变的发生。

3）肩周炎患者日常生活应注意什么

加强体育锻炼是预防和治疗肩周炎的有效方法，但贵在坚持。如果不坚持锻炼，则肩关节的功能难以恢复正常。

营养不良可导致体质虚弱，而体质虚弱又常导致肩周炎。如果营养补充得比较充分，加上适当锻炼，肩周炎常可不药而愈。

受凉常是肩周炎的诱发因素，因此，为了预防肩周炎，中老年人应重视保暖防寒，勿使肩部受凉。一旦着凉也要及时治疗，切忌拖延不治。

纠正不良姿势。对于经常伏案、双肩经常处于外展工作的人，应注意调整姿势，避免长期的不良姿势造成慢性劳损和积累性损伤。

重要概念

运动损伤　肌肉挫伤　医疗体育康复运动　运动治疗技术　炎症　颈椎　椎间盘

思考题

1. 运动损伤的定义及一般规律是什么？
2. 康复运动的基本原则是什么？
3. 力量训练的定义是什么？
4. 颈椎椎间盘病因病理是什么？

即测即练

第 5 章 营养与膳食

导读

营养学是研究食物、膳食与人体健康关系的科学。营养是人体从外界环境摄取食物，经过消化、吸收和代谢，利用其有益物质，供给能量，构成和更新身体组织，以及调节生理功能的全过程。[①] 正因如此，营养学把食物成分区分为营养素和其他成分，营养素指为维持机体繁殖、生长发育和生存等一切生命活动和过程，需要从外界环境中摄取的物质。本章将重点介绍营养与膳食的相关内容。

知识结构图

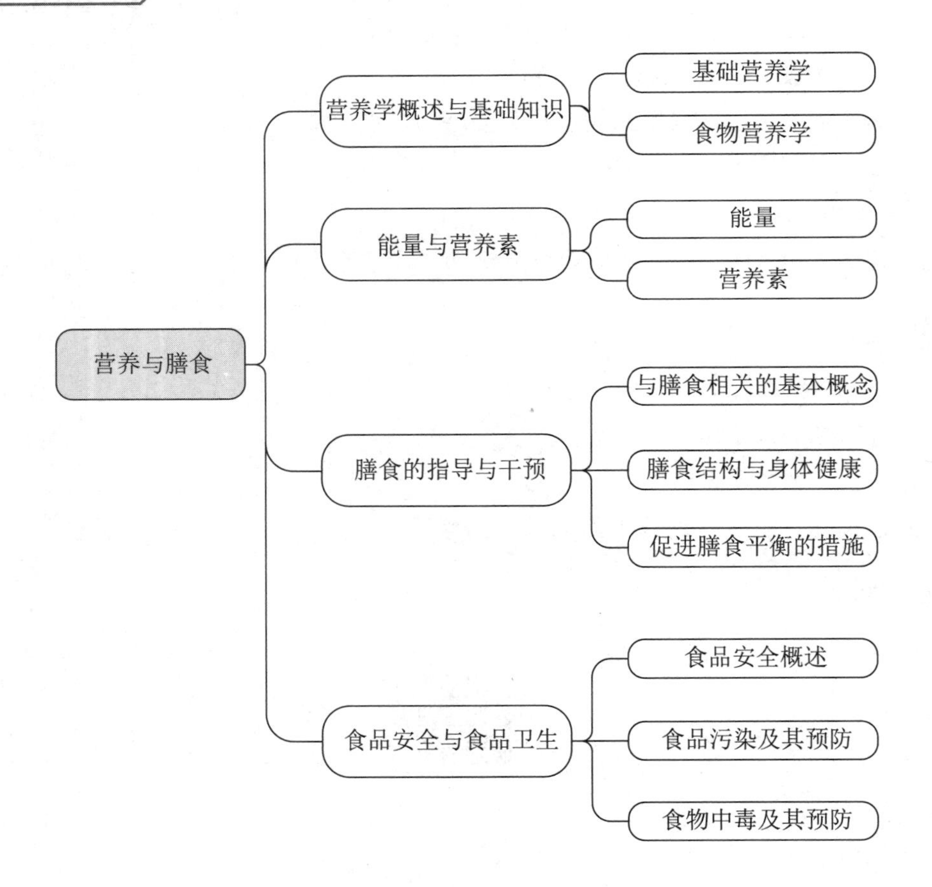

① 杨月欣 . 营养学：探究食物和人体健康的关系 [J]. 科学世界，2019，（8）：1.

本章重难点

1. 营养学的相关概念
2. 能量与各类营养素
3. 膳食结构与膳食均衡
4. 我国食品安全目前存在的问题

5.1 营养学概述与基础知识

5.1.1 基础营养学

基础营养学研究的基本对象是营养素，其主要内容涉及各种营养素的性质，生理功能，在人体内的消化、吸收、代谢，人体营养状况评价，人体需要量，膳食参考摄入量，以及食物来源等。

1）人体的成分

人体约由 60 多种化学元素组成，构成人体的这些化学物质被称为体成分。体成分是反映人体内在结构比例特征的重要指标，保持体成分的均衡是维持机体健康状态的最基本条件。作为人体生物学的一个重要分支，体成分研究主要研究人体内各组成成分的含量和分布规律、测量方法，以及在外界因素影响下各组分的变化规律。对体成分的测定可较准确地反映人体内肌肉、脂肪，以及骨骼等的含量，进而判定人体或群体的身体组成是否合理，防止因营养不良引发各种疾病。了解体成分有助于做出医学与临床诊断，包括骨质减少或骨质疏松、肌肉萎缩、脂肪代谢障碍、水化状态改变、营养不良等。此外，代谢结局（如胰岛素抵抗）也与身体脂肪含量密切相关。

2）人体的系统

人体是由多个功能复杂、相互协调的系统组成的有机整体，包括消化、运动、呼吸、泌尿、生殖、循环、神经、内分泌和感觉九大系统。这些系统的紧密协作维持着生命过程。例如，身体的每一个细胞都需要新陈代谢，这依赖外界营养的摄入。消化系统负责将食物分解吸收，为细胞代谢提供必需的能量和物质。此外，消化系统还能与其他系统相互作用，在神经和体液的调控下，共同促进身体各种生命活动的和谐进行。

3）食物的消化

食物在被人体吸收和转化为能量前，需要先被分解成更小的分子，此过程即消化。消化分为机械性消化和化学性消化两种形式。机械性消化可以通过消化道肌肉的活动将食物碾碎，使之与消化酶混合，并推进至消化道更深层部分；而化学性消化则涉及消化腺分泌的消化液，由消化液中的酶负责将复杂的大分子分解成小分子以便吸收。这两种方式互相协作，确保身体能从食物中获取必需的营养和能量，支持生命活动。

4）营养素的吸收和废物排泄

食物在消化过程中被分解成小分子后，这些分子将通过消化道被吸收进血液或淋巴系统，供细胞使用，这个过程被称作吸收。那些未被吸收的食物残余最终将以粪便形式被排出体外。摄入并分解食物后，人体组织吸收了营养素和其他有益成分，并进行代谢，以此为身体提供各种生命活动所需的营养和能量，实现生长、发育、繁殖和修复。在这一过程中，身体还会产生二氧化碳、水和其他代谢废物，并通过呼吸和排尿等方式将它们排出体外。

5）营养与组学

组学是一系列的科学研究领域，包括基因组学、转录组学、表观遗传组学、蛋白质组学、代谢组学和宏基因组学等，它们的共同目标是全面分析生物分子，量化并理解生物体内的分子结构、功能及其动态变化。随着高通量技术的应用，大量的组学数据被生成，对这些数据的综合分析有助于深入了解生物学系统和其作用机制。特别是随着人类基因组计划的完成，组学领域在营养学研究中的作用愈加凸显，尤其是在研究膳食与基因交互作用方面。

营养组学是利用组学方法研究营养与基因、蛋白质及代谢作用的新兴领域，主要分为四个子领域。

（1）营养基因组学。研究营养和基因互动的方式和对健康的影响，提出预防营养相关疾病的策略。

（2）营养表观遗传学。研究营养素引起的表观遗传变化，从而阐明营养素对健康的影响。

（3）营养蛋白质组学。运用蛋白质组学技术研究营养对蛋白质表达及其翻译后修饰的影响，以及寻找与营养相关疾病的相关蛋白标志物。

（4）营养代谢组学。使用代谢组学技术研究膳食与体内代谢的相互作用，以及对健康的影响。

营养组学集成了不同组学技术提供的信息，重点研究营养素与基因、蛋白质和代谢的相互作用及其对健康的影响，其研究成果旨在基于个体的基因组、蛋白表达和代谢特性发展个性化的营养干预措施，提出个体化的营养建议，以促进疾病预防和健康。

6）营养与免疫

免疫是人体对抗病原体入侵并预防疾病的能力，由分子、细胞、组织和器官组成的免疫系统在体内广泛分布，保护机体免受外界病原体的侵害。免疫功能分为特异性免疫（获得性免疫）和非特异性防御机制（先天性免疫），这两者是紧密相连的。免疫系统能够区分人体自身与外来物质，特定地识别和响应无数不同的分子并具有记忆力，能够对先前遇到的外来因子做出更快速、更强烈的响应。

免疫细胞主要包括吞噬细胞（如巨噬细胞、中性粒细胞和树突状细胞）和淋巴细胞（如B细胞、T细胞和自然杀伤细胞）。另外，免疫系统还依赖细胞因子，这些由多种细胞产生的蛋白质可以调节其他细胞的行为。肠道免疫系统或肠道相关淋巴组织可以通过肠黏膜上皮阻止细菌和食物抗原的穿透，同时将有限的细菌信息转化为免疫学信号，是人体整体免疫能力的关键部分。

近年来，营养和免疫学的关系成为营养科学研究的热点领域，对其的研究不仅在微观层面（如亚细胞和分子水平）探讨微量营养素对免疫的调节机制，也在宏观层面通过营养手段来改善免疫系统功能。例如，通过补充维生素 E、维生素 C 或益生菌提升特定人群（如老年人）的免疫功能，这些研究加深了人们对营养与健康关系的理解。目前，研究焦点集中在蛋白质、脂肪酸、微量营养素、植物化学物等对免疫功能的作用，特别是这些成分与肠道免疫功能的关联。

5.1.2 食物营养学

营养科学认为食物是人类营养的源泉，食物的价值对人类生存至关重要。通过研究食物的化学结构、营养价值、特性，以及烹饪、加工、储存对其营养影响，开发新的食物资源和制造营养化、功能化食品对促进人类健康和提高生活质量具有深远的意义。食物营养学是营养科学的一个核心分支，它从 18 世纪的食物化学和营养学中发展衍生而来，而化学定量分析的进步也为人们识别食物中的营养成分奠定了基础。从最初的氮含量测定到对蛋白质、脂肪、碳水化合物的分析，人们对食物的理解得到了不断深化。随着人们对健康和长寿的不断追求，营养化和功能化食品的发展速度显著提升，食物营养学领域也随之扩展。

食物营养学研究包括食物的化学成分、营养和功能特性，食物营养评价技术，发掘和利用食物资源，以及烹饪营养等方面，它依托营养学理论，结合化学、生物学方法，探究食物中营养素和其他化学成分的类型、含量、吸收利用率及其评价技术，研究加工和烹饪对营养的影响，以期设计和阐明食品的营养价值及其对人体的功能作用。食物营养学不仅是营养学的一个关键组成部分，也是相关专业技术和产业发展的理论支撑。

1）食物的化学成分

营养成分指食物中具有的营养素和有益成分，其中，营养素指食物中具有特定生理作用，能维持机体生长、发育、活动、繁殖，以及正常代谢所需的物质，包括蛋白质、脂肪、碳水化合物、矿物质及维生素等。除此之外，食物中还存在其他一些重要的成分，如水（分）和膳食纤维等。

2）食物中的植物化学物

植物化学物指植物能量代谢过程中产生的多种中间或末端的次级代谢产物。目前业内普遍认为，这类物质不是维持机体成长发育所必需的营养物质，但对维护人体健康、调节生理功能和预防疾病能发挥重要作用。

天然存在的植物化学物种类繁多，可以按照其化学结构或功能特点进行分类。某些植物化学物可以归属于多个分类，如花色苷是花青素的糖苷结构，既属于酚类化合物，又属于苷类化合物；绿原酸既属于酚类化合物，又属于有机酸化合物。

3）动物性食品

动物性食品包括畜禽肉类、蛋类、乳类、水产品类及其制品等，是营养价值较高的食品，能够供给人体优质蛋白质、脂肪、脂溶性维生素、B 族维生素和矿物质。后文将重点叙述畜禽肉类、乳与乳制品、蛋与蛋制品等动物性食品的营养成分与特点，以及对人类膳食的贡献和作用。

4）食物营养学评价和技术方法

食物的种类多样，每种食物对人体的营养价值和健康贡献各不相同。评估食物的营养成分、适宜人群，以及潜在的健康益处需要依靠科学的理论框架和技术方法。随着科技的进步，食物营养评价的理论和技术手段也在不断完善和统一。这通常涉及对食物中的营养物质组成、含量分析，代谢吸收和生物利用率评估，以及生理效应、健康效益和风险的测定。

食物营养评价对农业、食品工业、消费者选择和营养健康保障都很重要。评价过程中，需要明确食物中含有的营养素和其他成分，判断这些成分是否能满足人体的各项生理和预防疾病的需求，以及发现它们在人体内的代谢路径和对健康的潜在益处。

食物成分的含量分析是营养评价的基础。对新的食物资源，首先要确定其含有的营养素和其他成分的含量水平，然后评估其营养质量，基于食物的营养属性研究其在人体内的生理效应、功能作用和健康效益。因个体对营养需求存在差异，食物对不同个体营养价值也会有所不同，评价结果需要基于科学的数据进行客观解释。

目前，食物营养评价使用的技术手段日益多样化，包括传统的分析化学方法、体外实验、动物和人体实验等。组学技术的运用（特别是在多组分分析方面的运用）为建立化学成分与生物学效应的关联提供了新的途径，而循证医学（包括临床对照试验和流行病学研究）也为确立食物对健康影响的证据提供了坚实基础。整体看待食物的营养价值已是食物营养评价发展的新趋势。

5）食物卫生学评价和技术方法

“民以食为天，食以安为先”这句古话反映了食品安全对公众健康、社会经济发展和稳定的重要性。食品的安全风险可能来自从生产、加工、存储、运输、销售到消费的整个链条，包括物理性、化学性和生物性危害。随着新食品资源的开发和食品品种的增多，对食品中潜在有害因素的分析与评估变得更加关键。

食物中有害成分的类型繁多，来源广泛，且分析检测方法多种多样。营养强化剂和膳食补充剂的广泛使用也带来了营养素过量的问题。因此，食品安全性评价和风险分析的相关理论与技术的发展成为确保食品安全的关键。

食品安全检测涉及对食物中有害物理和化学因素的分析、微生物（包括益生菌）的评估，以及食品安全性和风险分析方法，还包括对营养素过量和可耐受最高摄入量的评估。此外，对食品安全事故的调查和处理也属于食品安全的范畴。这些检测和评估程序对保护消费者健康至关重要，有助于识别食品中的潜在危害，制定相应的风险管理措施。

6）烹饪营养和膳食制备

作为营养素的主要来源，食物对人类的生存和发展至关重要。我国古代劳动人民提出的饮食原则“五谷为养，五果为助，五畜为益，五菜为充”展示了对平衡膳食的早期认识。我国历史悠久的烹饪传统随着科技发展和生产力的提高不断演进，创新了烹饪方法、工具，并丰富了烹饪文化。随着营养科学的进步，现代社会越来越重视烹饪对食材营养价值的影响。

2017 年，《国民营养计划（2017—2030 年）》的发布标志着我国政府首次对烹饪行业提出了明确的营养和健康要求，旨在加强传统烹饪方式的营养化改造，并推广健康烹饪模式与营养均衡配餐的示范。这一政策鼓励人们利用现代营养科学方法分析和研究传统烹饪技术对食物营养价值的影响，提升中国菜肴的营养价值。这种研究对继承和发扬我国传统烹饪工艺、推广健康的烹饪模式、促进公众健康有着深远的意义。通过科学的研究和实践，人们可以优化烹饪方法、提高食物的营养价值，同时保留和弘扬中华烹饪文化的精髓。

5.2 能量与营养素

5.2.1 能量

1. 能量的定义

能量这一概念在营养学领域内指的是食物中的化学能或生物质能，这种能量能够被人体吸收并转化为身体活动所需的动力，故其在营养学中有时也被称为热量。能量的转换遵循能量守恒的自然法则，即能量不能被创造或消失，只能从一种形式转换为另一种形式。

在自然界中，植物通过光合作用将太阳能转化为化学能，这个过程中，植物利用叶绿素吸收太阳能，并将其储存在二氧化碳和水合成的碳水化合物中。这些植物被人类和其他生物消化后，其中的化学能将被转化为能够支持各种生命活动的能量。

人体可以通过消化食物来吸收三大能量提供者：碳水化合物、脂肪和蛋白质。这些营养素被分解成更小的分子，进入血液，并被运送到细胞内。在细胞中，这些小分子营养物质通过代谢过程生成新的组织，释放出储存于其化学结构中的能量。人体进而利用这些被释放出的能量进行各种身体活动，如肌肉收缩、维持体温和腺体分泌等。

2. 能量的单位

在营养学中，通常使用卡路里（Calorie，1 卡路里=4.184 焦耳）作为能量的基本单位，简称为卡（cal）。但是在日常生活中，形容食物热量和运动能量消耗的时候用的是千卡（即 kcal，1kcal=1 000cal=4.184kJ=4 184J）。

我国和国际上目前通用能量的单位则是焦耳（J），同样也有千焦（kJ），兆焦（MJ）。1 焦耳的定义是用 1N 的力把 1kg 的物体推动 1m 所需要的能量。

3. 能量的来源与消耗

1）能量的来源

人体所需的能量主要来源于食物中的产能营养素，包括碳水化合物、蛋白质和脂肪。此外，酒精和膳食纤维在一定条件下也能提供能量。碳水化合物是人体获取能量的首选来源，即使在氧气供应有限的情况下，人体也能通过糖酵解的方式获取能量。人体在饥饿时也能从自身存储的糖原中获得关键的能量。

尽管蛋白质也可以被分解来提供能量，但它们更重要的角色是合成组织、激素、抗体和运输载体等生物分子。蛋白质在能量供应中通常被视为次要来源，特别是在碳水化合物和脂肪足够供应的正常饮食条件下。脂肪是一种高密度能量源，尤其在长时间或剧烈运动后，当糖原储备消耗殆尽时，脂肪将成为人体主要的能量来源。酒精虽然含有较高的能量，但并不是人体必需的营养素，且过量饮用有健康风险。人体虽然不能完全消化吸收膳食纤维，但它在结肠中被细菌发酵后也可以产生少量的短链脂肪酸，为机体提供部分能量。

2）能量的消耗

人体消耗能量主要用于三个方面：基础代谢、体力活动和食物特殊动力作用。基础代谢指人体在静息状态下（如清醒但处于完全休息状态）进行正常生理活动所需的能量代谢；体力活动涉及日常生活、工作、运动等活动所消耗的额外能量；食物特殊动力作用也被称为食物热效应，指由食物摄入和消化过程中引起的能量消耗。

不同个体的基础代谢率往往相近，而食物热效应则与摄入的三种产能营养素的比例有关。碳水化合物的食物热效应大约是其能量摄入量的 5% ～ 6%，脂肪是 4% ～ 5%，而蛋白质最高，可达到约 30%。混合饮食的食物热效应大约占基础代谢的 10% 或总能量摄入的 6%。正常成年人在相似生理条件下基础代谢消耗的能量差异不大，但不同强度的体力活动所消耗的能量差异显著。体力活动可以根据强度分为轻度、中度和重度。

能量的摄入与消耗平衡对体重控制至关重要，如果能量摄入超过消耗，则多余的能量会被转化为脂肪储存，导致体重增加；如果能量摄入低于消耗则会引起体重下降。能量的零平衡意味着摄入的能量与消耗的能量相等，体重维持稳定；能量的正平衡指摄入超过消耗；而能量的负平衡则指摄入少于消耗。不同年龄段、不同劳动强度的中国居民能量需要量见表 5-1。

表 5-1　中国居民能量需要量一览表①

人群	能量（千卡 / 天）					
	轻体力活动水平		中等体力活动水平		重体力活动水平	
	男	女	男	女	男	女
6 岁	1 400	1 250	1 600	1 450	1 800	1 650
7 岁	1 500	1 350	1 700	1 550	1 900	1 750
8 岁	1 650	1 450	1 850	1 700	2 100	1 900
9 岁	1 750	1 550	2 000	1 800	2 250	2 000
10 岁	1 800	1 650	2 050	1 900	2 300	2 150
11~13 岁	2 050	1 800	2 350	2 050	2 600	2 300
14~17 岁	2 500	2 000	2 850	2 300	3 200	2 550

① 叶心明 . 健康管理理论与实践 [M]. 上海：华东理工大学出版社，2021：116.

续表

人群	能量（千卡 / 天）					
	轻体力活动水平		中等体力活动水平		重体力活动水平	
	男	女	男	女	男	女
18~49 岁	2 250	1 800	2 600	2 100	3 000	2 400
50~64 岁	2 100	1 750	2 450	2 050	2 800	2 350
65~79 岁	2 050	1 700	2 350	1 950	—	—
80 岁以上	1 900	1 500	2 200	1 750	—	—
孕妇（早）	—	+0	—	+0	—	+0
孕妇（中）	—	+300	—	+300	—	+300
孕妇（晚）	—	+450	—	+450	—	+450
乳母	—	+500	—	+500	—	+500

3）食物在体内的产能

产能营养素在体内的燃烧（生物氧化）过程和在体外的燃烧过程不尽相同。体外燃烧是在氧作用下完成的，化学反应激烈，伴随着光和热；体内氧化是在酶的作用下缓慢进行的，比较温和。两者的最终产物不完全相同，所以产生的能量也不完全相同。据量热仪测定，1g 碳水化合物在体外燃烧时平均产生能量为 17.15kJ（4.1kcal）；1g 脂肪平均产能 39.54kJ（9.45kcal）；1g 蛋白质平均产能 23.64kJ（5.65kcal）。碳水化合物和脂肪在体内氧化与体外燃烧时的最终产物都为二氧化碳和水，所产生的能量相同。蛋白质在体内氧化时的最终产物为二氧化碳、水、尿素、肌酐及其他含氮有机物；而在体外燃烧时的最终产物则为二氧化碳、水、氨和氮等，其在体内氧化不如体外燃烧完全。若将 1g 蛋白质在体内氧化的最终产物收集起来继续在体外燃烧，还可产生 5.44kJ（1.3kcal）能量。如果用“量热仪”体外燃烧试验推算，则体内氧化产生的能量值应为：1g 碳水化合物为 17.15kJ（4.1kcal），1g 脂肪为 39.54kJ（9.45kcal），1g 蛋白质则为 23.64−5.44=18.2kJ（4.35kcal）。

食物中的营养素在人体并不能 100% 被消化和吸收，会有一些能量通过粪便排出体外。这与食物本身的情况（如营养素的含量、食物的基质等）、食物的加工方式及人体的生理状态（如疾病等）都有关。此外，蛋白质中的一些能量将以尿素、肌酐等形式通过尿液排出体外。一般混合膳食中碳水化合物、脂肪和蛋白质的吸收率分别按 98%、95% 和 92% 计算，所以，三种产能营养素在体内氧化可被人体实际利用的能量如下。

1g 碳水化合物：17.15kJ×98%=16.81kJ（4.0kcal）。

1g 脂肪：39.54kJ×95%=37.56kJ（9.0kcal）。

1g 蛋白质：18.2kJ×92%=16.74kJ（4.0kcal）。

20 世纪 90 年代，英国营养学家杰弗里・利弗西（Geoffrey Livesey）提出了净代谢能（net metabolic energy，NME）的概念。NME 是最大限度转化为 ATP① 的那部分食物

① 腺苷三磷酸（ATP）是由腺嘌呤、核糖和 3 个磷酸基团连接而成，水解时释放出能量较多，是生物体内最直接的能量来源。

能量，也就是人体真正可以有效利用的食物能量。他们认为，估算与人体能量需要相平衡的食物能量时，应除去食物的各种必然生能量作用，如葡萄糖被转化为 ATP 时的能量损失，还有肠道菌发酵产生的能量等。食物能量体内流转示意图见图 5-1。

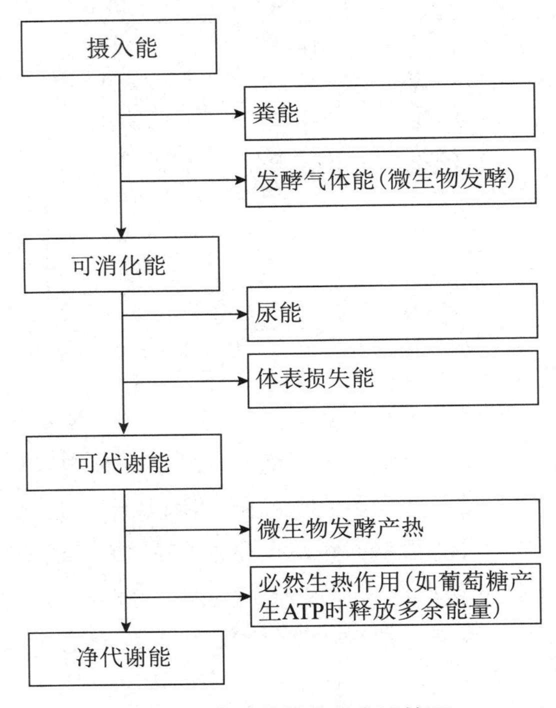

图 5-1　食物能量的体内流转图

5.2.2　营养素

1. 糖类

1）糖的概念及分类

糖是人体的主要能量来源，主要由碳、氢、氧三种元素组成，是一类多羟基醛或多羟基酮及其缩聚物和某些衍生物的统称，又称碳水化合物。糖主要分为三大类：单糖、寡糖和多糖，见表 5-2。

其中，单糖包括葡萄糖、果糖、半乳糖及核糖。寡糖又名低聚糖，是由 2 至 9 个糖单位通过糖苷键连接形成的短链聚合物，最常见的是双糖，由 2 个糖单位组成，如蔗糖、麦芽糖、乳糖等。3 个糖单位以上的寡糖并不都是游离存在的，而可能与非糖物质（脂类或蛋白质）形成复合糖。多糖无甜味，不溶于水，淀粉、糖原、膳食纤维就属于多糖。

表 5-2 糖的分类

分类	亚组	组成
单糖（1）	单糖	葡萄糖、半乳糖、果糖等
	双糖	蔗糖、乳糖、麦芽糖、海藻糖等
	糖醇	山梨醇、甘露醇、木糖醇等
寡糖（2 ～ 9）	异麦芽低聚寡糖	麦芽糊精
	其他寡糖	棉子糖、水苏糖、低聚果糖等
多糖（≥ 10）	淀粉	直链淀粉、变性淀粉、抗性淀粉
	非淀粉多糖	维生素、半维生素、果胶、亲水胶质物

注：糖的种类不同其甜度有所差异，如蔗糖为 1，则果糖为 1.75，葡萄糖为 0.75，麦芽糖等于半乳糖为 0.33，乳糖为 0.16，淀粉则无甜味；不同的糖消化吸收速度也有所差异，如葡萄糖为 1，则半乳糖为 1.10，果糖则为 0.43。

2）糖的生理功能

（1）参与机体构成。在细胞生物学中，糖类分子与脂质、蛋白质结合形成的复合物在细胞功能中扮演着重要角色。糖脂、糖蛋白和蛋白多糖是这些复合物的主要形式，它们广泛分布在细胞膜、细胞质和细胞间质中。

糖蛋白是由糖和蛋白质组成的复合物，是许多关键生物分子（如抗体、酶和激素）的组成部分，同时也是构成软骨等结缔组织的重要元素。细胞膜上的糖蛋白具有细胞识别功能，能参与细胞间的相互作用和信号传递。

糖脂则是由糖类和脂肪酸链组成的复合物，它们是细胞膜结构和神经组织中不可或缺的成分。在脑和神经系统中，糖脂主要集中在髓鞘上（髓鞘是神经细胞长突起的绝缘覆盖层，对于神经冲动的快速传导至关重要）。此外，核糖（RNA 的组成部分）和脱氧核糖（DNA 的组成部分）是遗传信息传递的核心分子。

以上这些糖在细胞内的核酸中起到骨架作用，对维持遗传物质的结构和功能至关重要。

（2）维持血糖。人体摄取的碳水化合物主要来自食物中的淀粉和各种糖类，如蔗糖和乳糖。在消化过程中，这些复杂糖类需被特定的消化酶分解成单糖，之后才能在小肠的初段被吸收并被身体利用。糖原是动物体内存储葡萄糖的主要形式，主要分布在肝脏与肌肉中，分别形成肝糖原和肌糖原。成年人的肝糖原大约占肝脏质量的 6%（大概为 75g），它参与调节血糖水平的稳定，尤其在空腹时，肝糖原的分解是维持血糖浓度的关键来源之一。正常血糖浓度范围通常在 3.89 ～ 6.11mmol/L。肌糖原的含量则不到肌肉质量的 1%（约 250g），它能为肌肉收缩提供能量。骨骼肌中的肌糖原不能直接被转换为葡萄糖，因为它们缺乏将糖原转化为葡萄糖所需的酶——葡萄糖 -6- 磷酸酶。因此，肌肉中的肌糖原首先将被转化为乳酸，然后通过血液循环传送到肝脏，由肝脏将其转化为葡萄糖，以供血糖补充或其他组织使用。

（3）供给能量。糖类物质是人体获取能量的主要来源，通常为人体提供大约

50% ～ 70% 的能量。作为单糖的一种，葡萄糖是能量的有效提供者，其中每克可释放 16.7kJ（约 4kcal）的能量。特定的组织如大脑的神经细胞和红血球专门依赖血液中的葡萄糖来获取能量。

在有足够氧气供应的情况下，葡萄糖或糖原会经历完全的氧化分解，这个过程称为有氧氧化，结果产生水和二氧化碳，并释放出大量能量，这个过程 1mol 葡萄糖可以合成 38mol 的 ATP（腺苷三磷酸），是细胞能量的主要储存形式。相反，在缺氧或氧供不足的环境下，葡萄糖在细胞质中会经历无氧氧化，也就是糖酵解过程，产生乳酸和较少量的能量，此时 1mol 葡萄糖只能合成 2mol 的 ATP。

（4）抗生酮及节约蛋白质。在一般状态下，当糖类的供应足够时，身体对脂肪的消耗相对较少，肝脏产生的酮体，以及肝外组织消耗酮体的速度大致平衡，导致血液中酮体浓度维持在较低水平（0.03 ～ 0.5mmol/L）。作为脂肪分解代谢的中间产物，酮体需要与葡萄糖的代谢产物草酰乙酸结合才能完成进一步的完全氧化分解。葡萄糖不仅参与其自身的代谢过程，还能为脂肪的代谢提供必需的能量。

当身体处于饥饿状态或特定条件下（如糖尿病或高脂低糖饮食）时，体内的葡萄糖水平可能下降，导致脂肪的消耗增加，进而使血液中酮体含量上升。酮体积累过多时将产生大量酸性物质，可能导致疲劳，严重时导致酸中毒。

此外，当体内糖分不足时，一些氨基酸在去氨基作用后生成的 α- 酮酸可以被转变成葡萄糖，以供能量需要，这个过程称为糖异生。而在糖分充足的情况下，葡萄糖的氧化分解则能提供足够的 ATP，帮助氨基酸进入细胞进行必要的代谢活动。

3）糖原的合成与分解

单糖转化为糖原的过程被称为糖原合成，这一过程需要能量支持，其发生在细胞的细胞质中。相对地，糖原分解成葡萄糖的过程被称为糖原分解，也在细胞质内进行。在动物体内（尤其是肝脏），糖原的合成和分解过程对维持血糖水平的稳定发挥着重要作用。在糖类充裕或细胞能量水平较高时，机体会促进糖原的合成，以储存未来可能需要用到的能量；而在糖类短缺或身体对能量需求增加的情况下，储存的糖原会被分解成葡萄糖并释放到血液中，以满足即时的能量需求。

4）血糖及其调节

血糖指血液中的葡萄糖，通常含量相对稳定，血糖浓度由肝脏、肾脏，以及神经和激素调节，在较小范围内波动。正常人空腹血糖含量为 3.89 ～ 6.11mmol/L。

血糖的来源主要包括：食物中糖的消化吸收、肝糖原的分解、糖异生的作用。血糖的去路包括氧化分解供能、合成肝糖原和肌糖原储存起来、代谢转化为脂肪、核糖和非必需氨基酸等的碳架等。

血糖生成指数（Glycemic Index，GI）简称血糖指数，指分别摄入某种食物与等量葡萄糖 2 小时后血浆葡萄糖曲线下面积比。

GI =（某食物在食后 2 小时血糖曲线下面积 / 相当含量葡萄糖在食后 2 小时血糖曲线下面积）× 100

GI 是用来衡量某种食物或某种膳食组成对血糖浓度影响的一个指标。GI 高的食物或膳食进入胃肠后消化快、吸收完全，葡萄糖能迅速进入血液，血糖浓度波动大；反之则表示其在胃肠内停留时间长，释放缓慢，葡萄糖进入血液后峰值低，下降速度慢，血糖浓度波动小。表 5-3 为常见食物的血糖生成指数。

表 5-3　常见食物的血糖生成指数（GI）

食物名称	GI	食物名称	GI	食物名称	GI
馒头	88.1	玉米粉	68.0	葡萄	43.0
熟甘薯	76.7	玉米片	78.5	柚子	25.0
熟土豆	66.4	大麦粉	66.0	梨	36.0
面条	81.6	菠萝	66.0	苹果	36.0
大米饭	83.2	饼干	47.1	藕粉	32.6
烙饼	79.6	荞麦	54.0	鲜桃	28.0
苕粉	34.5	生甘薯	54.0	扁豆	38.0
南瓜	75.0	香蕉	52.0	绿豆	27.2
油条	74.9	猕猴桃	52.0	四季豆	27.0
荞麦面条	59.3	山药	51.0	面包	87.9
西瓜	72.0	酸奶	48.0	可乐	40.3
小米	71.0	牛奶	27.6	大豆	18.0
胡萝卜	71.0	柑橘	43.0	花生	14.0

5）膳食供给量及食物来源

人体对碳水化合物的需求量通常由其在总能量摄入中所占的比例确定。中国营养学会的建议是，2 岁以上人群的碳水化合物摄入应占总能量的 55% 到 65%。此外，碳水化合物的选择也应注重质量，优先选择复杂的碳水化合物（如淀粉、抗性淀粉、非淀粉类多糖和低聚糖等），同时应限制简单糖的摄入（如食糖等），以在满足人体能量需求的同时考虑营养素摄入的平衡，改善胃肠道健康和预防龋齿。

人体主要的碳水化合物来源包括谷物、薯类和豆类，其中，谷物占 40% ～ 70%，薯类占 15% ～ 29%，而豆类则占 40% ～ 60%。单糖和双糖主要来自蔗糖、甜食、糕点、甜味水果、含糖饮料和蜂蜜等。至于膳食纤维，虽然目前尚无具体的每日推荐摄入量，但专家普遍认为成人每日摄入约 24g 的膳食纤维是适宜的，以支持消化健康和其他生理功能。

2. 蛋白质

1）氨基酸

氨基酸是组成蛋白质的基本单位，组成人体蛋白质的氨基酸有 20 余种。从化学结构上来说，氨基酸是一种小分子的有机化合物，其分子有碱性（—NH）和酸性（—COOH），如图 5-2 所示，与强酸或强碱都能作用生成盐，因此氨基酸为两性化合物。

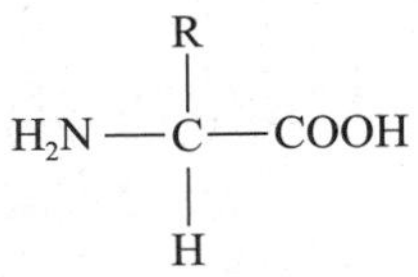

$$H_2N-\underset{\substack{|\\H}}{\overset{\substack{R\\|}}{C}}-COOH$$

图 5-2　氨基酸结构通式

氨基酸按照是否能在体内合成分为必需氨基酸和非必需氨基酸。必需氨基酸不能在体内合成或合成量很少，必须由食物蛋白质供给，它们是缬氨酸、亮氨酸、异亮氨酸、苏氨酸、蛋氨酸、苯丙氨酸、色氨酸、赖氨酸，以及婴儿所必需的组氨酸，共 9 种。非必需氨基酸可在人体内合成或从其他氨基酸转变而来。还有一些氨基酸虽然可在人体内合成，但可能受发育和病理等因素的影响易发生缺乏。这些在某些条件下合成受限的氨基酸称为条件必需氨基酸，如半胱氨酸、酪氨酸等。

2）蛋白质的分类

根据营养价值，蛋白质可分为完全蛋白质、半完全蛋白质和不完全蛋白质三类。

（1）完全蛋白质。完全蛋白质指那些含有所有必需氨基酸，且其含量充足、比例均衡的蛋白质。这类蛋白质不仅能维持成人的健康，还能支持儿童和青少年的生长发育。典型的完全蛋白质来源包括乳制品中的酪蛋白和乳清蛋白、鸡蛋中的卵白蛋白和卵黄蛋白、各类肉品中的白蛋白和肌动蛋白，以及植物性食品如大豆蛋白。此外，谷类食品中也含有如麦谷蛋白和玉米中的谷蛋白等完全蛋白质。这些蛋白质的优质来源对构建均衡的饮食至关重要。

（2）半完全蛋白质。指那些含有所有必需氨基酸，但至少一个必需氨基酸的含量没有达到人体需求的蛋白质。半完全蛋白质通常来源于植物性食品，如谷物、豆类和坚果。摄取多种植物性蛋白质源可以补充其氨基酸的不足，从而在饮食中形成完全蛋白质的效果。

（3）不完全蛋白质。不完全蛋白质所含必需氨基酸种类不全，既不能维持生命，也不能促进生长发育，如玉米中的玉米胶蛋白、动物结缔组织和肉皮中的胶质蛋白、豌豆中的豆球蛋白等。

如表 5-4 所示，两种或两种以上的食物蛋白质混合食用，其中所含有的必需氨基酸能取长补短、相互补充，达到较好的比例，从而提高蛋白质利用率，称为蛋白质的互补作用。在饮食中保持食物多样化，将多种食物混合食用、使必需氨基酸互相补充、使氨基酸模式更接近人体需要可以提高蛋白质的营养价值。如将大豆与谷类混合食用时，具有较好的蛋白质互补作用。为充分发挥食物蛋白质的互补作用，在调配膳食时，应遵循三个原则：①食物之间的生物学种属越远越好，如动物性和植物性食物之间的混合比纯植物性食物之间的混合要好；②搭配的种类愈多愈好；③食用时间愈近愈好，同时食用最好。

表 5-4 几种食物混合后蛋白质的生物价[①]

食物名称	生物价[①]	混合食物中所占的比例 /%		
		1	2	3
小麦	67	37	0	31
小米	57	32	40	46
大豆	64	16	20	8
豌豆	48	15	0	0
玉米	60	0	40	0
牛肉（干）	76	0	0	15
混合蛋白质生物价		74	73	89

3）蛋白质的生理功能

（1）供给能量。蛋白质是人体的能量来源之一，其在人体内将经过蛋白酶的作用分解成氨基酸，并通过氧化过程释放能量。蛋白质的能量产出与碳水化合物相同，每克蛋白质氧化可产生大约 16.7kJ（4.0kcal）的能量。在糖类和脂肪摄入不足，或者氨基酸摄入过量的情况下，身体可以通过分解蛋白质获取所需的氨基酸并释放能量。相较糖类和脂肪，蛋白质在人体能量供应中通常占有较小的比例。

在进行高强度或长时间的运动时，身体对蛋白质的需求会增加，此时蛋白质在能量供给中的比例也将得到相应提高。提供能量是蛋白质的次要功能，其主要功能仍是参与组织构建、修复以及生产酶和激素等生物活性分子。

（2）参与机体组织的构成。蛋白质是细胞不可或缺的组成部分，其大约构成细胞干重的 80%。在身体中，蛋白质主要承担构建和修复组织的角色，是生长和发育过程中需要累积的主要物质。蛋白质广泛分布于肌肉、毛发、血液，以及其他多种身体组织中，它们的合成与分解是新陈代谢的关键活动。在儿童和青少年时期，由于身体正在生长，蛋白质合成量通常超过其分解量。而在中年和老年阶段，蛋白质分解量可能会超过合成量。成年人的蛋白质代谢大体上保持平衡状态。因此，青少年时期需要充分摄入优质的蛋白质以支持其生长发育。

尽管蛋白质对身体至关重要，但过量摄入会对肾脏产生额外负担，因为蛋白质分解过程中会产生氮废物，需要由肾脏处理。此外，蛋白质分解还可能导致体内 pH 值倾向于酸性，身体为了维持酸碱平衡，会消耗大量的矿物质（如钠和钙）。鉴于钙主要储存在骨骼中，故过多的蛋白质摄入可能会导致钙流失，从而影响骨骼健康。

（3）调节生理机能。蛋白质在体内参与重要功能物质的构成，并调节生理机能，主要作用如下。

①可以保持体内的渗透压和血液的酸碱平衡，如血浆蛋白参与维持血浆渗透压，血红蛋白、肌红蛋白可以运输氧气和储存氧气，防止酸碱堆积。

---

① 生物价（biological value，BV）：反映食物蛋白质消化吸收后，被机体利用程度的指标，生物价的值越高，表明其被机体利用的程度越高。

②可以促进体内各种生理生化反应的进行，如酶的化学本质是蛋白质，部分激素本质也是蛋白质，而激素和酶是调控机体代谢的重要物质。

③可以起到保护和防御功能，蛋白质对机体的免疫能力和调节控制能力起重要作用，机体通过抗体与抗原的相互作用实现对外来物质的排除，起到保护机体的功能。

4）蛋白质的生理需要量及来源

氮平衡指摄入氮和排出氮之间的平衡关系，具体分为三种情况。

（1）氮总平衡。指摄入氮 = 排出氮，体内蛋白质的合成和分解处于动态平衡，健康成年人应维持氮总平衡并富余 5%。

（2）氮正平衡。指摄入氮 > 排出氮，体内蛋白质合成大于分解，常见于儿童、孕妇、康复期患者，人体在运动、劳动等需要增加肌肉时均应保证适当的正氮平衡，以满足机体对蛋白质的需要。

（3）氮负平衡。指摄入氮 < 排出氮，体内蛋白质分解大于合成，常见于长期饥饿、消耗性疾病、大面积烧伤、大量失血等患者及老年人，但应尽量避免。氮的摄入量和排出量的关系可用下列公式表示。

$$B = I - (U + F + S)$$

式中，B 代表氮平衡；I 表示摄入氮；U 表示尿氮；F 表示粪氮；S 表示皮肤氮气。

通过对氮平衡的分析可以估计人体对蛋白质的需求。即使在不摄入蛋白质的情况下，成年人每天自然分解约 20g 的蛋白质。由于不是所有摄入的蛋白质都能被完全吸收利用，故成年人每天需要至少补充 30 ～ 50g 的蛋白质以保持氮平衡，这是蛋白质的基础生理需求量。考虑到个体间的差异和不同的劳动强度，中国营养学会建议成年人每天的蛋白质需求量大约为 80g，孕妇在孕早期、中期和晚期应分别增加 5g、15g 和 20g，哺乳期母亲则需每天增加 20g。

成年人每天按体重 0.8 ～ 1.0g/kg 的标准摄入蛋白质足以维持正常生理功能。从能量供给的角度看，蛋白质的摄入量应占总能量摄入量的 10% ～ 15%。《中国居民膳食营养素参考摄入量》（2013 版）建议成年男性每天摄入 65g，成年女性每天摄入 55g 的蛋白质。

我国居民的蛋白质摄入主要来源于植物性和动物性蛋白。蛋白质的营养价值依据其必需氨基酸的种类、数量和比例是否符合人体需求来判定。动物蛋白通常因为氨基酸组成与人体需求更为匹配而具有较高的营养价值。相比之下，植物蛋白可能由于缺少某些必需氨基酸而导致营养价值相对较低。不同植物蛋白的混合摄入可以互补各自缺乏的必需氨基酸，这种互补可以提升蛋白质的整体营养价值。因此，推荐多样化的饮食，以确保获得优质蛋白质和实现氨基酸的平衡。表 5-5 为常见食物中的蛋白质含量。

表 5-5　常见食物蛋白质含量　　单位：g/1 000g

食物名称	蛋白质含量	食物名称	蛋白质含量	食物名称	蛋白质含量
猪肉	13.3 ～ 18.5	牛奶	3.3	面粉	11.0
羊肉	15.8 ～ 21.2	稻米	8.5	大豆	39.2
牛肉	14.3 ～ 18.7	小麦	12.4	花生	25.8

续表

食物名称	蛋白质含量	食物名称	蛋白质含量	食物名称	蛋白质含量
鸡肉	21.5	小米	9.0	白萝卜	0.6
鲤鱼	18.1	玉米	8.6	大白菜	1.1
鸡蛋	13.4	高粱	9.5	菠菜	1.8
油菜	1.4	黄瓜	0.8	橘子	0.9
苹果	0.2	红薯	1.3		

3. 脂类

1）脂类的概念及其分类

脂类（lipid）包括中性脂肪和类脂。中性脂肪即甘油三酯，类脂又分为磷脂、糖脂、胆固醇及植物固醇。脂类是一类包含脂肪和油的有机化合物，它们主要由甘油和脂肪酸构成。人们通常根据脂肪酸的饱和程度将脂类分为饱和脂肪酸、单不饱和脂肪酸和多不饱和脂肪酸三种类型。

（1）饱和脂肪酸（saturated fatty acids，SFA）。这类脂肪酸的碳原子间全为单键，无不饱和键，例如，棕榈酸（$C_{16}H_{32}O_2$）。饱和脂肪酸主要存在于动物性食品中，如红肉和全脂奶制品，当然，它也存在于一些植物性食品中，如椰子油和棕榈油。

（2）单不饱和脂肪酸（monounsaturated fatty acids，MUFA）。这类脂肪酸的碳原子间有一个双键，例如，油酸（$C_{18}H_{34}O_2$）。单不饱和脂肪酸主要存在于橄榄油、花生油、鳄梨（牛油果）、坚果和某些鱼类中。

（3）多不饱和脂肪酸（polyunsaturated fatty acids，PUFA）。这类脂肪酸的碳原子间有两个或更多的双键，例如，亚麻酸（$C_{18}H_{30}O_2$）。多不饱和脂肪酸主要存在于鱼、核桃、亚麻籽、菜籽油和大豆油中。

2）脂类的生理功能

（1）提供能量。脂肪为人体提供了高密度的能量，其每克大约能产生 37.66kJ 的能量，这是碳水化合物和蛋白质能量产出的两倍多。在食物摄入之后，身体不会立刻使用所有的脂肪来获取能量；相反，那些不用于即时能量产生的脂肪将被存储在体内，以便在未来需要时提供长期的能量供应。

（2）保护器官。脂肪在人体中承担着关键的保护功能，例如，围绕心脏、肾脏等脆弱的内脏器官形成保护垫有助于缓冲外界冲击，减少机械性损伤。这种保护层对维护器官的结构和功能完整性至关重要。

（3）维持体温。脂肪层能在人体中充当重要的隔热材料，它能有效地减缓体内热量的散失，从而帮助人体维持稳定的体温。例如，人体通常拥有 1cm 到 2cm 厚的皮下脂肪层，这层脂肪的存在显著减缓了热量的流失，如果缺少这层脂肪，人体散失热量的速度可能会增加约 30%。

（4）促进维生素的吸收。脂肪在脂溶性维生素（A、D、E、K）的吸收中起到了关键作用。这些维生素需要脂肪的存在才能被肠道吸收。如果一个人的饮食中没有足够的脂肪，那么他可能会发生脂溶性维生素缺乏症。

3）脂肪酸与必需脂肪酸

脂肪酸是一种长链的有机酸，主要由碳、氢和氧原子构成。

在人体无法自己合成的脂肪酸中，有两种被称为必需脂肪酸，它们都需要人体通过饮食摄入，分别是ω-3 脂肪酸（如α- 亚麻酸）和ω-6 脂肪酸（如亚油酸）。这两种脂肪酸在人体的许多生理过程中都发挥着重要作用，包括维护正常的脑功能、促进视力发育、调节炎症反应等。

4）脂类的来源及供给量

人类的脂肪摄入主要来自食物，不同类型的脂肪主要存在于以下食物中。

（1）饱和脂肪。红肉、全脂奶制品、椰子油和棕榈油。

（2）单不饱和脂肪。橄榄油、花生油、鳄梨、坚果和某些鱼类。

（3）多不饱和脂肪。鱼、核桃、亚麻籽、菜籽油和大豆油。

表 5-6 是一些常见食物的脂肪含量。

表 5-6　常见食物的脂肪含量

食物名称	每 100g 食物脂肪含量 /g
牛肉	20
猪肉	30
鸡肉	7
鱼	6
豆腐	5
鸡蛋	10
全脂牛奶	4
坚果	55
植物油	100
奶酪	30
黄油	81

脂肪摄入量的推荐标准因个体差异而有所不同，这些差异包括年龄、性别和活动水平等。世界卫生组织（WHO）建议，脂肪应该提供人体总能量摄入量的 20% ～ 35%，而饱和脂肪的摄入量应被控制在人体总能量摄入的 10% 以下。世界卫生组织（WHO）建议使用不饱和脂肪来替代饱和脂肪的摄入，并且应尽量减少含反式脂肪和胆固醇高的食物的摄入，以保持健康。

4. 其他营养素

1）维生素

维生素是人体必需的有机化合物，对维持正常的生理功能和健康状态发挥着关键作用。由于人体不能自行合成或者合成量不足，必须通过饮食或补充剂获取足够的维生素。在多种维生素中，每一种都承担着独特的生理作用，如参与能量代谢、具有抗氧化作用、支持免疫系统、促进血液凝固、维持正常视力，以及皮肤健康等。

维生素按溶解性可以分为水溶性和脂溶性两大类。水溶性维生素包括 B 族维生素和维生素 C，因为人体内不能长期储存这类维生素，故需要定期补充。相反，脂溶性维生素如维生素 A、D、E 和 K 能在体内的脂肪组织中存储，因此不需要频繁补充。不过，需要注意的是，摄入过量的维生素可能会引起不良反应，甚至导致中毒。因此，均衡饮食和适量摄入各类维生素对保持健康至关重要。表 5-7 和表 5-8 为脂溶性维生素和水溶性维生素的重要存在形式。

表 5-7　脂溶性维生素的重要存在形式[①]

维生素	代表	代谢活性形式	在食物中的形式	主要储存部位
维生素 A	视黄醇	视黄醇 视黄醛 视黄酸	棕榈酸和醋酸视黄酯，维生素原 (β- 胡萝卜素、其他类胡萝卜素)	肝脏
维生素 D	胆钙化醇	1，25-$(OH)_2$- 胆钙化醇	维生素 D_3、麦角钙化醇	脂肪、血浆、肌肉
维生素 E	α- 生育酚	α、β、γ、δ 生育酚类	R，R，R-α- 生育酚；全反式 α 醋酸生育酚	脂肪、肾上腺、睾丸、血小板、其他组织
维生素 K	叶绿醌	叶绿醌类（K）、甲基奈醌类	K、MK、甲奈醌、甲奈醌亚硫酸氢钠混合物	所有组织

表 5-8　水溶性维生素的重要存在形式[②]

维生素	代表	代谢活性形式	在食物中的形式	主要储存部位
维生素 B_1	硫胺素	焦磷酸硫胺素	硫胺素、焦磷酸硫胺素、二硫化物、盐酸、单硝酸酯	心脏、肾、脑、肌肉
维生素 B_2	核黄素	FMN、FAD	FMN、FAD、黄素蛋白类、核黄素	肝、肾、心脏
维生素 B_6	吡哆醇	5- 磷酸基吡哆醛、5- 磷酸基吡哆胺	盐酸吡哆醛、吡哆醛、5- 磷酸基吡哆胺	肝、肾、心脏
烟酸	烟酰胺	NAD、NADP	NAD、NADP、烟酰胺、烟酸	肝、肾、心脏、血浆
泛酸	泛酸	辅酶 A	泛酸钙、辅酶 A、酰基辅酶	肝、肾上腺、脑、心脏、睾丸
叶酸	蝶酰谷氨酸	蝶酰多聚谷氨酸盐类	蝶酰多聚合单谷氨化合物	肝、肾、心脏、脾、脑
维生素 B_{12}	氰钴胺	甲钴胺	氰基脱氧腺苷钴胺素、水脱氧腺苷钴胺素、羟基脱氧腺苷钴胺素、甲基脱氧腺苷钴胺素和 5- 脱氧腺苷钴胺素	肝、肾、心脏、脾、脑
生物素	D- 生物素	D- 生物素	生物胞素、D- 生物素	—
胆碱	胆碱	胆碱、磷酸胆碱、磷脂酰胆碱	胆碱、胆碱脂类	肝、肾、乳腺、胎盘、脑组织
维生素 C	抗坏血酸	抗坏血酸、脱氢抗坏血酸	L- 抗坏血酸	肾上腺、白细胞

① 杨月欣 . 中国营养科学全书 [M]. 2 版 . 北京：人民卫生出版社，2019.

② 同上。

（1）维生素A与胡萝卜素。

维生素A是一种对视力、免疫系统，以及人体生长发育极为重要的脂溶性维生素。它主要有两种类型：预形态维生素A和原形态维生素A。预形态维生素A又称视黄醇，主要来源于动物性食品，如肝脏、鱼肝油、奶制品和鸡蛋；原形态维生素A又称胡萝卜素，多存在于植物性食品中，如胡萝卜、南瓜、甜椒、菠菜、芒果等深绿或深黄色蔬菜和水果。人体可以将胡萝卜素转化成维生素A，并利用其作为抗氧化剂防御来自自由基的伤害。胡萝卜素的适量摄入与降低某些癌症和眼病风险有关。

需要注意的是，尽管维生素A对健康至关重要，但过量摄入预形态维生素A可能会产生毒性，而原形态维生素A摄入过多则可能导致皮肤呈现黄色。中国营养学会2013年修订的膳食营养素参考摄入量建议成年男性的维生素A日摄入量为800μg，女性为700μg。最佳的维生素A摄入来源包括动物肝脏、鱼肝油、奶制品和禽蛋等动物性食品；而胡萝卜素的推荐来源则包括深色蔬菜和水果，如胡萝卜、南瓜、红薯、辣椒、菠菜、西兰花、芒果、柿子和杏等。

（2）维生素D。

维生素D在维护人体骨骼健康和免疫系统正常运作方面发挥着至关重要的作用。存在两种主要形态的维生素D：维生素D_2（也被称为麦角钙化醇）和维生素D_3（亦称胆钙化醇）。这种维生素的核心功能是促进人体对钙和磷的吸收，而这两种矿物质对建立和维持强健的骨骼至关重要。维生素D的缺乏可能会导致骨质疏松症或骨软化症等骨骼疾病。另外，维生素D还会参与免疫系统的调节，可能对心血管健康和癌症的预防也有益处。

人体获得维生素D的途径有两种：自然合成和饮食摄入。皮肤在阳光照射下能自行合成维生素D。此外，维生素D也可以通过食物摄入，如富含脂肪的鱼类（如鲑鱼、鲭鱼）、鱼肝油、强化牛奶和其他动物性食品等。由于现代生活方式下室内活动增多，阳光暴露减少，加之防晒霜的使用等因素，很多人可能无法从自然合成中获得足够的维生素D。因此，特定人群（如长期室内工作者、居住在阳光较少的地区的居民）可能需要通过补充剂确保足够的维生素D摄入。中国营养学会推荐的成年男性和女性的维生素D每日摄入量为5μg。

（3）维生素E。

维生素E是一组具有抗氧化特性的脂溶性维生素，主要包括两类：生育酚和生育三烯酚。它的核心功能是作为一个抗氧化剂，保护细胞膜中不饱和脂肪酸不受自由基的破坏，并在血小板的黏附与聚集过程中起调节作用。维生素E的不足可能导致婴儿水肿、网状细胞增多症和血小板增多症；而成人维生素E缺乏可能引起溶血性贫血，同时可能增加脂褐素的产生。因此，维生素E被认为具有延缓衰老的潜力，并且它也能降低血浆中的胆固醇水平。需要注意的是，高剂量的维生素E摄入可能会导致副作用，如头晕。

根据中国营养学会2013年的建议，成年男性和女性每日的维生素E适宜摄入量为

14mg。有提议称，维生素 E 的摄入量应依据膳食总能量或多不饱和脂肪酸的摄入量来调整，建议每摄入 1g 多不饱和脂肪酸应同时摄入 0.4mg 的维生素 E。维生素 E 在植物油、麦胚、坚果、豆类和全谷物中含量丰富，而在动物性食品如肉类和鱼类以及水果和蔬菜中的含量较低。

（4）维生素 C。

维生素 C，也称作抗坏血酸，是一种水溶性维生素，在高温、光照、碱性条件或存在过渡金属离子如铁和铜的情况下极易分解。它在人体内扮演着抗氧化剂的角色，能够清除多种自由基。抗坏血酸还能参与体内的羟化反应，作为某些羟化酶的辅酶影响脯氨酸、赖氨酸的代谢，与胶原蛋白、血清素、肾上腺素、胆汁酸、肉碱及抗体的合成有关。在消化系统中，维生素 C 有助于抑制致癌的亚硝胺的形成，并促进铁的吸收。

由于人体无法自行合成维生素 C，必须通过食物来摄取，因此，通过多样化并且丰富的蔬菜和水果摄入维生素 C 可以满足人体的需求。当饮食摄入维生素 C 不足时，可能会出现维生素 C 缺乏，早期症状包括疲劳，严重缺乏则可能导致坏血病。坏血病的症状包括牙龈出血、皮下出血、关节疼痛、伤口愈合迟缓等，严重时可能会因并发症而死亡。

维生素 C 主要存在于新鲜的蔬菜和水果中，特别是在绿色、红色、黄色蔬菜和柑橘类水果中，如辣椒、菠菜、西红柿、红枣、山楂、柑橘、柚子和草莓。此外，某些野生蔬菜和水果（如刺梨、沙棘、猕猴桃和酸枣）含有特别高的维生素 C。中国营养学会推荐成年人每天的维生素 C 摄入量为 100mg。

2）矿物质

除了碳、氢、氧、氮这些主要元素外，人体还含有其他多种元素，统称为矿物质，也被称为无机盐或灰分。矿物质是人体无法自身合成的必需元素，必须通过食物和饮水获取。矿物质根据在人体中的含量可分为两大类：常量元素和微量元素。常量元素是体内含量占体重 0.01% 以上的矿物质，包括钙、磷、钾、钠、氯、镁、硫等；而体内含量占体重 0.01% 以下的矿物质则被称为微量元素。

世界卫生组织（WHO）在 1973 年确定了 14 种人体必需的微量元素，包括锌、铜、铁、碘等。美国在 1980 年根据国民的不同年龄和生理状态确定了铁、锌、碘、铜、锰、氟、铬、硒、钼 9 种元素的推荐摄入量或安全摄入水平，而我国在 1988 年的营养素推荐供给量中提出了铁、锌、碘、硒 4 种微量元素的推荐摄入量。1996 年，联合国粮食及农业组织（FAO）、国际原子能机构（IAEA）和世界卫生组织（WHO）联合专家委员会提出，人体组织中含量小于 250μg/g 的元素被分类为微量元素。

（1）钙。钙在体内代谢的过程就是维持体内钙环境稳定性的过程，由钙的摄入、吸收和排泄三者之间的关系所决定，如图 5-3 所示。

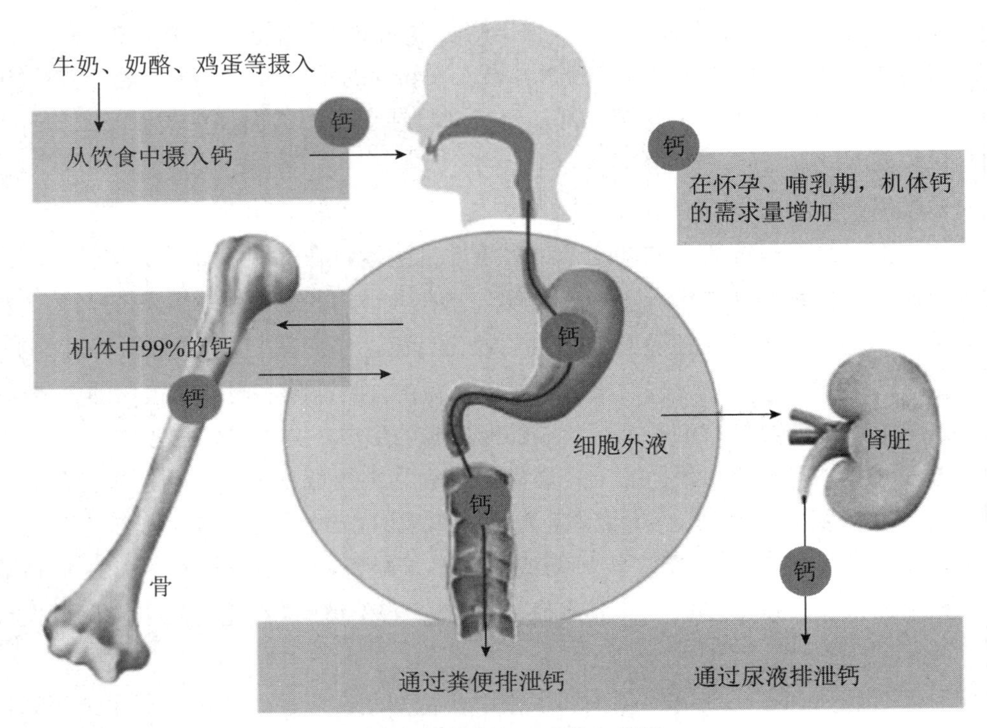

图 5-3 钙的摄入、吸收与排泄

在食物消化过程中，钙元素通常以可溶性的离子形式被释放出来，以利食物在小肠中被吸收。尽管大部分钙是以游离离子的形式被吸收，但某些低分子量的钙复合物如草酸钙和碳酸钙也可以通过胞饮等机制被直接吸收。一般来说，钙的吸收率在20% ～ 60%。

钙的排泄主要通过肠道和泌尿系统进行，肾脏每天排出人体摄入钙的 10% ～ 20%，而肠道则排出 80% ～ 90%，包括未被吸收的钙和从上皮细胞脱落或消化液中释放出的钙。钙的排泄量会因食物中的钙含量及其吸收效率而变化，另外还有小部分钙会通过汗水排出，为 16 ～ 24mg，以及每天通过皮肤、头发和指甲排出约 60mg 的钙。此外，哺乳期母亲每天通过乳汁分泌排出 150 ～ 230mg 的钙。

钙是骨骼健康的关键成分，不仅在婴幼儿时期对防止佝偻病至关重要，对成年人防止骨质疏松和骨软化也很重要。长期过量摄入钙可能会导致便秘，增加患尿路结石的风险，干扰其他矿物质的吸收，甚至可能导致肾脏损伤。中国营养学会 2013 年建议成年男女每日钙的适宜摄入量为 800mg，而不同年龄和生理阶段的中国居民对钙的需求量往往各不相同。

（2）铁。铁是人体所需微量元素中含量最丰富的一种，且是研究最广泛的微量元素之一。18 世纪的科学研究已经确认铁是构成血液的主要元素。19 世纪和 20 世纪初人们的研究逐步揭示了铁与血液健康的关系，并发现铁制剂能有效治疗某些类型的贫血。到了 1932 年，有研究确立了铁在合成血色素中的关键作用，并开始了解铁在人体中的多种功能。尽管人类对铁的认识有了显著提升，但缺铁性贫血在全球范围内依然是一个普遍的公共卫生问题，同时铁过载的潜在危害也逐渐被认识。

食物中的铁分为血红素铁（图 5-4）和非血红素铁两种形式。血红素铁主要来自动物性食品，与血红蛋白和肌红蛋白的原卟啉结合，吸收率相对较高；非血红素铁则主要来源于植物性食品，受植酸和草酸等物质的影响，吸收率较低。

铁在体内不仅是血红蛋白和肌红蛋白的组成部分，其关系到氧气的运输，也是多种酶的组分或辅助因子，参与许多生物化学反应，并对维持免疫功能有重要作用。铁缺乏会导致认知能力和心理活动受损，影响儿童行为和学习能力，且即使后期补充铁，损害也难以被完全逆转。缺铁还可能导致心慌、气短、头晕等症状。

中国营养学会推荐的铁的膳食适宜摄入量为成年男性每日 15mg，成年女性为每日 20mg，孕妇和哺乳期妇女分别为每日 25 ～ 35mg 和 25mg。铁的可耐受最高摄入量为 50mg。优质的铁源食物包括动物肝脏、全血制品、肉类、鱼类等，而含铁酱油则是一种强化铁的食品。

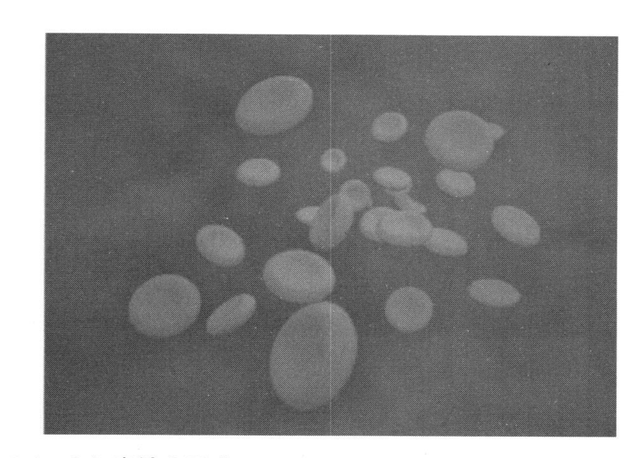

图 5-4　血红素铁分子式

（3）锌。成年人体内通常含有 2 ～ 3g 的锌，这种微量元素遍布于所有组织器官中，尤其在肝脏、肾脏、肌肉、视网膜和前列腺中含量较为丰富。在血液中，大部分锌位于红细胞内，锌缺乏可能导致一系列健康问题，包括生长发育迟缓、免疫力下降、认知功能和学习能力减退，其他症状还可能包括食欲不振、性发育障碍、肝脾肿大和皮肤问题。锌的过量摄入同样有害，可能导致急性中毒，症状包括胃部不适、眩晕和恶心。

在食物来源方面，海产品是锌的优良来源，乳制品和蛋类次之，而相比之下，蔬菜和水果中的锌含量则较低。锌的吸收可能受到植酸、柠檬酸和纤维素的影响，而过量的铁也可能抑制人体对锌的吸收。世界卫生组织（WHO）对锌的推荐日摄入量基于 20% 的吸收率，对不同年龄和生理状态的人群有不同的建议。我国对 1 ～ 9 岁儿童建议的摄入量是 10mg，10 岁及以上的个体是 15mg，孕妇和哺乳期妇女的建议摄入量为 20mg。

5.3 膳食的指导与干预

5.3.1 与膳食相关的基本概念

1. 中国居民膳食营养素参考摄入量

中国居民膳食营养素参考摄入量（DRLs）是在日推荐摄入量（RDAs）[①]基础上发展起来的一组每日平均膳食营养素摄入量参考值，共包括四项内容：估计平均需要量（EAR）、推荐摄入量（RNI）、适宜摄入量（AI）和可耐受最高摄入量（UL）。

1）估计平均需要量

估计平均需要量（estimated average requirement，EAR）是根据个体需要量的研究资料制定的，根据某些指标判断可以满足某一特定性别、年龄及生理状况群体中 50% 个体需要量的摄入水平。这一摄入水平可能不能满足群体中另外 50% 个体对该营养素的需要。EAR 是制定 RDAs 的基础。

2）推荐摄入量

推荐摄入量（recommended nutrient intake，RNI）相当于传统的 RDAs，是可以满足某一特定性别、年龄及生理状况群体中绝大多数（97% ～ 98%）个体需要量的摄入水平。长期保持 RNI 水平可以满足身体对该营养素的需要，保持健康和维持组织中适当的储备。RNI 的主要用途是作为个体每日摄入该营养素的目标值，其是以 EAR 为基础制定的，如果已知 EAR 的标准差，则 RNI 必为 EAR 加两个标准差，即 RNI= EAR+2SD。如果关于需要量变异的资料不够充分，不能计算 SD，则一般设 EAR 的变异系数为 10%，即 RNI=1.1×EAR。

3）适宜摄入量

在个体需要量的研究资料不足、不能计算 EAR，因而不能求得 RNI 时，可设定适宜摄入量（adequate intakes，AI）代替 RNI。AI 是通过观察或实验获得的健康人群某种营养素的摄入量。例如，纯母乳喂养的足月产健康婴儿从出生到 4 ～ 6 个月，他们的营养素全部来自母乳。母乳供给的营养素量就是他们的 AI 值，AI 的主要用途是作为个体营养素摄入量的目标。AI 与 RNI 相似之处是二者都被用作个体营养摄入的目标，能满足目标人群几乎所有个体的需要，但 AI 和 RNI 的区别在于 AI 的准确性远不如 RNI，可能显著高于 RNI。因此，使用 AI 时要比使用 RNI 更加小心。

4）可耐受最高摄入量

可耐受最高摄入量（tolerable upper intake level，UL）是平均每日可以摄入某营养素的最高量，这个量对一般人群中的几乎所有个体都不至于损害健康。如果某营养素的毒副作用与摄入总量有关，则该营养素的 UL 应是依据食物、饮水及补充剂提供的总量而

---

① 日推荐摄入量（RDAs）指足以满足一定性别、年龄和生理状况人群中 97% ～ 98% 的健康个体需求的营养日摄入量水平，它是第二次世界大战期间由美国国家科学院成员 Lydia J. Roberts、Hazel Stiebeling 和 Helen S. Mitchell 首先开发的，旨在调查营养问题。

定。如毒副作用仅与强化食物和补充剂有关，则 UL 可以依据这些来源来制定。

2.《中国居民膳食指南》和“平衡膳食宝塔”

膳食指南本身就是合理膳食的基本规范，而“平衡膳食宝塔”则是对膳食指南量化和形象化的表达，是人们日常生活中贯彻膳食指南的工具。根据“平衡膳食宝塔”，人们可以很方便地制定营养合理、搭配适宜的食谱。

1）《中国居民膳食指南》

我国的第一个膳食指南是 1989 年制定的，已使用多年。中国营养学会分别于 1997 年和 2007 年公布了两次修订的《中国居民膳食指南》，同时提出了针对婴儿、幼儿与学龄前儿童、学龄儿童、青少年、孕妇、乳母、老年人的《特定人群膳食指南》作为补充。

2016 年 6 月，国家卫生和计划生育委员会发布了《中国居民膳食指南（2016）》。该版指南是对旧版《中国膳食指南（2007）》的修订，从修订过程来说有两个很明显的变化。一是修订的过程更加规范更加科学；二是采用询证的方法，依据营养健康领域的新研究、新发现对膳食指南的内容进行了论证。

2022 年 4 月 26 日发布的《中国居民膳食指南（2022）》提炼出了平衡膳食八准则，如下所示。

（1）食物多样，合理搭配。

（2）吃动平衡，健康体重。

（3）多吃蔬果、奶类、全谷、大豆。

（4）适量吃鱼、禽、蛋、瘦肉。

（5）少盐少油，控糖限酒。

（6）规律进餐，足量饮水。

（7）会烹会选，会看标签。

（8）公筷分餐，杜绝浪费。

2）中国居民膳食平衡宝塔

中国居民膳食平衡宝塔（见图 5-5）是根据《中国居民膳食指南》，结合中国居民的膳食结构特点设计的，它把膳食平衡的原则转化成各类食物的重量，并以直观的宝塔形式表现出来，方便群众理解和在日常生活中实行。

中国居民膳食平衡餐盘（2022）（见图 5-6）分为四部分，分别是谷薯类、蔬菜类、水果类和鱼肉蛋豆类。餐盘外还放有一杯奶（达到 300g 鲜奶量），由此构成了一餐的基本食物需求。

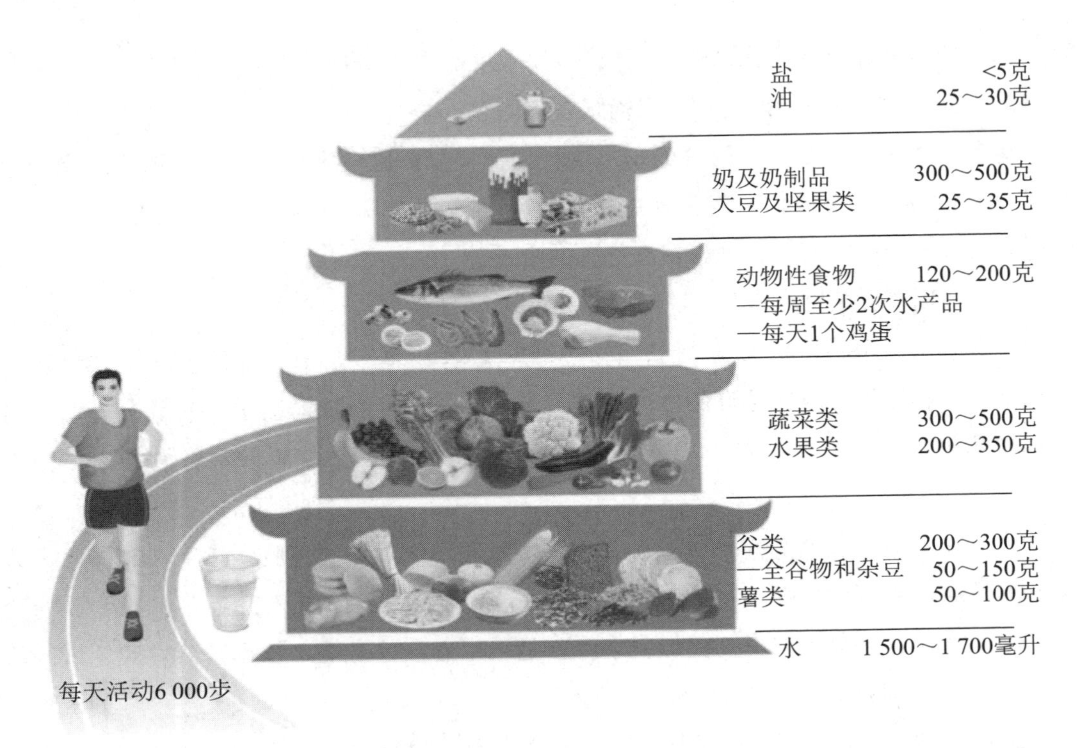

图 5-5 中国居民膳食平衡宝塔（2022）

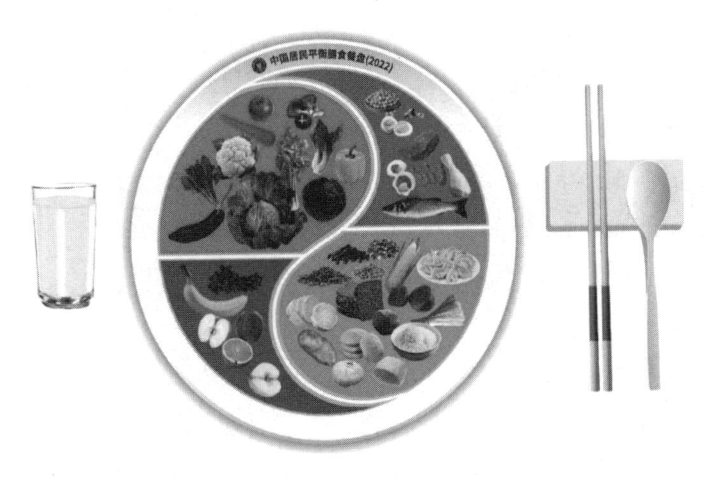

图 5-6 中国居民膳食平衡餐盘（2022）

3. 保健食品

1）保健食品的概念

食品对人类健康的贡献主要表现在两个方面：①营养功能，即通过食物摄入来满足身体的生长、发育需求，以及提供各种生理活动所必需的营养素；②愉悦功能，这涉及食物带给身体的味觉体验和色香味的感官满足，以及饱腹的感觉。

随着营养学研究的发展，人们意识到某些营养素和食物成分在调节生理机能和预防疾病方面具有显著作用，尤其一些植物性食物中含有的成分被发现可以有效减少慢性病

（如高血压、糖尿病、心血管疾病、脑卒中和癌症等）的发病率，这引发了人们对健康促进食品的极大兴趣，催生了保健食品这一新兴领域。

保健食品在国际上并没有一个被广泛认可的统一名称或定义。这类产品在我国被称为“保健食品”，而在其他一些国家，它们可能被称为“健康食品”或“功能食品”。根据 1997 年 5 月 1 日我国发布的《中华人民共和国保健（功能）食品通用标准》，保健食品被定义为“适合特定人群食用的食品类别”，它们具有一般食品的共性，其目的不是治疗疾病。

2）对保健食品的认识

对保健食品的正确理解应当包含下列几个要素。

（1）在属性方面，保健食品必须是食品，必须无毒、无害，且符合应有的食品要求。

（2）在成分和加工方面，它可以是含有某种成分的天然食品，或者是食物中添加的某些成分，或者通过食品工艺技术去除了其中某些成分的食品。

（3）功能方面，它具有明确的、具体的，而且经过科学验证是肯定的保健功能。保健食品可能只适用于某些特定人群，如限定年龄、性别或限定结构的人群，不可能对所有人都有同样的作用。

（4）保健食品不以治疗为目的，不可能取代药物对患者的治疗作用，而且保健食品的特定功能也不能取代正常的膳食。

5.3.2 膳食结构与身体健康

1. 膳食结构的类型与特点

全球各地的膳食结构因文化、经济、地理环境等因素差异而具有多样性。膳食结构的分类通常依据动物性食物与植物性食物在饮食中的比例，以及提供的能量、蛋白质、脂肪和碳水化合物的量。基于这些标准，全球膳食结构大致可以分为以下四种类型。

1）动植物食物平衡的膳食结构

在均衡的膳食模式下，动植物食品的比例得到适当的配比，以日本饮食为典型代表。这种饮食习惯确保能量摄入既能满足身体需求又不过量。其中，蛋白质、脂肪与碳水化合物的能量供给比例十分协调。植物来源的膳食纤维与动物来源的必需营养素（如铁、钙等）含量充足，动物脂肪的摄入量被控制在较低水平，这有助于预防营养不足和过剩相关的健康问题。这样的膳食构成已成为全球多国在调整饮食结构时的参照标准。

2）以植物性食物为主的膳食结构

这种以植物性食品为主导，动物性食品为补充的膳食模式在多数发展中国家较为常见，其显著特征包括：谷类为日常饮食的主要组成部分，动物性食品的摄入相对较少。在这类膳食中，动物性蛋白质通常仅占蛋白质总摄入量的 10% ～ 20%，而植物性食品提供的能量则占到总能量摄入的约 90%。尽管这样的膳食结构能基本满足人体对能量的需求，但蛋白质和脂肪的摄入量通常较低，并且可能缺乏某些主要来自动物性食品的营养素（如铁、钙和维生素 A 等）。因此，营养不足是这些地区人群面临的主要问题，然而，高膳食纤维和低动物脂肪的摄入有助于预防如冠状动脉心脏病和高血脂等疾病。

3）以动物性食物为主的膳食结构

以动物性食物为主的膳食结构是多数欧美发达国家的典型膳食结构，属于营养过剩型的膳食结构，主要特点是高热量、高脂肪、高蛋白质，而膳食纤维占比较低。与以植物性食物为主的膳食结构相比，营养过剩是此类膳食结构国家人群所面临的主要健康问题。

4）地中海膳食结构

该膳食结构是居住在地中海地区的居民所特有的，意大利、希腊可作为该种膳食结构的代表，其膳食结构的主要特点如下。

（1）膳食富含植物性食物，包括水果、蔬菜、薯类、谷类、豆类、坚果等。

（2）食物的加工程度低、新鲜度较高，该地区居民以食用当季、当地产的食物为主。

（3）橄榄油是主要的食用油，所占比例较高。

（4）每天食用少量、适量的奶酪和酸奶。

（5）每周食用少量、适量的鱼、禽、蛋。

（6）以新鲜水果作为典型的每日餐后食品，每周只食用几次甜食。

（7）每月食用几次红肉（猪肉、牛肉和羊肉及其产品）。

（8）大部分成年人有饮用葡萄酒的习惯。

地中海地区居民心脑血管疾病发生率很低，西方国家已对其给予了关注，并纷纷参照这种膳食模式改进自己国家的膳食结构。

2. 膳食平衡与膳食指导

健康饮食的核心在于平衡膳食和合理营养。适宜的营养摄入能确保人体维持正常生理作用、促进健康成长、增强抗病能力及免疫力，同时对预防和辅助治疗某些疾病也有益。合理营养意味着食物中包含了身体所需的所有营养素，既无不足也无过剩。

平衡膳食强调通过日常饮食满足对营养素的需求，实现营养均衡。这不仅关乎食物中营养素的种类与量，还涉及合理的食物处理与烹饪方法，以优化营养摄入、提高食物的消化吸收率，减少营养流失。

营养配餐是依据个体需求，结合食物中各种营养素的含量，精心设计日常到长期的饮食计划，从而使蛋白质、脂肪、碳水化合物、维生素、矿物质等关键营养素的摄入达到平衡状态。这种饮食计划的制订是平衡膳食实现的重要手段。食谱的制定不仅应遵循平衡膳食的原则，而且能具体展现其实际应用，彰显其重要价值。

1）食物成分表

食物成分表是进行营养配餐工作的重要工具，它帮助人们了解和掌握不同食物的营养价值。为了有效地进行营养配餐，必须精确了解食物中各种营养成分的含量。2002年，中国疾病控制中心营养与食品安全所发布了新版的食物成分表，其主要收录了食材的原形，每种食材均标注了产地和可食部分。该成分表涵盖了1 506种食物的31种营养成分。“食部”指的是根据当地烹饪习惯，去除食材中不可食用部分后剩余的可食部分。食物成分表能够将所需营养素的量转换为具体食物的量，进而确定食物的种类与数量。同样，在评估食谱提供的营养素是否满足身体需求时，也需要参考食物成分表的数据。

2）营养平衡理论

（1）在合理的饮食中，三大宏量营养素——蛋白质、脂肪和碳水化合物——的摄入比例应当保持平衡，这些营养素被统称为“产能营养素”。蛋白质应占总能量摄入的 10% ～ 15%，脂肪应占 20% ～ 25%，而碳水化合物的摄入比例应为 55% ～ 65%。这种比例的平衡对维持健康的饮食至关重要，偏离这一平衡可能会对健康产生不利影响。

（2）在膳食中，应当注意动物性蛋白质、普通植物性蛋白质和大豆蛋白质之间的合理搭配，同时确保高质量蛋白质至少占总蛋白质摄入量的 1/3 以上。这样的比例有助于提供所有必需氨基酸，保障身体各项生理功能的正常运行。

（3）保持饱和脂肪酸、单不饱和脂肪酸和多不饱和脂肪酸之间的平衡。

3）膳食指导的一般原则

基于以上理论，营养指导的原则可以被简单概括为“一多三少”，即“摄食种类多、量少、盐少、油少”。

（1）“多样化饮食”是实现营养均衡的关键。由于不同食物各自特有的营养素，因此有意识地增加饮食品种，如搭配粗细粮、主副食，以及均衡摄入肉类、乳制品、蛋类、海鲜以及蔬果，是确保营养互补和饮食健康的有效方式。重要的是要避免过度单一化地摄入某一种或几种营养丰富的食物，以防营养失衡。

（2）以谷类食物为主。在多样的食品中，应以谷类食物为主。谷类是我国居民的传统主食，南方以大米为主，北方以小麦为主。谷类是最好的能量来源，全谷还可提供丰富的膳食纤维。

（3）适量饮食是控制能量摄入和维持理想体重的关键。2002 年的全国营养调查结果显示，我国的超重及肥胖率已经显著上升，并且预计在未来二十年可能还会增加一倍。超重和肥胖是诸多慢性疾病（如高血压、心脏病、中风和糖尿病）的共同风险因素。在我国，肥胖人群患这些疾病的风险远高于正常体重人群，因此，控制体重是防止这些慢性病发展的重要策略。

（4）“少盐饮食”是值得推崇的健康饮食原则之一。我国长期以来盐摄入量较高，历年的营养与健康状况调查显示，居民的食盐消费量一直较为稳定，处在较高水平。2002 年数据表明，我国人均每日盐摄入量达到 10.7 克，这超出了世界卫生组织推荐的每日摄入量不超过 5 克，以及我国膳食指南建议的每日不超过 6 克的量。盐的过量摄入与高血压等慢性疾病的发病密切相关，因此，减少食盐摄入、转变偏好重口味的饮食习惯，是预防和控制高血压的关键措施。

（5）“少油”是降低脂肪摄入量的重要饮食建议。2002 年的中国居民营养与健康状况调查结果显示，我国居民的日均烹饪油摄入量为 42 克，超出了《中国居民膳食指南》推荐的每日 25 克的摄入量标准。常见的烹饪油包括各种植物油及动物脂肪，其中动物脂肪含有较多的饱和脂肪酸和胆固醇，过多摄入这些脂肪可能会增加患高脂血症的风险。美国膳食指南特别建议减少食用油量，并推广低脂食品的消费。另外，反式脂肪酸的健康风险也引起了广泛关注，它们主要存在于部分氢化油脂（如人造奶油）和高温烹饪食物中，可能增加患心血管疾病和某些癌症的风险。

5.3.3 促进膳食平衡的措施

1. 中国居民膳食结构的现状与问题

1）现状：膳食基本平衡，部分人群营养过度

在当代中国，居民的膳食结构大体上是均衡的，包括五谷杂粮、肉类、蔬菜水果、乳制品和豆制品等多样食物，这样的多样化饮食确保了营养的全面供给。但随着经济发展和生活方式的变化，一些人群的饮食出现了营养过剩的倾向，尤其在城市区域更为常见。过多摄入高热量、高脂肪和高糖食品，比如甜点、快餐和碳酸饮料，已经导致肥胖和心脑血管疾病等慢性健康问题的增加。同时，偏爱肉类的饮食习惯导致脂肪和热量的摄入超标，而膳食纤维与必需微量元素的摄入则不够充分。

2）问题一：蔬菜和水果摄入不足

虽然蔬菜和水果在饮食中扮演着关键角色，但有统计显示，许多居民的摄入量仍未达到推荐标准。根据中国营养学会的指导，成人每日应摄入 500 克蔬菜和 200 ～ 350 克水果。尽管如此，现实情况是，许多人的实际摄入量低于这一推荐水平。蔬果摄入不足背后有多种原因：①快速的生活节奏促使人们更多地选择快餐；②一些人可能不喜欢蔬菜和水果的味道和口感；③对蔬菜和水果营养价值的认知不足也导致了它们在饮食中被忽视。

3）问题二：蛋白质来源单一

在中国，居民的蛋白质摄入总体上能够满足身体的需求，但存在蛋白质来源过于单一的问题。植物性食品（特别是豆制品等）摄入量通常较少，尤其是相比动物性食品。虽然动物性食品是优质蛋白的重要来源，但也通常伴随着较高的饱和脂肪和胆固醇含量，过多摄入可能会增加患慢性疾病的风险。植物性食品（如豆类）除了提供蛋白质外，还含有丰富的膳食纤维和多种必需微量元素，对健康大有裨益。不过，受限于风味和烹饪习惯，这部分食品的摄入量仍有提升空间。

4）问题三：烹饪方式偏重口感，忽视健康

中国居民在烹饪食物时喜好多样化的方式，但普遍偏好浓重的味道，经常使用较多的食用油、食盐和调味品追求口感，这种做法可能会提高患慢性病的风险，包括心脏疾病和高血压。此外，外卖食品由于其制作和储存方式可能隐藏食品安全风险，而便捷的外卖服务还可能诱发人们过量饮食，进而对健康造成负面影响。

2. 营养食谱的编制原则

1）保证营养平衡

按照《中国居民膳食指南》的要求，膳食应满足人体需要的能量、蛋白质、脂肪及

各种矿物质和维生素，不仅品种要多样，数量也要充足，既要满足就餐者需要又要防止过量。一些特殊人群（如生长期儿童和青少年、孕妇和乳母）还要注意易缺营养素（如钙、铁、锌等）的供给。

2）各类营养素之间的比例要适宜

膳食中能量来源及其在各餐中的分配比例要合理。要保证膳食蛋白中优质蛋白质占适宜比例，要以植物油作为油脂的主要来源，同时还要保证碳水化合物的摄入，各矿物质之间的配比也要适当。

3）食物搭配要合理

注意酸性食物与碱性食物的搭配，注意主食与副食、杂粮与精粮、荤与素等食物的平衡搭配。

4）膳食制度要合理

应该定时定量进餐，成人一日三餐，儿童三餐以外再加一次点心，老人也可以在三餐之外加点心。

5）照顾饮食习惯，注意饭菜的口味

在可能的情况下，膳食既要多样化，也要照顾就餐者的饮食习惯。注意烹调方法，做到色香味形俱佳。

6）考虑季节和市场供应情况

主要是熟悉季节和市场可供选择的原料，并了解其营养特点。

7）兼顾经济条件

既要使食谱符合营养要求，又要考虑进餐者经济上的承受能力，这样才会使食谱有实际意义。

3. 促进膳食平衡的措施

1）多样化饮食

均衡摄入各种食物，确保获得必需的营养素。包括新鲜蔬菜、水果、全谷类、蛋白质（如瘦肉、鱼类、豆类）和低脂乳制品。多样化的饮食有助于身体获取不同的维生素、矿物质和其他营养素。

2）控制饮食分量

适量进食，避免过量摄入。使用小碗或小盘子可以帮助控制分量。饭前喝水也能帮助减少饥饿感，进而减少食物的摄入。

3）平衡主要营养素

保持碳水化合物、蛋白质和脂肪的合理比例。例如，碳水化合物应占总热量的 50% ～ 60%，蛋白质占 15% ～ 20%，脂肪占不超过 30%。

4）减少加工食品和糖的摄入

尽量少吃加工食品，它们通常含有高盐、高糖和不健康的脂肪。选择未加工或最少加工的食物，如新鲜水果和蔬菜。

5）饮食与运动结合

健康饮食搭配适当的体育活动，有助于保持良好的身体状态和健康的体重。即使是每天快步走 30 分钟，也能对健康产生积极影响。

5.4 食品安全与食品卫生

5.4.1 食品安全概述

1. 食品安全与食品质量

1）食品安全

食品安全主要关注食品对消费者的安全性，特别是食品中的有毒或有害成分对人体可能造成的危害。在 1984 年的文件《食品安全在卫生和发展中的作用》中，世界卫生组织（WHO）将食品安全等同于食品卫生，定义为“确保食品在整个生产链中的安全性和适宜性”。1996 年，WHO 进一步明确食品安全和食品卫生是两个不同的概念，强调食品安全是保障食品在消费时不对消费者构成伤害的保证，而食品卫生则涵盖确保食品安全的所有必要条件和措施。

在我国，食品安全的法律概念起始于 1995 年的《食品卫生法》。直到 2009 年《中华人民共和国食品安全法》发布，食品安全的概念才被人们广泛理解和接受。食品安全不仅关注有害成分是否存在，同时也强调食品供应链的每个环节，包括生产、供应、储存、销售、加工和烹饪。任何环节的问题都可能引发食品安全风险，由于其涉及广泛的范围和深远的影响，故具有独特的属性。

2）食品质量

按照国际标准化组织（ISO）的质量定义，食品质量可以被理解为食品本身一系列固有特性满足要求的程度。这些固有特性即食品的内在质量，涵盖了食品的安全性、营养价值、感官特性、货架期的可靠性和便利性等方面，但不包括价格、生产方式和环境等外在因素。所指的“要求”可能是明示的，如食品包装标签上的规定，或消费者的直接要求；也可能是隐含的，比如消费者自然而然地期望食品安全；或者是法律法规和强制性标准的规定。

随着时间的推移和科技的发展，食品质量的“要求”也在不断变化，它可以被转化为明确的、具有具体指标的特性，如更新迭代的食品标准。在 GB/T 15091—2014《食品工业基本术语》中，食品质量被定义为食品满足规定或潜在要求的特征和特性的总和，它反映了食品品质的好坏。因此，我国对食品质量的定义与 ISO 标准中质量的定义大致相符，且要求企业生产食品时有食品生产许可，绿色食品则需要符合相关绿色标准，可张贴绿色食品标识。

质量是一个具有时代特色的动态概念。人们的角色（如生产者、营销者、消费者）会影响他们对质量的认识和评价，而质量本身的含义也会随着专业知识的发展而演变。

在不同的历史阶段，质量的定义和内涵不尽相同。过去，食品质量的关注点主要是食品的感官属性和组成，而现在，这一概念已经被扩展到包括食品安全和营养等在内的、更广泛的领域，不仅包括食品的外观、口感、规格、数量和包装，还包括食品的安全性和营养成分。

2. 我国食品安全的现状与问题

1）食品安全状况逐步改善，但挑战仍然存在

近年来，我国在食品安全方面取得了显著的进展，已构建一套较为完善的食品安全法规体系，并对食品生产和经营的各个环节实施了严格监管。总体来看，食品质量和安全水平有所提升，食品安全事件的发生呈现下降趋势。尽管如此，食品安全问题仍旧是公众十分关注的议题。例如，食品添加剂的过度使用、农产品的重金属和农药残留、非法添加剂的存在，以及食品的微生物污染等都是目前还存在的问题。虽然我国已经建立了一整套严格的食品安全法规和标准，但受到监管实施难度大、行业内部利益驱动等因素的影响，食品安全领域仍面临一系列挑战。

2）食品添加剂滥用问题

食品添加剂在食品制造中发挥着提高食品色泽、口味和延长保质期的作用。但当这些添加剂被一些追求利润的无良商家滥用时（如超量使用或使用非法添加剂）就会对消费者的健康产生重大风险。餐饮服务提供商可能会过度添加味精、人造色素、防腐剂等以增加食品的外观吸引力，尽管这会使食品外观更加吸引人，但过量摄入这些添加剂可能会危害人体健康。此外，非法添加剂（如地沟油、瘦肉精、过量的亚硝酸盐等）对消费者健康的潜在威胁更是严重。

3）农产品质量问题

作为食品制造的关键原料和人们日常饮食的主要来源，农产品的安全性对整个食品产业链和公共健康至关重要。然而，农产品在生产过程中可能会遇到诸如农药残留、重金属污染和非法使用兽药等一系列问题，这些问题都会对食品安全造成负面影响。例如，农民为了控制病虫害和提升产量可能会过量使用农药和动物用药物，进而造成产品中的残留物超过安全标准。同时，环境污染问题特别是土壤污染也可能导致农产品重金属含量超标，这同样危害到食品安全和人类健康。这些问题需要通过加强监管和改进农业生产实践解决。

4）食品监管缺失

虽然我国已经建立了一套严格的食品安全法规和标准体系，但在执行监管过程中仍面临多重挑战。资源和人力的限制使监管的有效性受限，尤其是在一些地区和特定领域（如在线食品销售、小规模生产作坊、农村市场这些地方）的监管难度加大。此外，对违反规定的行为，法律法规的执行力度有待加强，以往的一些违规行为并未受到应有的及时处罚，会使对食品安全问题的打击力度不足。要改善这种状况，不仅需要增强监管机构的资源和人力，还需完善监管体系，确保法律法规得到有效执行，从而确保公众食品安全。

5.4.2 食品污染及其预防

1. 食品污染的概念

食品污染通常涉及食品被有害物质污染，这可能会影响食品的安全性、营养价值和感官质量。随着化学品的广泛使用和科技的进步，污染源日益多样化，对食品安全构成了显著威胁。了解这些污染物的性质、来源、检测方法、对健康的潜在危害以及预防策略是确保食品安全的关键。此外，实施和遵守相关的法律、法规和管理体系对防止或减少食品污染、保护消费者健康至关重要。

2. 食品污染的分类

按照污染物的性质，食品污染可分为生物性食品污染、化学性食品污染和放射性食品污染三种。

1）生物性食品污染

食品的生物性污染主要来源于微生物，其中以细菌及其毒素，以及霉菌及其毒素的污染最为严重。细菌污染通常发生在食品的原材料阶段、加工过程，以及储存、运输和销售环节。食品中的细菌污染主要通过菌落总数、大肠菌群和致病菌等指标评估。常见污染食品的细菌包括假单胞菌、微球菌、葡萄球菌、芽孢杆菌、肠杆菌、弧菌等。

霉菌污染及其产生的毒素在潮湿的南方多雨区域较为常见，已知的霉菌毒素超过200种，不同霉菌产生的毒性各不相同。霉菌毒素如黄曲霉毒素和猪曲霉素等与食品安全关系紧密。霉菌污染不仅会引起食品变质、降低食品价值，有时甚至会导致食品无法食用，造成经济损失。霉菌毒素引起的中毒通常由摄入受污染的粮食、油料作物和发酵食品产生，且表现出一定的地域性和季节性特点，因此，控制食品中的细菌和霉菌污染、防止霉菌毒素的产生和累积对食品安全和人体健康至关重要。

2）化学性食品污染

化学性污染来源复杂、种类繁多。主要有：①来自生产、生活和环境中的污染物，如农药、有害金属、多环芳烃化合物、N- 亚硝基化合物、二噁英等。②从生产加工、运输、储存和销售工具、容器、包装材料及涂料等溶入食品中的原料材质、单体及助剂等物质。③在食品加工储存中产生的物质，如酒类中有害的醇类、醛类等。④滥用食品添加剂等。

3）放射性食品污染

放射性物质污染在食品安全领域也是一个严重的问题，其来源可能是废弃的核材料、核武器测试或核事故。这些污染源可导致食物中放射性水平超过安全标准。天然放射性物质普遍分布在环境中，载体包括矿物、土壤、自然水体和大气，也存在于所有动植物组织中，特别是某些水生动物（如鱼和贝类倾向于在体内积累放射性核素，有时其体内的放射性水平会显著高于其生存环境）。放射性污染可以通过水体和土壤传播，影响作物、水产品和动物饲料，最终这些污染物会通过食物链进入食品系统，在生态系统内部进行传播和积累。因此，控制和防止这类污染对保障公众健康至关重要。

3. 食品污染的预防

1）提升食品生产的标准

为了防止食品污染，必须在整个食品生产链中实施严格的操作规范和卫生标准。从采用无污染的原材料起始，确保使用洁净并符合标准的生产设备，同时，执行正确的生产流程和全面的质量检测是至关重要的。在农业生产中，应遵守良好农业实践，减少化学肥料和农药的使用来降低农产品中可能存在的残留物。在食品加工过程中必须严格遵守生产操作规程，保持生产环境卫生，防止微生物污染和交叉污染的发生。特别是在处理易污染的食品（如生肉）时，需要有专门的处理规程，包括但不限于在不同区域进行操作、定期的设备清洁和消毒等措施，以确保食品安全。

2）严格管理食品添加剂

严格控制食品添加剂的使用是预防食品污染的一个关键措施，这包括创建科学合理的食品添加剂使用规范、限制和禁止对健康有害的添加剂使用，同时，建立完善的使用记录系统和定期的检测流程，确保添加剂的使用符合法规要求，除此之外，还需加强对食品生产者和消费者的教育，提升他们对添加剂使用和食品安全的认识，培养对食品安全的责任感，进而促进健康的生产和消费文化的形成。

3）建立有效的食品监管机制

政府和相关机构在预防和控制食品污染方面扮演着至关重要的角色。制定法律、执行监管、进行检查，并对违规行为进行处罚可以在更广泛的社会层面保障食品安全。首先，需要构建和优化食品安全法律体系，明确规定食品生产和经营的标准，确保有法可依。其次，加大监管力度，定期对潜在风险较高的地区进行检查，对非法行为予以严惩。最后，应建立公开透明的食品安全信息机制，确保公众能够获取最新的食品安全信息，增强消费者信心。

4）提高公众的食品安全意识

提高公众对食品安全的认识至关重要，这有助于减少食品污染的风险。政府和社会组织应采取各种措施教育公众识别食品污染的潜在危害，了解污染来源以及如何采取预防措施。在购买食品时，消费者应优先考虑那些有良好声誉和可靠质量保证的品牌，并避免购买来源不明确、无标签或标签不清晰的产品。在储存和烹饪食物时，也应采取适当措施防止微生物污染和交叉污染。孕妇、儿童、老年人以及慢性病患者等特殊饮食需求的人群应更加关注食品选择和处理方式，以保护他们的健康不受食品污染的威胁。

5.4.3 食物中毒及其预防

1. 食物中毒的概念

食物中毒指摄入含有生物性、化学性乃至放射性有毒有害物质的食物，或把有毒有害物质当作食物摄入后出现的非传染性的急性或亚急性疾病。

食物中毒发生的原因各不相同，但发病具有如下共同点：①发病呈暴发性、潜伏期短、来势急剧，短时间内可能有多数人发病，发病曲线呈上升的趋势；②中毒病人一般具有相似的临床表现，常常出现恶心、呕吐、腹痛、腹泻等消化道症状；③发病与食物有关，患者在近期内都食用过同样的食物，发病范围往往局限在食用该有毒食物的人群，停止食用该食物后很快停止，发病曲线在突然上升之后即突然呈下降趋势，无余波；④食物中毒病人对健康人不具传染性。

2. 食物中毒的分类

1）细菌性食物中毒

主要有沙门菌食物中毒、变形杆菌食物中毒、副溶性弧菌食物中毒、葡萄球菌肠毒素食物中毒、肉毒梭菌食物中毒、蜡样芽孢杆菌食物中毒、韦梭菌食物中毒、致病性大肠杆菌食物中毒、酵米面椰毒假单胞菌毒素食物中毒、结肠炎耶尔森菌食物中毒、链球菌食物中毒、志贺菌食物中毒等。

2）有毒动植物中毒

有毒动植物中毒指误食有毒动植物或摄入因加工、烹调不当未除去有毒成分的动植物食物而引起的中毒，其发病率较高，病死率因动植物种类而异。有毒动物中毒，如河豚、有毒贝类等引起的中毒；有毒植物中毒，如毒蕈（毒蘑菇）、含氰甙[①]果仁、木薯、四季豆等中毒。

3）化学性食物中毒

化学性食物中毒是由于摄入被有害化学物质污染的食物而引起的一种中毒状态，其发病和致死率都相对较高，常见的致毒化合物包括某些金属或其化合物、亚硝酸盐、农药等。这类食物中毒的流行病学特征包括：非传染性发病，以果蔬类植物性食品中毒案例较多，其次是动物性食品；通常在摄入后不久发病，大量摄入的情况下发病更快、病情更为严重；整年都可能发生，但在第三季度发病率相对更高；发病没有明显的地域分布特征，但在农村地区发生的情况以及致死率高于城镇，且多发生在家庭中。

拓展资料 5-1

4）真菌毒素和霉变食物中毒

拓展资料 5-2

真菌毒素和霉变食物中毒主要是谷物、油料或植物储存过程中生霉，未经适当处理即作食料，或是已做好的食物放久发霉变质误食等引起，也有的是在制作发酵食品时被有毒真菌污染或误用有毒真菌株。发霉的花生、玉米、大米、小麦、大豆、小米、植物秧秸和黑斑白薯是引起真菌性食物中毒的常见食料，常见的真菌有：曲霉菌（如黄曲霉菌、棒曲霉菌、米曲霉菌、赭曲霉菌），青霉菌（如毒青霉菌、桔青霉菌、岛青霉菌、纯绿青霉菌），镰刀霉菌（如半裸镰刀霉菌），黑斑病菌。中毒是因真菌毒素引起，由于大多数真菌毒素通常不被高温破坏，所以真菌污染的食物虽经高温蒸煮食后仍可

拓展资料 5-3

---

① 氰甙（qíng dài）为果仁的有毒成分，是一种含氰基的甙类化合物，在酶和酸的作用下可能会释放出氢氰酸（HCN）。

引起中毒。真菌霉变食物中毒的发病率较高，死亡率因菌种及其毒素种类而异。

3. 食物中毒的预防与急救

1）食物中毒的预防

食物一旦存放时间过久就可能变质，甚至产生有害物质、危害人体健康。此外，食物还可能包含或掺杂致病微生物、寄生虫和有毒化学物，所以食用新鲜卫生的食物是预防食源性疾病和确保食品安全的关键。

在购买食物时，选择信誉好的商家和品牌是食物保质保鲜的第一步。这些地方通常会对食品质量严格把控，并接受政府和消费者的监督，因此在食品安全方面相对可靠。对预包装食品，应仔细检查其包装和标签信息，注意产品的生产日期、有效期限，以及生产商信息。同时，留意食品是否有正常颜色、是否存在异味或异样，以判断食物是否发生了腐败变质。

妥善存储食物对维持其新鲜度和避免污染至关重要。冷藏可用于短期保存食物，而冷冻则能通过抑制微生物的生长长期保持食品新鲜。在烹饪过程中，保持个人和厨房卫生、防止交叉污染是非常重要的，动物性食品尤其需要被彻底烹煮，以杀灭可能存在的微生物。需要注意的是，煎炸烹饪方式可能产生有害物质，因此应适量食用此类食品。腌制食品时要加足食盐并避免高温，且应该适量食用以防止摄入过多的盐分。

2）食物中毒的急救

当遇到食物中毒的紧急情况时要做好如下几点，具体措施如表 5-9 所示。

（1）对潜伏期短的中毒患者可催吐、洗胃以促使毒物排出；对肉毒中毒（即神经性中毒）早期病例可用清水或 1 ∶ 4 000 高锰酸钾溶液洗胃。

（2）第一时间联系救护车或将病人送至医院急救。

（3）对病人饮用或进食过的食品进行取样和记录，必要时要对呕吐物进行取样，以利更快地诊断分析。

表 5-9　食物中毒的急救措施

	急救措施	具体内容
1	确认症状	食物中毒的常见症状包括恶心、呕吐、腹泻、腹痛、发热、头痛和全身乏力等
2	停止进食	如果怀疑食物中毒，应立即停止进食疑似导致中毒的食物
3	确保水分摄入	腹泻和呕吐的病人，需要补充足够的水分和电解质，以防脱水
4	寻求医疗援助	如果病人症状严重（如严重脱水、持续高热、血便等）应立即就医
5	毒物排出	如果医生认为有必要，则可能会采取措施如洗胃等，帮助体内毒物排出

重要概念

消化　能量与营养素　膳食结构　食品安全　食品污染　食物中毒

思考题

1. 简述以下基本概念：人体的系统、营养组学、能量、必需氨基酸、维生素、合理膳食、食品安全、食物中毒。

2. 如何提高食物中蛋白质的营养价值、预防蛋白质缺乏？

3. 蛋白质在机体生长发育、提高抵抗力等方面发挥着什么作用？

4. 如何通过膳食的合理搭配摄取足量而均衡的脂肪酸？

5. 简述维生素 B_1、维生素 B_2、维生素 C、钙、铁、锌、硒的来源及作用。

6. 中国居民的膳食结构特点是什么？

7. 预防食物腐败变质的措施有哪些？

即测即练

第6章 心理健康管理

导读

心理是个体与环境相互作用的精神活动，是生物性和社会性的统一。本章第一节将介绍心理学的核心概念和理论，建立对心理健康的基本认识。第二节将进一步探讨心理卫生及心理健康的重要性，以及如何通过日常生活习惯和行为来维护和提升心理健康。第三节将介绍一些常见心理问题的概念及分类等，以及它们的识别和应对方法。第四节将提供一些有效的心理干预策略和技巧，帮助读者了解如何通过专业的心理干预改善心理健康状况。本章旨在提供一个全面的心理健康管理框架，帮助读者了解心理健康的重要性，识别和应对心理问题，并有效地管理和提升自我的心理健康。

知识结构图

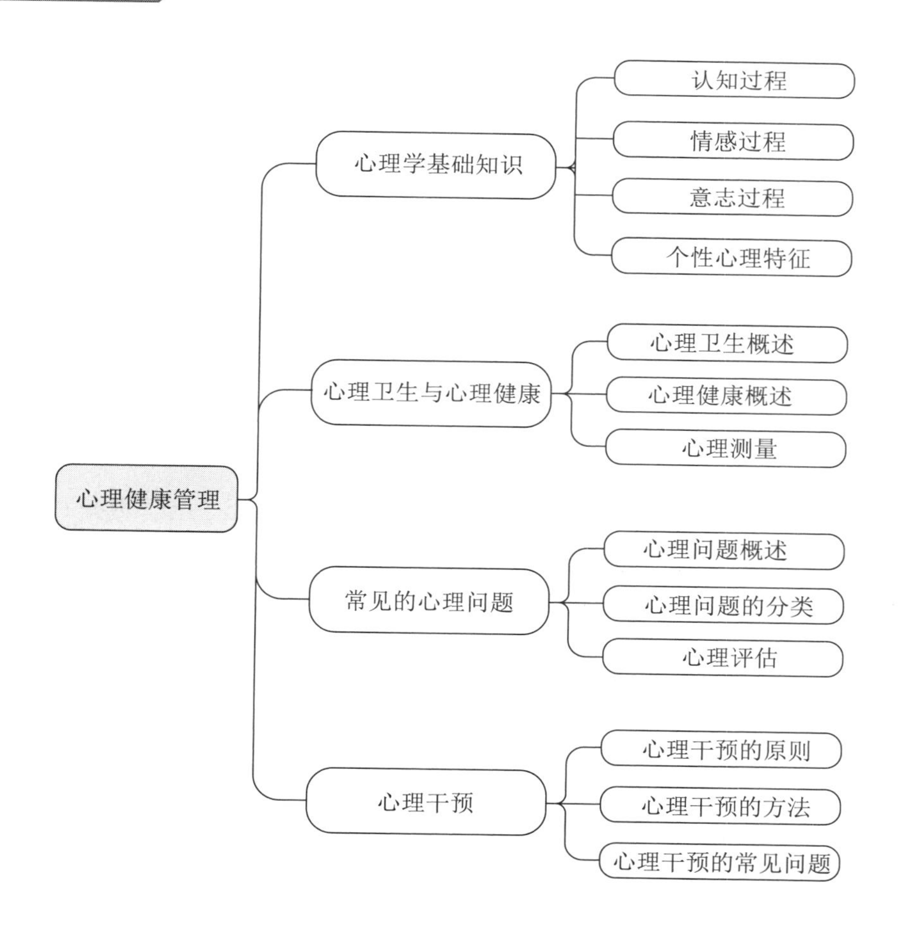

本章重难点

1. 心理学的相关概念
2. 常见的心理疾病与心理问题
3. 一般心理问题与严重心理问题的区别与联系
4. 心理干预原则与方法

6.1 心理学基础知识

心理是大脑的一种功能，是个体与环境相互作用的精神活动。心理学关注大脑的功能，以及个体和环境之间的相互作用。心理过程包括认知过程（涵盖如何学习、理解和解决问题）、情感过程（涉及情绪反应），以及意志过程（涉及动机和决定）。这些过程相互影响，构成人类的心理体验。总的来说，心理学旨在理解和解释人的行为和思维，从而帮助人们更好地理解自己和他人，改善生活质量并有效地解决生活中的问题。

6.1.1 认知过程

认知过程是对客观世界的认识和察觉，包括感觉、知觉、记忆、思维、注意等心理活动。

1. 感知觉

1）感觉

在心理学中，“感觉”是指人的神经系统如何接收并解释环境中的刺激信息。当感官器官（如眼睛、耳朵、皮肤）接触到外部环境的刺激（如光线、声音、温度）时，它们会将这些物理刺激转化为神经冲动，这个过程被称为感知。然后，这些神经冲动会被传输到大脑，大脑将这些信息解释为人可以理解和反应的感觉体验。每一种感觉都对应一种特定类型的感觉器官和大脑区域，例如，视觉感觉对应眼睛和大脑的视觉皮层，听觉感觉对应耳朵和听觉皮层，触觉感觉对应皮肤和感觉皮层。

感觉对人的日常生活至关重要，它们让人能够感知外部环境的变化，从而做出适当的反应。例如，当手指触摸到热的炉子时，会立即感到疼痛并迅速将手指撤回，这是因为触觉感觉告诉我们炉子的温度对皮肤构成威胁。同样，当听到汽车的喇叭声时会立即向周围看去，这是因为听觉感觉告诉我们可能有一辆汽车正在靠近。此外，感觉也影响情绪和心理体验，例如，某种特定的音乐可能会引发快乐或悲伤的情绪，某种特定的香味可能会唤起某些记忆。这些都表明，感觉不仅是人们与外部环境交流的重要途径，也是内心世界的重要组成部分。

2）知觉

“知觉”被定义为人对感官信息的组织和解释，即人们如何理解通过感觉接收到的信息。知觉使人们能够理解和对周围的世界做出反应。一般来说，知觉的过程从感觉刺激开始，例如，光线进入眼睛，或声音波动进入耳朵。然后，这些感觉刺激将被转化成神经信号，被发送到大脑进行处理。在大脑中，这些信号将被组织和解释，为人们产生对环境的认知。

知觉的过程并不仅是被动地接收信息。相反，人的大脑在解释感觉信息时会用到以往的知识和经验，这就是为什么同样的感觉刺激在不同的人，或在不同的情境中可能导致不同的知觉。此外，人的注意力和期望也会影响知觉。心理学家研究了许多与知觉有关的现象，例如，视觉错觉、知觉定向（如何知道声音或物体来自哪个方向）、深度和距离知觉（如何知道物体有多远或多深），以及知觉恒性（如何知道物体的大小、形状和颜色，即使光线和角度的变化可能会影响人的视觉感觉）。

总的来说，知觉是人与世界互动的重要途径。它不仅影响人如何理解和解释周围的环境，还影响人的行为和决策。

3）感觉和知觉的关系

感觉和知觉是两个不同的过程，但二者密切相关，它们共同构成了人们理解和与环境互动的方式。感觉为人们提供了原始的、未加工的信息，然后知觉对这些信息进行解析和理解，产生对环境的认知和理解。换句话说，感觉是对刺激的原始反应，而知觉是对这些反应的深入理解。它们共同工作，使人们能够理解并与周围的世界互动。

4）错觉与幻觉

“错觉”和“幻觉”是两种不同的感知现象，它们涉及人们如何解释和理解感官输入。

（1）错觉。错觉是在清晰无误的感觉输入下，由于知觉过程的特点和规律而导致的对实际情况的错误解释。错觉常常因为大脑试图使感知输入符合某种模式或期待，或者是因为某种视觉的混淆而产生。例如，缪勒 - 莱尔[①]错觉（Muller-Lyer illusion）就是一种常见的视觉错觉。如图 6-1 所示，人们常常错误地认为两条水平线段的长度不一样，尽管它们实际上是一样长的。

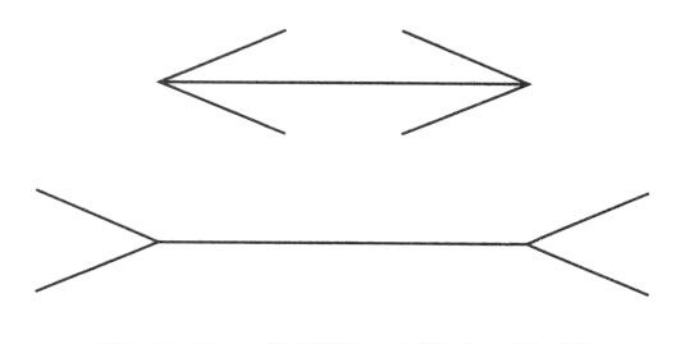

图 6-1　缪勒 - 莱尔错觉

（2）幻觉。幻觉是在没有相应感觉输入的情况下由大脑产生的感知体验。也就是说，幻觉是完全由大脑内部生成的，而不是基于来自外部世界的任何实际刺激。常见的例子包括听觉幻觉（如听到不存在的声音）和视觉幻觉（如看到不存在的物体）。幻觉可能由多种因素引起，包括精神疾病、药物、极度的压力或疲劳。

2. 记忆

1）记忆的概念

记忆是心理学中一个非常重要的研究领域，它涉及信息的编码、存储和检索。记忆

---

① 弗朗茨 • 缪勒 - 莱尔（Franz Müller-Lyer，1857—1916），德国社会学家和心理学家。

不仅是单一的一种现象，还是一个涵盖多方面功能的复杂系统。

记忆指个体获取、存储、保留和在需要时取回信息的能力。这些信息可以是感觉、体验、知识、技能、情感或其他形式的信息。记忆被认为是学习过程的一个重要组成部分，因为它使个体能够利用过去的经验解决当前或未来的问题。

从广义上来说，记忆不仅局限于人类或其他高级生物，一些较为简单的生物和机器也有一定形式的记忆。然而，人类记忆因其复杂性、多样性和与其他认知功能（如注意、思维和语言）的紧密关联而具有特殊重要性。

2）记忆的类型

根据存储持续时间可将记忆分为感觉记忆、短期记忆和长期记忆。

（1）感觉记忆。感觉记忆是对感官输入的短暂保留，持续时间非常短，一般只有几百毫秒到几秒钟。

（2）短期记忆。信息在这里被暂时存储，并可能进行一些基本的处理。短期记忆的容量和持续时间有限，通常能存储 5 ～ 9 个项目，持续时间从几秒到几分钟不等。

（3）长期记忆。长期记忆是一个几乎无限容量和持久性的存储系统，其可以分为多个子类型，包括程序性记忆（如骑自行车或打字的技能）、声明性记忆（如事实和事件），以及情感记忆（与情感体验有关的记忆）。

3）记忆的基本过程

（1）编码。这一步涉及将接收到的信息转换成另一种形式，使大脑能够存储它。

（2）存储。信息在大脑中保存一段时间，这可能是短暂的（几秒钟）或长期的（一生）。

（3）检索。当需要使用存储的信息时，大脑会检索它。这可能是一个自动的、几乎无意识的过程，也可能是一个需要努力和注意力的过程。

3. 思维

1）思维的概念及其特征

思维是心理学中的一个核心概念，它通常被定义为一种信息处理过程，涉及理解、解释、分析、合成和推理信息的能力。从心理学的角度来看，思维有以下特点。

（1）符号性。思维是一种抽象的处理过程，它依赖符号（如语言、图像、概念）来代表和操纵现实世界的信息。

（2）目的性。思维常常是为了解决问题、达成目标或满足需求。思维过程通常是目标导向的，人们会根据所追求的目标来选择和调整思维策略。

（3）创新性。思维可以创造新的想法、新的解决方案和新的观念。这种创新性是人类思维与其他动物本能的主要区别之一。

（4）反思性。人类有能力对自己的思维过程进行反思，评估其有效性和效率，并根据需要进行调整。这种元认知能力是人的思维的重要特征。

（5）逻辑性。虽然人的思维并非总是理性或有逻辑的，但人们有能力使用逻辑规则来指导自己的思考和决策过程。

（6）社会性。人的思维过程受到社会环境的影响，包括文化背景、教育经历和社会交往等。这些因素形成了人们的价值观和观念，影响人们的思维方式和问题解决策略。

（7）变动性。人的思维是变动和发展的，这种变动性体现在思维能力的提高、思维方式的转变，以及在不同生命周期阶段思维特点的变化。

2）思维的分类

（1）概念化思维。概念化思维主要依赖概念，即对某一类事物或现象的抽象理解。通过概念化思维，人类可以将大量的信息和经验归纳、整合到一种普遍的框架中。

（2）具体化思维。具体化思维主要关注事物的具体细节和特性。与概念化思维不同，具体化思维更多地关注个别情况而不是抽象的概念或类别。

（3）批判性思维。批判性思维指评估和分析信息的能力，特别是当人们需要做决策或解决问题时。批判性思维涉及辨别信息的来源和可靠性、理解和评估论据，以及基于逻辑和证据做出判断。

（4）创造性思维。创造性思维涉及创新、发明和发现新的解决方案或想法。这种思维类型强调对已有知识的新颖组合和重构。

（5）反思性思维。反思性思维指对自己的思维过程进行反思和审查的能力。这包括对自己的知识、信念和思维策略的反思，以及对这些元素的有效性和适用性的评估。

（6）系统性思维。系统性思维是对复杂系统进行理解和分析的思维方式。这种思维类型强调事物之间的相互关联和相互影响，以及在整体和部分之间寻找平衡。

4. 注意

1）注意的概念及其特征

“注意”是一个复杂的心理学概念，它涵盖了人的感知、认知和行为过程。注意力可以被定义为对特定信息或刺激的选择性集中，它对人理解周围世界、进行决策和完成任务起着至关重要的作用。

在心理学中，注意力通常被认为有两个主要特征：选择性和持久性。选择性指人们能够选择性地聚焦于特定的感觉输入，如声音、视觉图像、思维或感觉，同时忽略其他不相关或干扰的信息，这是通过一种被称为“选择性注意”或“选择性聚焦”的过程实现的；持久性则指人们能够维持注意力的集中状态，而不会很容易地被分心，这是通过一种被称为“持续注意”的过程实现的。

2）注意的功能

（1）选择功能。选择功能也被称为选择性注意，这是注意力的基本特征。人的大脑接收到的信息远远超过它可以处理的量，而选择性注意就是人的大脑筛选和处理这些信息的方式，它允许人们集中精力处理某一特定刺激，而忽略其他的干扰信息。例如，人们可以在嘈杂的环境中专注与一个人的谈话，或者在繁忙的街道上注意到一个特定的商店。

（2）保持功能。这指人的注意力能够在一段时间内保持在某一特定任务或刺激上，保持功能使人们能够完成需要长时间集中精力的任务，如阅读一本书或完成一项复杂的工作。没有这种能力，人们将很难完成这些需要长时间集中精力的任务。

（3）对活动进行调节与监督。注意力不仅影响人对信息的接收和处理，还影响人的行为和决策。它帮助人们对自己的行为进行调节和监督，以适应不断变化的环境。例如，如果你正在开车，并注意到前方的交通灯变红，你的注意力会驱使你减速并停车。这种对活动的调节和监督功能使人们能够进行复杂的任务，如开车、做饭或社交。

6.1.2 情感过程

1. 情绪和情感

情绪和情感是心理学中的关键概念，它们会对人类的思维、决策和行为产生深远影响。

情绪通常被定义为对特定刺激或事件的强烈、短暂的反应。它们通常包括三个组成部分：生理反应（如心跳加快或呼吸急促）、行为反应（如脸部表情或体态），以及主观体验（如感觉到的快乐、悲伤或愤怒）。情绪通常是特定的、瞬时的，响应特定的内外部刺激。

与此相反，情感通常被视为一种更持久、不那么特定的状态。情感更可能反映一个人的整体感觉或心境，如乐观、悲观、满足或不满足。情感状态可以持续几个小时、几天甚至更长的时间，并且可以被许多不同的事情引发或影响，而不仅是一个特定的刺激或事件。

2. 情绪的功能和分类

1）情绪的性质与功能

情绪是人们日常生活的核心部分，它是对特定刺激或事件快速、短暂和多元的反应。这些反应不仅包括人们的主观感受，也包括人们的生理反应（如心跳加速），以及人们的表达行为（如面部表情和身体语言）。除此之外，人们对事件的认知评价也是情绪的重要组成部分。

情绪在人们生活中扮演着许多关键角色。首先，它可以作为动机驱使人们采取行动来满足他们的需求和目标，例如，快乐可以激发人们去寻找和维持让他们快乐的事物，而恐惧可以驱动人们远离可能对他们构成威胁的事物。其次，情绪能够引导人们的注意力，当人们面对能够引发强烈情绪反应的刺激时，他们的注意力通常会被引向这些刺激。再次，情绪还在人们的决策过程中发挥着重要作用，他们往往会基于他们预期的情绪反应做出决策，这种过程在心理学中被称为“预期效用理论”。最后，情绪在人们的社交互动中也起着重要作用，通过表达情绪，人们可以传达他们的需求和期望，同时理解和回应他人的情绪，这有助于建立和维持社会关系。因此，情绪是人们日常生活中的重要组成部分，它影响并塑造了人们的行为、决策和社交互动。

2）情绪的分类

情绪的分类方法有很多种，不同的理论和研究者可能会有不同的分类方式。以下是几种常见的情绪分类方法。

（1）基本情绪理论。这种理论认为，有一些基本的、普遍的情绪，所有的人类无论文化背景如何都会经历这些情绪。这些情绪包括快乐、悲伤、恐惧、愤怒、惊讶和厌恶，每种基本情绪都有自己独特的生理和表现特征。

（2）情绪维度理论。这种理论认为，情绪可以按照一些基本维度来分类，最常见的维度包括愉悦度（快乐到悲伤）和唤醒度（激动到平静）。例如，快乐可能被定义为高愉悦度和高唤醒度的情绪，而悲伤可能被定义为低愉悦度和低唤醒度的情绪。

（3）情绪复杂度理论。这种理论认为，有些情绪是更复杂的，是由基本情绪组合而成的。例如，爱可能包括快乐和温馨的感觉，而羞耻可能包括悲伤和恐惧的感觉。

6.1.3 意志过程

1. 意志概述

意志是心理学中的一个重要概念，它通常被定义为推动个体实现目标或满足需求的心理过程。意志力涉及决策、动机、自我控制和行为。人的意志行动有三个特征：①意志行动是有自觉目的的行动；②意志行动总是与克服困难相联系的；③意志行动是以随意行动为基础的。

2. 意志的品质

1）自觉性

自觉性是意志的一个重要特性，它指的是一个人对自己意愿和行动的自我认识和理解。这个概念表明人们不仅可以感知和选择他们的行动，而且还可以理解这些行动的动机和目标。

自觉性是人的意志的核心部分，它使人们能够主动地、有意识地参与自己的生活，并朝着他们选择的目标前进。在心理学中，提高自觉性通常被视为提高个人自我控制和自我实现的有效方式。

2）独立性

独立性指意志的主体性，也就是人作为独立个体可以根据自己的意愿和目标做出决定和行动。在某种程度上，独立性是意志力的核心特征，它突出了人的主观能动性和决策自主权。

人的独立性不仅表现在可以独立地选择自己的行动，而且还表现为可以独立地判断这些行动是否符合自己的价值观和目标。人们的行动不仅是对外界刺激的反应，还可以被意志引导和控制。例如，面对诱惑时，人们可以选择抵制诱惑、坚持自己的长期目标，而不是被即时的欲望所驱动。

3）果断性

果断性的体现是一个人在面临决定时能做出明确、迅速的选择，并对自己的决定负责。这个特性关系到人们的决策能力，特别是在面对困难或不确定性时的决策能力。

果断性是人的意志力的一个重要特性，它关系到人们如何做出决定，以及如何对自己的决定负责。有了果断性，人们就能够更有效地应对生活的挑战，实现自己的目标。

4）自制性

自制性涉及个体对自己的冲动和行为进行控制的能力。在心理学中，自制力常常被看作意志力的核心部分，因为它关系到人们能否坚持自己的目标和价值观、抵抗诱惑和干扰。

自制性在心理学中是一个重要的概念，许多研究表明，自制力是实现目标、保持健康和成功的重要因素。通过训练和实践，人们可以提高自己的自制力，如通过自我监控、目标设定、问题解决策略等方法。

5）坚韧性

坚韧性是在面对挫折、困难或者压力时，个体仍能坚持目标并保持决心的能力。这个特性是意志力的重要组成部分，尤其在人们需要克服难题或者实现长期目标的时候。

坚韧性强调了在面对挫折、困难和压力时保持决心的重要性。这个特性对人们实现目标、应对挑战，以及保持积极态度都非常重要。坚韧性与顽固性、执拗性有根本的区别。顽固性、执拗性是既不懂客观规律，又不能正确估价自己，执迷不悟、一意孤行、我行我素。掌握不住自己，也就谈不上什么意志行为。

6.1.4 个性心理特征

1. 人格

1）人格的概念

人格是心理学的一个基本概念，通常被定义为一个人的持久性的思考、感觉和行为模式。人格特征是每个人独一无二的特点，影响着人们对世界的理解方式、对他人的反应，以及如何处理日常生活中的问题和压力。人格是一个复杂的概念，包括许多不同的特征和方面，如五大人格特质（开放性、尽责性、外向性、宜人性、神经质性）模型所示。理解个人的人格特征可以帮助人们理解他们的行为和决策，以及他们如何与世界和他人互动。

迈尔斯 - 布里格斯[①]类型指标（Myers-Briggs type indicator，MBTI）是一种评估个体性格差异的心理学工具，用于测量人们如何感知世界和做决定。它由凯瑟琳・库克・布里格斯和她的女儿伊莎贝尔・布里格斯・迈尔斯于20世纪40年代基于瑞士心理学家卡尔・荣格[②]的理论研发，详见表6-1。

2）人格的本质特征

（1）独特性。独特性是人格的一个基本特征，它意味着每个人的人格都是独一无二的，有着自己特殊的思考方式、感觉和行为模式。这个特性体现了个人在人格特质具体组合和表现上的差异性。独特性使每个人都有自己的个性标识，也就是说，即使在相似的环境条件下，每个人也可能会有不同的反应和处理方式。例如，面对同样的困难，有

① 伊莎贝尔・布里格斯・迈尔斯（Isabel Briggs Myers，1897—1980），美国作家。

② 卡尔・古斯塔夫・荣格（Carl Gustav Jung，1875—1961），瑞士心理学家。

表 6-1 迈尔斯 - 布里格斯类型指标的 16 种人格类型

类型	名称	特征	适合职业
ISTJ	检查员	详细、实际、有组织、理智	律师、会计、执行官
ISFJ	保护者	敏感、观察力强、善解人意、有耐心	医生、教师、社工
INFJ	咨询师	富有创造力、热衷于理想、关心他人	心理咨询师、教师、艺术家
INTJ	大师级思想者	分析力强、批判性思维、自我驱动、追求卓越	科学家、工程师、教授
ISTP	手艺人	独立、实际、有分析力、灵活	工程师、飞行员、警察
ISFP	调和者	感觉敏锐、适应力强、善于合作、珍视和谐	艺术家、设计师、护士
INFP	治疗者	有洞察力、富有同情心、热衷于理想、理解力强	心理咨询师、作家、教师
INTP	建筑师	分析力强、有创造性、独立思考、追求理性	科学家、工程师、编程人员
ESTP	动力型	现实主义、适应性强、善于决策、观察力强	营销人员、警察、企业家
ESFP	表演者	热情开放、善于交际、有适应力、现实主义	表演者、销售人员、公关人员
ENFP	冠军	创新、社交、理想主义、直觉力强	营销人员、咨询师、记者
ENTP	愿景家	创新、机智、批判性思维、善于沟通	律师、心理学家、系统分析师
ESTJ	主管	有组织、坚决、有责任感、客观	管理者、军官、审计员
ESFJ	供应者	合作、有耐心、善解人意、有组织	社会工作者、行政人员、护士
ENFJ	教师	有洞察力、有组织、善于人际关系、理想主义	教师、咨询师、教育行政人员
ENTJ	元帅	有组织、果断、有策略思考、目标导向	执行官、律师、管理咨询师

些人可能会选择逃避，有些人则会直面挑战。这种独特性来自多种因素的交互作用，包括基因、生理因素、早期生活经验、社会文化背景等。这些因素塑造了人类的人格，使得每个人都有自己独特的看世界的方式，处理问题的方式，以及和他人交往的方式。同时，独特性也意味着个体在不同的时间和不同的环境中可能会展示出一致的行为模式。例如，一个人如果在一个情境中表现出了高度的外向性，那么他在其他情境中可能也会表现出类似的外向行为。

（2）稳定性。稳定性是人格的另一个重要特性，指人格特质在一个人一生中的持久性和一致性。换句话说，这些特质通常并不会因为时间的推移或环境的变化而发生大的改变，而是会在一生中保持相对稳定。

人格的稳定性体现在两个方面。

①时间稳定性意味着个体的人格特质会长期保持一致。例如，一个人在青少年时期表现出的乐观性格往往会持续到成年期，甚至老年期。

②情境稳定性表示在不同的环境或情境下，个体的人格特质展现出的一致性。例如，

一个人如果在工作中表现出高度的尽责性，那么在个人生活中，他/她也可能表现出类似的责任感和组织性。

然而，值得注意的是，虽然人格具有一定的稳定性，但这并不意味着它是固定不变的。人格可以随着生活经验的积累，特别是重大生活事件的影响，进行一定程度的改变。例如，长期的心理治疗或者重大的生活改变（如成为父母）可能会影响到人格的某些方面。

（3）统合性。表明人格不仅是个体各种特质的简单集合，而且这些特质之间还存在着某种内在的关联和一致性。人格的统合性体现在各方面特质共同作用形成一个整体的、连贯的个体，这个特性表明人格特质之间的相互作用并不是孤立存在的，而是互相影响、互相塑造的。例如，一个人的外向性可能会影响他的亲和力，使他更容易与他人建立联系。同样，一个人的尽责性可能会影响他的决策方式，使他更倾向于谨慎思考和规划。

同时，统合性也体现在人格特质如何与个体的行为、想法和情感相协调。这些特质共同影响个体对外部世界的反应方式和内心世界的构建方式。例如，一个人的乐观性和抗压性可能会共同影响他处理压力的方式，使他更容易从困境中恢复过来。总的来说，人格的统合性指个体的各种特质是互相联系、互相作用的，它们共同塑造了个体独特的行为模式和心理状态。因此，理解和研究人格需要全面考虑个体的各种特质，而不能孤立地看待任何一个特质。

（4）功能性。人格的功能性指人格特性对人们的生活有实际的影响，它决定了人们的行为，影响人们的认知，以及可以塑造人们的应对策略。理解这一特性可以帮助人们更好地理解人格对生活的影响，以及利用人格特性改善自己的生活。这意味着人格不仅是一组特性的描述，更是一种动态的、能动的过程。人格特性对个体的生活具有实际意义，它会影响人们看待世界，与他人相处，以及应对生活中困难和挑战的方式。

人格的功能性主要体现在以下三个方面。

①决定行为。人格特性在很大程度上影响人们的行为。例如，一个外向的人可能更倾向于积极参与社交活动，而一个内向的人则可能更喜欢独处。

②影响认知。人格特性会影响人们对世界的认知和理解。例如，一个乐观的人可能更倾向于看到事情积极的一面，而一个悲观的人则可能更容易看到事情的消极面。

③应对策略。人格特性会影响人们应对压力和困难的方式。例如，一个有强烈抗压能力的人可能会更有效地处理压力，而一个容易焦虑的人则可能需要更多的支持和帮助。

2. 能力

1）能力的概念

在心理学中，能力通常被定义为个体完成特定任务或达到特定目标的潜力或实力。能力是个体的内在特性，包括认知能力（例如，记忆力、注意力、理解力），物理能力（例如，力量、敏捷性）和社会情感能力（例如，领导力、团队协作能力）等。能力不仅指现有的成就，也包含个体具有的潜力和可能性。能力表现在人所从事的各种活动中，并能在活动中得到发展。

2）能力的种类

（1）一般能力和特殊能力。

①一般能力（或被称为智力）指个体在处理各种认知任务时所显示出的广泛的能力，这种能力不限于任何特殊的任务或活动，而是普遍存在于各种认知任务中。它包括推理能力、问题解决能力、抽象思维能力、学习能力等。一般能力是心理学的一个重要概念，而智力测试就是对一般能力的一种测量。一般能力对人的学习、工作和生活都有重要的影响。

②特殊能力指个体在某一特定领域或任务中表现出的特殊技能或才能，如音乐才能、艺术才能、体育才能、数学能力等。这些能力往往需要特定的训练和实践才能得以显现和发展。特殊能力可以帮助个体在特定的领域取得优异的表现。

这两种能力都是构成个体认知结构的重要部分，它们既有相互影响也有区别。一般能力往往会影响个体在特殊能力的发展和学习中的表现，而特殊能力则可以被看作一般能力在特定领域的体现。同时，每个人的一般能力和特殊能力的结构和水平都可能会有所不同，这构成了个体间的差异。

（2）模仿与创造能力。

①模仿是一种学习策略，是个体观察并复制他人行为或技能的能力。这种能力是人们学习新技能、习惯和行为规则的基础，在人们的社会化过程中起着重要作用。例如，儿童通过观察和模仿父母和同伴的行为来学习社会规则和技能。模仿不仅限于复制具体的动作，也包括理解和采纳他人的观点、态度和情感。

②创造能力指个体生成新的、原始的、适应性的思想、概念或产品的能力。这种能力是人们解决问题、改进现有做法和创新的基础。创造能力包括多个方面，如灵感产生、灵活思维、批判性思考、问题解决等。它需要人们超越现有的知识和经验，探索新的可能性。

模仿能力和创造能力虽然看起来可能是相对的，但实际上它们往往在学习和创新过程中互相影响和促进。模仿提供了学习新知识和技能的基础，而创造能力则需要在这个基础上产生新的思想和解决方案。例如，在艺术创作中，艺术家通常需要先学习和模仿传统的技巧和风格，然后在此基础上创作自己的作品，这就是模仿和创造在实践中的相互作用。

（3）认知、操作与社交能力。

①认知能力涵盖了人们处理信息、理解世界的能力，包括记忆、注意力、思维、理解、解决问题等方面。这些能力允许人们理解和解释周围的环境、学习新的知识和技能、做出决策、解决问题。在日常生活、学习和工作中，人们都在不断地使用和发展自己的认知能力。

②操作能力通常指人们进行各种实际操作和技能的能力，这包括物理技能（如跑步、跳跃、写字），以及更复杂的技能（如驾驶汽车、使用计算机等）。操作能力是人们进行各种具体活动和任务的基础，通过训练和实践，人们可以提高自己的操作能力。

③社交能力指人们在社会互动中的能力，包括沟通能力、团队协作能力、领导能力、

冲突解决能力等。社交能力允许人们有效地与他人交流、建立和维护人际关系、解决人际冲突。在现代社会，社交能力被视为非常重要的能力，它对人们的生活、学习和工作有重要的影响。

（4）情绪理解、控制和利用的能力。

这种能力也被称为情绪智力（emotional intelligence，EI），又称情商，是一个相对较新的心理学概念，被定义为个体理解、使用、识别和管理自己和他人情绪的能力。情绪智力通常包含四个主要领域：①情绪识别，指人们识别和理解自己和他人情绪的能力，也就是能够准确地将情绪与特定的感觉和反应联系起来的能力，包括理解面部表情、身体语言和语言表达中的情绪线索；②情绪使用，指人们使用情绪引导自己的思考和行为的能力，例如，使用积极的情绪提高工作效率，或者利用情绪解决问题或做决策；③情绪理解，指理解情绪背后的原因，以及情绪如何改变和影响人们的思考和行为的能力，这也包括理解情绪如何影响人们的关系，并预测情绪的变化；④情绪管理，指人们控制和调节自己和他人情绪以适应环境和达到目标的能力，包括自我安慰，情绪抑制，以及影响他人情绪的能力。

情绪智力被认为是人的成功和健康的重要因素，研究发现，高情绪智力的人往往在职场、学业和人际关系中表现得更好。此外，情绪智力也与心理健康紧密相关，高情绪智力的人往往更能有效地应对压力和逆境，有更低的心理问题风险。

6.2 心理卫生与心理健康

6.2.1 心理卫生概述

1. 心理卫生的起源

心理卫生这一概念最早起源于19世纪末期的欧洲和北美地区，但是，它在20世纪初才真正开始受到人们的重视和研究。

心理卫生运动的发展与20世纪初的社会和文化变革密切相关，其包括对个体和公共卫生的关注、对教育改革的推动，以及对精神疾病治疗方法的改进和创新。其中，美国精神病学家克利福德·比尔斯的贡献尤为突出，他在1908年发表的一本自传体作品《精神病患者的故事》描述了自己在精神病院的经历，揭示了当时精神病患者遭受的恶劣待遇和精神病院环境的问题。这本书引发了公众对精神卫生改革的关注，推动了美国心理卫生运动的发展。在比尔斯的推动下，美国心理卫生协会（National Committee for Mental Hygiene）于1909年成立，这标志着心理卫生运动的正式开始。在此之后的几十年里，心理卫生运动逐渐在全球范围推广，各国也成立了自己的心理卫生组织。

我国的心理卫生运动在20世纪30年代也开始起步，1936年，成立了“中国心理卫生协会”，但因抗日战争爆发，实际未开展工作而名存实亡。1951年，卫生部下属的心理卫生研究所在北京成立，这标志着我国正式开展心理卫生工作。然而，早在此之前，我国的一些医疗机构就已经开始对精神疾病进行诊断和治疗。20 世纪 50 年代至 70 年代，我国的心理卫生工作主要集中在精神疾病的预防和治疗上，特别是对精神分裂症和情感障碍的研究。然而，由于历史和社会环境的原因，这个时期的心理卫生工作进展相对缓慢。20 世纪 80 年代以后，随着我国社会经济的快速发展，人们开始更加关注心理健康问题。1985 年，一个真正意义上的中国心理卫生协会终于成立，该协会的成立对我国心理卫生事业的发展起到了非常重要的推动作用。从此之后，心理卫生的研究和服务逐渐向学校、社区、企事业单位等领域扩展，心理咨询和心理治疗等专业领域也得到了快速发展。

到了 21 世纪，心理卫生已经成为我国公共卫生工作的重要部分。不仅有专门的机构和专业人才致力于心理卫生的研究和服务，而且心理健康教育也已经进入了学校和社区，成为全民健康促进的重要内容。从预防心理疾病，到提高生活质量，到培养健康的人际关系，心理卫生的领域和工作内容日益丰富和深入。

2. 心理卫生的概念

1）定义

心理卫生是一个涵盖了个体和社区心理健康维护与提升的广泛概念。它并不仅指缺乏心理疾病或心理障碍，而是一个更加全面的概念，包括了个体的心理福利、生活满意度、自我效能感、自我接纳、适应性、韧性，以及人际关系的建立和维护等方面。

世界卫生组织（WHO）给出的定义是:“心理卫生是指一个人实现其潜力、应对正常生活压力、有效且高效地工作，并对社会做出贡献的状态。”这个定义强调了心理健康不仅涉及缺乏精神疾病，还与个体的生活质量以及其对社会的贡献密切相关。

心理卫生是一种积极的状态，其是通过维护和提升个体的心理健康、防止心理疾病、提高生活质量，以及实现个人潜力来实现的。此外，它也涉及提供支持、降低创伤和压力的影响、促进恢复，以及提升社区和社会环境，以保护所有人的心理健康。

2）范畴

心理卫生是一个非常广泛的领域，其范畴包含了多个方面。

（1）预防心理疾病。心理卫生的首要任务是预防心理疾病，包括预防精神疾病（如抑郁症、焦虑症、精神分裂症等）和其他心理健康问题（如压力过大、自杀倾向等）。

（2）保护心理健康。心理卫生不仅关注心理疾病的预防，也关注如何提升个体的心理健康水平，包括提高个体应对压力的能力、建立良好的人际关系、提升生活满意度，以及实现个人潜力等。

（3）干预和治疗。对已经出现心理健康问题的个体，心理卫生工作还包括通过心理咨询、心理治疗、药物治疗等手段进行干预和治疗。

（4）教育和培训。心理卫生工作还包括提供关于心理健康的教育和培训，以提高公众对心理健康的认识和理解、提升心理健康素养，以及训练相关专业人员。

（5）社区和政策倡导。心理卫生工作还包括在社区和政策层面推动改变，以创建有利于心理健康的环境，包括推动有利于心理健康的政策、提供心理卫生服务，以及提升公众对心理健康的关注等。

（6）学术研究。心理卫生工作还包括对心理健康相关的研究，以提升人们对心理健康的理解、开发更有效的预防和治疗方法，以及评估心理卫生项目和政策的效果等。

因此，心理卫生是一个跨学科和跨领域的工作，需要心理学家、医生、社工、教育工作者、政策制定者和研究人员等各方面的合作。

3. 心理卫生的重要性

许多精神障碍的起源都植根于患者前期的心理状态。诸多精神疾病的根源在于儿童时期，它们在日复一日、月复一月的累积中逐渐露出端倪。如果父母或教师能对儿童的心理健康给予关注，对他们的生活习惯提供适时的指导，则将有助于他们的人格健康地成长，这可以在一定程度上减少他们成年后精神疾病的发生。从疾病预防的角度看，科学地保持心理健康、强调心理卫生是防止精神疾病发生和发展的一级预防措施。

心理健康问题已成为一个全球性的议题，全世界的专家和各阶层人民对心理卫生重要性的认识越来越深入。心理卫生的意义在几个方面越发明显：①有助于精神疾病的防治，开展心理卫生运动将使人们更好地适应社会，从而降低精神疾病的发生；②有助于人们的心理健康发展，心理健康的人学习成绩和工作效率往往优于心理健康状况欠佳的人，而且他们更能应对挫折和逆境；③有助于推动精神文明建设，没有心理卫生事业的蓬勃发展就不可能有真正的精神文明。

培养和保持健康的心理状态是预防精神疾病和身体疾病的重要手段。人是一个持续发展的多维度生物，心理健康是人类健康的重要方面。心理健康不仅是没有精神障碍，更是一种健康状态。在这种状态下，每个人都能认识到自己的潜能，并能为社会做出贡献。有益的教育、训练，以及医疗预防措施等一系列心理卫生工作的开展有助于培养健康的人格，塑造良好的心理素质和适应能力，使心理活动的功能状态达到较高的健康水平。因此，为了心理健康，每个人都应该注意和重视心理卫生。

6.2.2 心理健康概述

1. 个体的心理健康

按照人类生理心理发展以年龄段划分，可以将个体的心理发展分为若干相对独立又相互影响的阶段。

1）婴儿期和幼儿期的心理发展与心理健康

婴幼儿时期（从出生到6岁）是人类生命中最重要的发展阶段之一，它对个体的身心健康有着至关重要的影响。在这个时期，婴幼儿经历了大脑和身体的快速成长，并开始学习处理来自周围环境的信息。此外，他们还开始建立与他人的关系，并开始发展自己的情绪和社会技能。以下是婴幼儿时期心理发展与心理健康的几个关键领域。

（1）感知和认知发展。婴幼儿期是感知和认知能力迅速发展的时期。他们开始通过感官理解世界，例如，通过视觉和听觉感知周围的环境；他们也开始发展记忆和学习能力，例如，通过观察和模仿他人的行为学习新的技能；同时，他们也开始发展空间感知，可以识别物体之间的相对位置。适当的玩耍和探索活动可以提高婴幼儿的思维能力和解决问题的能力。

（2）社会和情绪发展。婴幼儿期是社会和情绪能力的初步发展阶段。他们开始理解自己和他人的情绪，并开始发展与他人的关系，例如，通过微笑和眼神交流与他人建立联系。婴幼儿最初的社交行为是与照顾者建立亲密和安全的关系，通过这种关系，他们学会了理解和信任他人。此外，婴幼儿也开始理解和表达基本的情绪，例如，快乐、悲伤和愤怒。他们还开始学习如何调整自己的情绪反应，这是自我调节能力的基础。

（3）语言和沟通发展，婴幼儿期是语言和沟通技能开始发展的时期。他们开始通过哭泣、笑声和较简单的语言表达自己的需求和感情。随着时间的推移，他们开始通过简单的单词和短语交流。他们也开始理解他人的语言，这是他们继续发展语言和沟通技能的基础。

在保持婴幼儿心理健康方面，提供一个安全、有爱的环境，满足他们的基本需求对他们的正常心理发展至关重要。此外，父母和照顾者的积极参与和适当的刺激也可以帮助他们发展必要的心理和社会技能。另外，若发现婴幼儿有任何异常的行为或发展迟缓，应及时寻求专业的心理健康服务。在这个阶段，父母和照顾者可以通过提供丰富的刺激和积极的交互促进婴幼儿的心理发展，例如，通过阅读、唱歌、玩耍和对话帮助婴幼儿提高他们的认知、社会、情绪和语言技能。同时，保持一个温暖、有序和预测性的环境可以为婴幼儿提供一个感觉安全和支持的环境，这对他们的心理健康至关重要。

2）儿童期的心理发展与心理健康

儿童期，一般指从 6 岁到青少年时期（约 12 岁），是人类生命中另一个关键的发展阶段。在这个阶段，孩子的心理发展和健康状况对他们的生活质量、学业成就和未来的心理健康将产生深远影响。儿童期的心理健康主要关注以下几个方面。

（1）合理安排学习。在儿童期，学习是日常生活的重要组成部分。然而，过度的学习压力可能导致焦虑、厌学等心理问题。因此，重要的是要找到适当的平衡，使孩子在学习和休闲活动之间有足够的时间切换。父母和教师可以帮助孩子学习如何合理安排时间、设定实际可行的学习目标，并确保他们有时间进行有益的休闲活动，如阅读、运动和社交。

（2）道德和价值观发展。儿童期是孩子形成道德和价值观的关键阶段，他们开始理解社会规则，学习区分对错，并形成自己的道德判断。父母和教师可以讨论道德问题、分享自己的价值观，以及设定良好的榜样，帮助孩子培养良好的道德和价值观。

（3）培养社会适应能力。社会适应能力指在多种社会情境中与他人有效交往的能力。孩子需要学习与同伴建立友谊、合作解决问题，以及处理冲突和挫折。父母和教师可以提供社交活动的机会、教导有效的沟通技巧，以及通过角色扮演等活动帮助孩子提高他们的社会适应能力。

（4）防止不良心理及性格形成。儿童期的心理问题（如焦虑、抑郁和行为问题）如果得不到及时处理则可能会持续到成年期，影响他们的生活质量和健康。因此，对这些问题的早期识别和干预是至关重要的。父母和教师需要定期检查孩子的情绪和行为表现，寻求专业的心理咨询和治疗，以防止不良心理和性格的形成。

3）青春期的心理发展与心理健康

青春期通常指人在 12 ～ 18 岁的阶段，是生理、心理和社会发展中的一个重要阶段。在这个阶段，青少年的心理发展和健康对他们的生活质量和未来将产生重要影响。以下是青春期心理发展与心理健康的一些重要方面。

（1）培养良好的自我意识。在青春期，青少年开始形成自己的身份认同和对自我的理解，这包括他们的个性特征、价值观、信念，以及他们在社会中的角色。培养良好的自我意识可以帮助他们更好地理解自己的需求和感受，以及如何与他人及环境相处。父母、教师和心理咨询师可以开展开放的对话、反思活动，以及自我认知的训练，帮助青少年发展自我意识。

（2）保护自信心和自尊心。青春期是一个充满挑战和变化的阶段，可能对青少年的自信心和自尊心产生影响。帮助他们建立积极的自我观念、承认自己的优点和成就并相信自己有能力应对生活中的挑战是十分重要的。赞扬他们的努力、支持他们的决定，以及提供机会让他们展示能力可以增强他们的自尊和自信。

（3）保持情绪稳定。由于生理和环境的变化，青少年可能会经历情绪的剧烈波动。教授他们识别、理解和有效地管理自己的情绪是保护他们心理健康的重要步骤。这可能包括学习深呼吸、瑜伽、冥想等放松技巧，以及与他人分享感受，以缓解情绪压力。

（4）自我效能感。自我效能感指人们对自己能够完成任务或成功应对挑战的信念。具有高自我效能感的青少年更有可能坚持目标、克服挑战，以及积极应对压力和挫折。设定可实现的目标、提供反馈和支持，以及鼓励他们独立解决问题可以帮助青少年建立和提升他们的自我效能感。

保持青春期的心理健康需要家庭、学校和社会的共同努力。这包括一个提供支持和理解的环境，使青少年有机会探索自我和建立自我认同；帮助他们发展有效的情绪管理技巧；鼓励他们参与社交活动，建立健康的人际关系；以及提供机会和反馈，以增强他们的自我效能感。在青少年出现心理健康问题（如抑郁、焦虑或自杀倾向）时，应及时帮助他们寻求专业的心理健康服务。

4）成年期的心理发展与心理健康

成年期通常被认为是人生中的最长阶段，其又包括早、中、晚三个子阶段，这个阶段的心理发展和健康对个体的幸福感和生活满意度具有重要影响。成年期的心理健康主要关注以下几点。

（1）人际关系。人是社会性的动物，人的心理健康在很大程度上受到人际关系的影响。在成年期，人们的社交网络可能会扩大，包括工作伙伴、朋友、家庭成员等。一些研究表明，拥有健康、充实的社交关系可以帮助人们减轻压力、提供情绪支持、增强幸福感。维护这些关系需要建立有效的沟通技巧、解决冲突的策略，以及共享互相的兴趣和经历。值得注意的是，过于依赖虚拟社交可能导致心理健康问题，因此，面对面的互动仍然是保持健康人际关系的重要方式。

（2）职业满意度。工作不仅是获得收入的方式，它也是人们生活的重要组成部分，反映了人们的身份和自我价值。职业满意度可以影响人们的自尊感、自我效能感，以及生活的满意度。一个人在职业上的满意度可能受到工作环境、薪资、工作与个人价值观的匹配程度、职业发展机会等多种因素的影响，在此基础上寻求职业发展的指导、开展职业技能的培训、实现工作与生活的平衡可以有效提高职业满意度。

（3）生活平衡。在成年期，人们往往需要在工作、家庭、朋友、个人兴趣等多个领域之间找到平衡。过度工作或忽视家庭生活都可能导致压力增大、关系紧张、健康问题等。时间管理技巧（如设定优先事项、有效利用时间等）可以帮助成年人在这些领域之间找到平衡。同时，定期的自我照顾（如进行身体锻炼、保证充足的休息、保持健康的饮食）也是维持生活平衡和心理健康的重要部分。

（4）应对压力和挑战。生活中的压力和挑战是不可避免的，但是应对这些压力和挑战的方式对心理健康有着重要影响。有效的压力管理技巧（如放松训练、冥想、正念、呼吸练习等）可以缓解压力，提高心理适应性。此外，提高问题解决技巧、维护良好的生活习惯、建立社会支持系统也是应对生活压力和挑战的重要途径。面对持续的、过度的压力和挑战时应寻求专业的心理健康服务，以保持良好的心理健康。

在成年期，保持心理健康是一个持续的过程，它需要人们对自己的需求有所认识，并学会有效应对生活的压力和挑战。如果需要，寻求专业的心理健康服务也是非常重要的。

5）老年期的心理发展与心理健康

（1）生理变化与心理适应。老年期的生理变化深远且多样，包括身体力量的衰退、视力和听力的减弱，甚至可能出现更严重的健康问题，如疾病的发生。这些变化不仅影响他们的日常生活，也会对心理产生影响，导致焦虑、孤独、沮丧等情绪。在这个阶段，健康教育和心理辅导对帮助他们接受和适应这些改变至关重要，因此他们需要积极应对的策略，如改变生活习惯、寻求适当的医疗帮助和心理支持。

（2）社交活动与人际关系。老年人的社交活动往往会随着年龄的增长而减少，这可能导致他们感到孤独、疏远。为了保持他们的心理健康，鼓励他们参与社区活动，保持与家人、朋友的联系，建立和保持有意义的人际关系都非常重要。同时，关心他们的需求、给予他们关爱和支持也有助于改善他们的心理健康状况。

（3）生活目标与意义。随着退休和生活节奏的变化，老年人可能会感到生活缺乏目标和意义，这可能导致他们产生消极的情绪。在这个阶段，他们需要找到新的兴趣爱好、志愿者活动或者其他能让他们感到满足和有价值的活动。同时，鼓励他们反思和接受自己的生活经历以培养自我认同感也是一个有效的方法。

（4）应对失去亲人的悲伤。老年人在生活中可能会经历重大的损失，例如，亲人或朋友的离世，这可能会导致他们感到深深的痛苦和悲伤。为他们提供适当的心理支持（包括专业的心理咨询服务）可以帮助他们处理这种痛苦，从而维持他们的心理健康。

（5）面对疾病和死亡的心理建设。老年期是人生的最后一个阶段，面对生命的有限性、慢性疾病甚至死亡是这个阶段不可避免的一部分。这些情况可能会引发恐惧、焦虑、抑郁等强烈情绪。在这个阶段，心理建设是至关重要的，有助于他们更好地接受和面对这些挑战。首先，需要向老年人提供关于健康状况和疾病管理的教育，让他们了解身体状况，并知道如何在日常生活中进行自我护理和疾病管理，这可以减少由健康问题引发的心理压力。其次，通过心理咨询和心理疗法帮助老年人处理对死亡的恐惧和焦虑，鼓励他们表达自己的感受，并教授他们有效的应对策略。这可能包括教授他们放松技巧，如深度呼吸、冥想等，帮助他们放松身心，缓解焦虑和压力。最后，对面临生命即将结束的老年人，提供临终关怀是很重要的，临终关怀重视的是生活质量的提高，包括疼痛和其他症状的控制，心理、社会和精神问题的处理，以及死亡和丧亲的辅导，这样的服务可以帮助他们和家人更好地处理和接受生命的结束，过上更有尊严和舒适的生活。

2. 群体的心理健康

1）家庭心理健康

家庭是每个人心理健康的重要保障。一个健康的家庭环境能够为成员提供稳定、互爱和理解的氛围，有助于个人的心理健康发展，因此，家庭心理卫生的研究和实践具有重要意义。促进家庭心理健康的方式包括以下几点。

（1）家庭关系与沟通。家庭关系的健康与否直接影响家庭成员的心理状态。良好的家庭关系需要建立在公平、尊重和理解的基础上，此外，有效的沟通也是维护家庭关系的关键，家庭成员需要学会清楚、公开、诚实地表达自己的感受和需求，同时尊重和理解其他家庭成员。

（2）父母教育。父母是儿童的第一任教师，他们的教育方式对儿童的心理发展有重要影响。积极有效的父母教育应注重儿童自我意识的培养，提倡民主、互相尊重的家庭氛围，而不是严格的管束和操控。

（3）应对家庭危机。家庭危机如离婚、失业、疾病等可以对家庭成员的心理健康造成严重威胁，这就需要家庭成员学习如何在危机中寻求支持、处理和解决问题，使家庭环境恢复到正常。

（4）心理卫生教育。家庭是心理卫生教育的重要场所，家长可以通过日常生活中的教育培养孩子的心理素质（如自尊、自信、自我控制和社会技巧等）。同时，也可以通过家庭教育预防和干预心理问题。

2）校园心理健康

学校是孩子们成长过程中的重要环境，他们在这里度过了大量的时间，因此，学校心理健康与心理卫生的问题极为重要，良好的学校环境可以帮助孩子建立健康的心理状态，促进他们的个人发展。

（1）心理健康教育。学校是进行心理健康教育的理想场所。通过教育，孩子可以了解心理健康的重要性，学习管理情绪、解决问题的技巧，并了解如何寻求帮助。心理健康教育应当贯穿教学活动，通过各种途径向学生传递积极健康的心理信息。

（2）创建积极的学习环境。学校需要为学生提供一个积极的学习环境，鼓励他们的探索和创新、培养他们的自信心和自尊心。教师的态度和行为会对学生的心理健康产生深远的影响，他们应当尊重每一个学生，对他们的进步和成功给予鼓励和赞赏。

（3）心理咨询与支持。学校需要提供心理咨询和支持服务，帮助学生处理学习、生活和人际交往中的问题。通过提供专业的心理咨询服务，学校可以及时发现学生的心理问题，为他们提供有效的帮助。

（4）防止校园暴力与霸凌行为。学校应当严厉打击欺凌行为，保护每一个学生的权益。对被欺凌的学生，学校应提供必要的援助和支持。对实施欺凌行为的学生，学校应当进行教育引导，防止欺凌行为的再次发生。

3）社区心理健康

作为人们生活的最基本单元，社区的心理健康状况直接影响着居民的生活质量。社区环境、社区关系，以及社区服务等方面都会对居民的心理健康产生深远影响。

（1）社区环境建设。一个安全、和谐、包容的社区环境有助于居民保持心理健康。环境因素包括物理环境和社会环境，清洁的环境、安全的公共空间、良好的邻里关系等都能带来积极的心理效应。

（2）社区关系的培养。良好的社区关系对社区居民的心理健康至关重要，包容、尊重、互助的社区氛围能提高居民的幸福感，减轻孤独感，有助于形成积极的社区心理环境。

（3）社区服务的提供。为社区居民提供各类服务（如心理咨询、活动组织、互助小组等）能有效地预防和解决心理问题，提高居民的心理素质。

（4）健康教育和普及。社区应当定期进行心理健康教育和知识普及，帮助居民了解心理健康的重要性，学习和掌握应对心理问题的技巧和方法。

3. 心理健康的标准

心理健康的标准并非固定不变的，可能会受到社会文化、个体差异、生活阶段等因素的影响。然而，世界卫生组织对心理健康的定义提供了一种普遍适用的标准：“心理健康不仅仅是没有精神疾病，而是一种积极的健康状态，在这种状态下，个体能够实现自己的能力，应对生活的正常压力，能够工作生产，并为社区做出贡献。”基于此，可以大致将心理健康的标准分为以下几个方面。

（1）自我接纳：对自我具有积极的态度，接受自身的优点与不足。

（2）自我实现：对个人潜能和成就有一个积极的理解和评价，努力发挥个人能力。

（3）人际关系处理：能够建立和保持满意的人际关系，尊重他人并接纳他人的差异。

（4）应对压力的能力：具备适当的应对生活压力和逆境的能力，可以有效地管理和控制自己的情绪。

（5）现实接受：理解并接受生活中的现实，适应环境的变化，有较好的问题解决能力。

（6）自我控制：有自我调节的能力，包括自我激励、自我约束等。

（7）人格完整性：具有稳定的人格特征，保持个体的思想、情感和行为一致。

值得注意的是，心理健康并不等同于永远快乐或没有困扰。有时候，面对困难和挑战，人们可能会感到压力、困惑或者不安，这是正常的，重要的是要有良好的应对机制，能在压力之下保持良好的心理状态。

6.2.3 心理测量

1. 心理测量的概念、作用及特点

心理测量发源于西方。但在我国，类似心理测验的思想和尝试很早以前就在流行。我国古代心理测量的思想中包含着典型的东方文化特点：定性描述及带有道德判断色彩。1916 年，樊炳清先生首先向国人介绍了西方学者比内·西蒙的智力量表。[①]1920 年，北京高等师范学校和南京高等师范学校建立了我国最早的两个心理学实验室，廖世承和陈鹤琴先生在南京高等师范学校开设心理测验课；1921 年，他们合作出版《心理测验法》一书：至抗日战争前夕，由我国心理学工作者制定或编制出的合乎标准的智力测验和人格测验约 20 种，教育测验 50 多种。但由于种种原因，至 1978 年北京大学首建心理系，心理测验才重新得到恢复。

1）心理测量的定义

心理测量是心理学的一个分支，它涉及设计测试和量表，以便在个体和群体中定量或半定量地测量心理特征或心理过程。广义的心理测量不仅包括以心理测验为工具的测量，也包括用观察法、访谈法、问卷法、实验法、心理物理法等方法进行的测量。心理测量是通过科学、客观、标准的测量手段对人的特定素质进行测量、分析、评价，这里的所谓素质指那些完成特定工作或活动所需要或与之相关的感知、技能、能力、气质、性格、兴趣、动机等个人特征，它们是以一定的质量和速度完成工作或活动的必要基础。

2）心理测量的作用

（1）评估和诊断。心理测量可以帮助评估个体的心理特质，比如情绪、智力、个性、能力等，从而诊断是否存在某种心理障碍或疾病。例如，临床心理学诊断常常需要使用各种心理测量工具，如明尼苏达多相性人格清查表（MMPI）[②]或者精神障碍的诊断与统计手册第五版（DSM-5）[③]等，对病人进行评估和诊断。

（2）预测行为。心理测量可以通过测量个体的特定心理特质预测其在特定情境下的行为或反应。例如，人力资源管理中的职业倾向测试就可以预测员工在特定工作岗位的适应性和表现。

---

① 由法国心理学家 A. 比奈和 T. 西蒙合作制定的一种测量人类智力的标准工具，包括 30 个测量一般智力的项目，其中既有对较低级的感知觉方面的测量，也有对较高级的判断、推理、理解等方面的测量。

② 由明尼苏达大学教授 S. R. 哈瑟韦（S. R. Hathaway）和 J. C. 麦金力（J. C. Mckinley）于 20 世纪 40 年代制定的一种纸笔式人格测验。该测验的制定方法是分别对正常人和精神病人进行预测，以确定在哪些条目上不同人有显著不同的反应模式。

③ 由美国精神医学会（APA）于 2013 年发布的一本分类和诊断工具书，这本手册在美国和世界各地被心理健康专业人士用于诊断精神障碍。

（3）研究工具。在心理学研究中，心理测量是收集数据的重要工具。它可以帮助研究人员理解和比较不同个体或群体的心理特质，并分析不同变量之间的关系。

（4）教育评估和指导。在教育领域，心理测量工具如智力测试、学习风格问卷等可以帮助教师了解学生的学习能力、学习方式，以及他们在学习过程中可能遇到的问题，从而为教学提供指导。

（5）心理干预和治疗。心理测量工具可以用于评估心理干预或心理治疗的效果，帮助调整和优化治疗方案。

3）心理测量的特点

心理测量具有以下几个主要特点。

（1）客观性。心理测量旨在以客观、标准化的方式收集和解析数据，减少主观偏差。无论是通过问卷、评分、测试还是观察等方法，心理测量都要尽可能确保所有的数据收集和分析过程在不同的研究者或场合中都能得到一致的结果。

（2）定量化。心理测量以数值的形式对心理现象进行度量和描述，这不仅方便了对数据的处理和分析，也使不同研究的结果可以比较和汇总。

（3）可比性。对所有参与者使用同一套测量标准可以实现个体间或群体间的比较。这对研究人口差异、群体差异或个体发展变化等问题十分重要。

（4）预测性。对个体的某些心理特质进行测量可以预测其在特定情境下的行为或反应。例如，职业倾向测试可以预测员工在特定工作岗位的表现。

（5）可重复性。心理测量的结果应当具有可重复性，即在相同的条件下进行相同的测量应当得到相似的结果，这有助于验证测试的可靠性和有效性。

（6）理论指导。良好的心理测量应当受到相应心理学理论的指导，从而能够有效地捕捉和测量相关的心理变量。

（7）敏感性和精确性。良好的心理测量工具应当能够捕捉到微妙的差异，反映出个体之间或者同一个体在不同时间点上的变化。同时，它也应当能够精确地测量和描述这些变化。

2. 心理测量的步骤

1）测量前的准备

心理测量的准备过程是至关重要的，这会直接影响测量的结果。以下是具体的准备步骤。

（1）指导语。明确、易懂的指导语是一个成功测验的关键。指导语需要向参与者说明测试的目的、要求、如何进行，以及参与者的权利。好的指导语可以帮助参与者理解测试内容、减少误解，并鼓励他们诚实、自然地进行测验。

（2）时限。部分心理测量需要设定时限，确保所有参与者在同等的时间条件下进行。时限设定要考虑到测验的长度、难度，以及被试的年龄、健康状况等因素。

（3）测验的环境条件。为了保证测量的有效性，需要在安静、舒适、光线充足、空气流通的环境中进行（图 6-2）。环境因素（如噪声、温度等）都可能对被试的心理状态产生影响，进而影响测试结果。

（4）主试职责。主试的角色非常重要，他们不仅负责指导被试进行测验，还需负责监控和记录被试的行为。主试需要保持中立、公正，不向被试传递任何可能影响他们答案的信号。

（5）选择合适的测量工具。根据测量的目的和内容选择合适的测量工具。这可能包括标准化的心理测试、问卷、行为观察表、访谈指南等。选择时需要考虑工具的信度和效度，以及考虑是否适用于特定的被试群体。

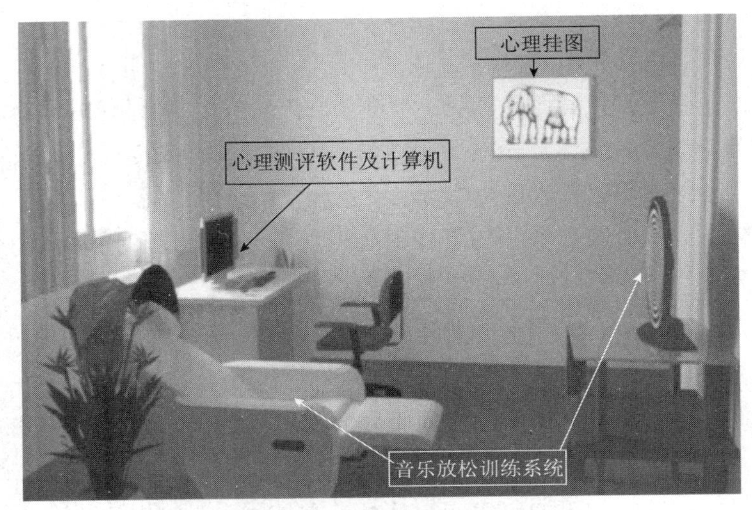

图 6-2　心理测量的环境布局

2）选择合适的测量方法施测

（1）纸笔测验。这是最常用的心理测验方法之一，适用于广泛的人群和各种心理属性的测量，包括智力、人格、态度、兴趣等。测试者需要在纸上或电子设备上回答一系列问题或完成一系列任务。纸笔测验易于操作，可进行大规模的测量，但受限于被测者的诚实性和自我感知的准确性。

（2）投射测验。基于投射理论，投射测验认为被测者会在模糊、含糊的刺激下投射其内心的想法、感情和欲望。常见的投射测验如墨迹测验（图 6-3）、塔特木板测验。这类测验可以揭示被测者的内心世界，尤其是他们可能不愿或不能自我表达的部分，但其解释需要专业训练，且结果的主观性较强。

（3）量表法。量表法主要用于评估被测者的心理状态或心理特质的程度，如抑郁量表、焦虑量表、自尊量表等。这类量表通常由一系列相关的项目组成，被测者需要按照自己的实际情况对每个项目做出评价。量表法的优点是可以量化被测者的心理属性，便于进行统计分析和比较，但需要注意量表的信效度问题。

以上方法各有优劣，需要根据具体情况灵活选择和使用。在进行测量时，为了提高测量的有效性和信度，通常会使用多种方法。

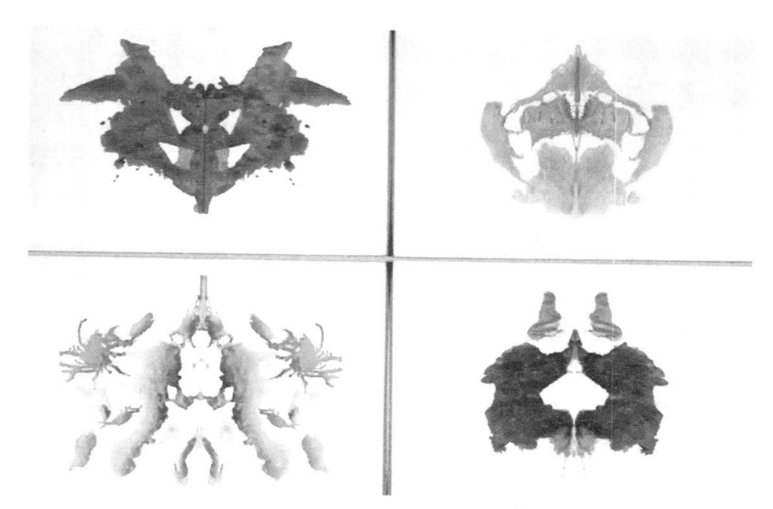

图 6-3　罗夏克墨迹测验[①]

3）评分

（1）原始分数的获得。原始分数通常指被测者在测试上的直接得分，例如，在一个有 100 个问题的知识测验中，答对 70 个问题，那么原始分数就是 70。原始分数的计算方式取决于具体的测量工具和测量目标。一些题目可能每个选项都有分数；而另一些题目则可能只有某些选项有分数。

（2）原始分数的转换。由于不同的测验可能存在难度、长度等方面的差异，因此，为了使不同测验之间的分数具有可比性，通常需要将原始分数转换为标准分数或百分等级分数。标准分数是基于平均分和标准差的转换，它反映了被测者的分数在群体中的相对位置，而百分等级分数则是将被测者的分数转化为百分比，可表示被测者的表现超过了多少百分比的人。

（3）结果报告。得到最终的分数后，通常还需要对结果进行解释和报告。报告需要包括被测者的分数、分数的解释，以及可能的推断或建议。报告的形式和内容取决于具体的测量目标和被测者的需要，例如，教育评估可能需要提供关于被测者的学习能力、学习风格和需要改进的地方的建议；职业评估则可能需要提供关于被测者的职业兴趣、能力和适合的职业领域的信息。

以上是评分步骤的一些基本内容，但需要注意的是，所有的评分都需要在遵循测量工具评分指南的基础上进行，同时也要考虑被测者的特定情况和文化背景。

3. 心理测量的影响因素

1）应试技巧与练习效应

心理测量的结果可能受到多种因素的影响，其中包括应试技巧和练习效应。

（1）应试技巧。被试的应试技巧指他们处理测验题目和对待测验的一种策略或技巧。

① 罗夏克墨迹测验由多张对称的墨迹图像组成，其中有些是黑白的，有些则包含了红色或彩色。在测验过程中，心理评估师会逐一展示这些墨迹图像，然后要求被试描述他们在图像中看到了什么。被试的回应将被记录下来，然后由评估师根据特定的编码系统进行解析和评估。

如果被试了解测验的目的和格式，并且知道如何“游戏化”测验，那么他们可能会以一种与他们真实能力不符的方式表现自我。例如，如果他们知道测验是为了评估他们的情绪稳定性，那么他们可能会选择那些看起来更“稳定”的选项，即使这些选项并不能真实地反映他们的情绪状态，这就是所谓的“社会期望性偏见”，是影响测量结果的一个重要因素。

（2）练习效应。练习效应指被试在重复进行相同或类似的测验时，由于熟悉度的提高或策略的改变，他们的表现可能会提高。例如，如果一个人多次做同一种智力测验，那么他的得分可能会因为熟悉测试格式和提高解答策略而上升，而不是因为他的智力真的提高了。因此，在解释被试在测验上的表现时，需要考虑到可能的练习效应。

为了减少这些因素的影响，心理测量者可能会采取一些策略，例如，使用多种测验、进行测验效度的检验、对被试进行适当的指导等。同时，他们也需要在解释测验结果时考虑这些因素可能的影响。

2）动机与焦虑水平

（1）动机。被试的动机可以大大影响他们在心理测量中的表现。一方面，被试对测验结果的期待、重视程度或完成测验的目的等因素都可能影响他们的动机水平。例如，如果被试认为测验结果对他们非常重要（例如，决定他们的就业机会），他们可能会更努力地回答问题，以此来提高他们的得分。另一方面，如果被试对测验感到无聊或者看不到测验的意义，那么他们可能会对测验表现出冷淡或抵触的态度，这可能导致他们的得分低于他们的实际能力。因此，保持被试的积极动机是进行有效心理测量的一个重要因素。

（2）焦虑水平。被试的焦虑水平也可能影响他们在心理测量中的表现。一些研究表明，高水平的焦虑可能会干扰被试的思维过程，导致他们在测验中表现不佳。例如，被试在考试中过于紧张则他们可能会因为过度焦虑而无法集中注意力，进而忘记他们已经知道的信息，或者无法有效地解决问题。相反，如果被试在测验中相对放松，那么他们可能会表现得更好。因此，对可能引起焦虑的测验，例如高风险的考试或对被试有重大影响的评估，可能需要采取一些措施来帮助被试减轻焦虑。

以上两个因素都需要在设计和解释心理测量时被纳入考虑。对于动机，可能需要采取措施来激励被试，例如，明确地解释测验的目的和重要性、给予被试适当的反馈等。对于焦虑，可能需要采取措施帮助被试降低焦虑，例如，提供适当的准备时间、创造一个放松的测试环境等。

3）反应定式

反应定式也是一个可能影响心理测量结果的重要因素。反应定式指被试在答题过程中形成并持续采用的一种固定的、不变的回答方式，无论题目内容如何，这种回答方式通常是不会改变的。

这种现象在许多心理测试中都可能出现，尤其是在自我报告量表中更为常见。例如，有的被试可能会倾向于选择所有问题的“强烈同意”或“强烈反对”选项，这种倾向性回答方式可能并不能完全反映被试的真实想法或感受，而更多的是反映了他们的答题习惯或态度。此外，有的被试可能会倾向于选择中间的选项，这可能是因为他们想避免表现出极端的态度，或者他们不确定如何回答，这些都可能影响测试结果的准确性。

因此，在设计心理测量工具时需要尽可能地减少反应定式的影响。一种方法是设计反向计分的题目，或者将问题随机排列，使被试不易察觉到问题的模式，从而降低他们形成反应定式的可能性。同时，在解读测验结果时也应考虑反应定式可能对结果的影响。

6.3 常见的心理问题

6.3.1 心理问题概述

心理问题指与思想、情感或行为相关的问题或障碍，这些问题可能会对个人的日常生活、人际关系或身体健康产生负面影响。这些问题可能源于各种因素，包括生物学（如基因和大脑化学）、心理学（如心理创伤和应对技巧）和社会环境（如家庭环境和社会压力）。

心理问题的类型有很多，包括但不限于焦虑障碍、抑郁症、双极障碍、精神分裂症、创伤后应激障碍（PTSD）、各种物质依赖，以及各种人格障碍。这些问题可能会对个人的思维、情感、行为、关系和生活质量产生深远的影响。

识别和处理心理问题是重要的，许多心理问题都可以通过适当的心理治疗（如认知行为疗法、人际疗法等）和 / 或药物治疗得到改善。然而，由于社会的误解和刻板印象，许多人可能会对寻求心理健康服务感到羞耻或尴尬。

总的来说，心理问题是一个重要的公共卫生问题，需要全社会的理解、接纳和支持，以便为那些需要帮助的人提供更好的服务和照顾。

6.3.2 心理问题的分类

1. 按照心理问题的严重程度划分

心理问题按其严重程度可划分为一般心理问题和严重心理问题。

1）一般心理问题

一般心理问题通常是由一般日常生活刺激引发的情绪失衡状态。当事人往往会为此而感到痛苦，常常表现出厌烦、后悔、懊丧、自责等。一般心理问题持续存在的负性情绪为数日或数周，持续较久的可长达 1 ～ 2 个月，某些情况下会有一系列多种不同的事件连续发生，逐渐引发或间断出现的负性情绪超过 2 个月，个体虽然情绪烦恼但能在理智的控制下保持行为不偏离常态。基本能维持日常生活、工作或学习、社会交往等功能的正常状态，但效率会有所下降。

一般心理问题在人们的生活经历中会经常发生，在各个年龄的人群中普遍存在，由于每个人的心理状态、情绪行为表达存在很大差异，一般心理问题的判断有时也相当困难，一般来说，其具有如下特点。

（1）普遍性。这类问题普遍存在于人群中，人们在生活的某个阶段都可能会遇到，例如，压力、焦虑、抑郁等。

（2）可变性。这些问题的严重程度往往因人而异，有的人可能只是轻度的，有的人则可能会更严重。此外，这些问题的症状和表现也可能随着时间、环境或个人应对策略的变化而变化。

（3）影响生活品质。一般心理问题可能会对个人的日常生活产生一定的影响，包括工作、学习、人际关系、睡眠、饮食习惯等各个方面。

（4）可以通过干预改善。许多一般心理问题都可以通过多种方式得到改善，包括自我照顾策略、社会支持、咨询、心理疗法、药物治疗等。

（5）防治性。一般心理问题通常可以通过预防措施来减少发生的可能性，例如，良好的应对技巧、积极的生活习惯、充足的休息和良好的社会支持等。

（6）易于忽视。有时一般心理问题可能会被忽视或误解，因为它们可能被视为生活“正常”的一部分，或者被误认为是个性的一部分。因此提高公众对这些问题的认识和理解非常重要。

以下是一些常见的一般心理问题的例子。

①焦虑。这是一个常见的心理问题，涵盖了许多不同的症状和类型，例如，恐慌症、强迫症、社交焦虑等。症状可能包括过度担忧、心悸、出汗、疲劳等。

②抑郁。抑郁可能会导致悲伤、失去对生活的兴趣或乐趣、感到无望或有罪恶感、失眠或过度睡眠等症状。

③压力和应对问题。生活中的压力，如工作压力、学业压力、家庭关系压力等，可能导致一系列心理和身体症状，包括焦虑、抑郁、失眠、头痛、胃痛等。

④睡眠问题。这可能包括失眠、过度睡眠或睡眠障碍。

⑤餐饮问题。过度饮食、饮食过少、厌食症、暴食症等饮食问题都可以产生重大的心理和身体影响。

⑥自我价值感问题。许多人可能会感到自卑、不安全，或对自己的能力、外貌、成就等感到不满。

2）严重心理问题

严重心理问题也常被称为精神疾病或精神障碍，指的是那些严重干扰个人思维、感觉和行为，导致日常功能受限的问题。这类问题通常是慢性的，并且可能需要专业的心理健康服务进行长期管理。它们包括但不限于精神分裂症、重度抑郁症、双相情感障碍、严重的焦虑障碍，以及一些人格障碍等，其特点可以归纳为以下四点。

（1）功能受损。严重的心理问题通常会导致个人在学习、工作和社交等重要生活领域的功能严重受损。

（2）持久性。这些问题通常持续存在，可能会持续数月、数年，甚至是终生。即使在治疗后也可能会有复发和症状恶化的情况。

（3）需要专业干预。严重的心理问题通常需要专业的心理健康服务，包括药物治疗和 / 或心理治疗，而这些治疗需要由精神卫生专业人员进行。

（4）严重影响生活质量。严重的心理问题不仅会影响个人的日常生活，还可能影响他们的生活质量，包括健康状况、生活满意度和生活预期等。

值得注意的是，精神健康问题的严重程度和其影响范围并不总是一致的，一些看似“轻微”的问题也可能对个人的生活产生深远影响。因此，无论心理问题的严重程度如何都需要及时寻求专业帮助和进行适当的干预。一般心理问题和严重心理问题的区别见表 6-2。

表 6-2　一般心理问题和严重心理问题的区别

	一般心理问题	严重心理问题
症状持续性	通常为短期或暂时性的，可能与生活中的特定事件有关	通常为长期或慢性的，可能会持续数月、数年，甚至是终生
功能受损程度	通常不会严重干扰日常功能，影响较为局限	通常会导致在学习、工作和社交等重要生活领域的功能严重受损
需求治疗的类型	可能通过咨询、教育或自我照顾策略改善症状	通常需要专业的心理健康服务，包括药物治疗和 / 或心理治疗
影响范围	影响较为局限，主要影响个人自身	会对个人的日常生活产生更深远的影响，可能影响他们的生活质量，甚至可能影响到他们的家庭和社区
诊断标准	通常不符合精神障碍的诊断标准	符合精神疾病的诊断标准，需要由专业人士诊断

2. 按照心理健康的定义划分

心理问题根据心理健康的定义可被划分为发展性心理问题、适应性心理问题和障碍性心理问题三类。

1）发展性心理问题

发展性心理问题主要关联个体生理和心理的成长发展过程，这类问题通常出现在个体经历重要的生命阶段转变或面临重大生活任务时，如儿童的成长发育期、青少年的叛逆期、成年人的职业选择期等阶段。

发展性心理问题的解决重在帮助个体提高心理素质、健全人格，通过有针对性的教育和训练培养其良好的心理素质，塑造健康、完整的人格，使之成为适应现代社会需要的合格个体。发展性心理问题的特点主要体现在自负或缺乏自信、志向愿望过高或偏低、责任目标缺失等几个方面。

（1）与发展阶段关联。发展性心理问题常常和个体的成长发展阶段密切相关，例如，儿童阶段的分离焦虑、青少年阶段的身份认同困扰等。这些问题往往随个体的成长和发展逐渐显现，同时也可能随个体的成长和适应而逐步改善或消失。

（2）涉及生活重要领域。这类问题通常涉及个体生活的重要领域，如学习、工作、人际关系等，影响范围广泛，且可能对个体的日常生活功能产生较大影响。

（3）转变可能性。发展性心理问题可能是临时的、阶段性的，如果没有得到适当的关注和处理，也有可能随着时间的推移转变为更严重的心理问题，如焦虑症、抑郁症等。因此，针对发展性心理问题的预防和早期干预尤为重要。

2）适应性心理问题

适应性心理问题通常是个体在面临生活中的重要改变或压力时出现的暂时性和可逆的心理反应。这些反应常常是个体对特定压力源或生活变动的应对方式，如失业、离婚、亲人去世等重大生活事件都可能会引发短期内的心理困扰和行为改变。以下是适应性心理问题的特点。

（1）临时性和应激性。适应性心理问题通常出现在特定压力事件或生活改变后的短时间内（如一个月内），并且随着压力源的消除或个体对新环境的适应，这些问题往往会逐渐缓解或消失。

（2）与特定环境或情境关联。适应性心理问题通常是个体在面临特定压力情境或生活改变时出现，如学业压力、工作压力、人际关系冲突等。因此，这类问题的解决往往需要改变压力情境，或增强个体的应对策略和技能。

（3）功能受限。尽管适应性心理问题通常是短期和暂时的，但在问题存在的期间，个体的日常生活功能可能会受到一定影响，如学习、工作效率下降，人际关系困扰等。

（4）预防和干预的重要性。由于适应性心理问题和生活压力、应对策略密切相关，因此，提供心理教育、增强压力管理技能、提供社会支持等预防和干预措施可以有效减少适应性心理问题的发生和影响。

3）障碍性心理问题

障碍性心理问题也被称为心理障碍或精神疾病，指持久、严重，并且能深度影响个体功能的一种心理状态。这类问题通常需要专业的心理治疗或精神疾病的药物治疗。障碍性心理问题主要包括以下五种常见类型。

（1）情感障碍。这类障碍主要影响个体的情绪状态，包括抑郁症、双相情感障碍（又被称为躁郁症）、恐惧症等。这些疾病往往长期存在，会影响个体的日常生活。

（2）焦虑障碍。包括广泛性焦虑障碍、社交焦虑障碍、强迫症、恐惧症、创伤后应激障碍（PTSD）等。这些障碍主要通过过度的、不合理的焦虑和担忧影响个体的日常功能。

（3）精神分裂症及其他精神病性障碍。精神分裂症是一种严重的精神障碍，表现为思维紊乱、情感淡漠、社交障碍等症状。

（4）人格障碍。包括边缘型人格障碍、反社会人格障碍、依赖性人格障碍等。人格障碍通常在青少年或成年早期开始，影响个体的思维方式、感觉以及与他人的关系。

（5）神经发育障碍。这类问题通常从儿童期开始，会影响个体的智力、社会、情绪和行为发展，例如，注意力缺陷 / 多动症（ADHD）、自闭症谱系障碍、学习障碍等。

6.3.3 心理评估

心理评估是一种使用标准化心理测试和技术评估个体的心理、行为和认知过程的方式。这种评估可以提供对个体的全面理解，包括他们的个性特征、情感状态、认知能力和心理健康问题等。心理评估有助于制订个体化的治疗计划，为咨询、教育和医疗干预提供有价值的信息。

1. 心理评估的作用

心理评估在多个领域和环境中都发挥着关键作用。

（1）诊断辅助。心理评估是识别和诊断心理健康问题的重要工具。通过使用标准化的测试和评估工具，心理评估可以帮助精神卫生专家更好地理解个体的情感、行为、认知，以及其他心理因素的表现，这样可以明确个体是否存在特定的心理障碍，如焦虑症、抑郁症、学习障碍等。

（2）治疗规划。心理评估提供了关于个体精神健康状态的深入理解，这对制定个性化的治疗方案至关重要。通过对症状、行为和想法模式的评估，专业人员可以明确治疗目标，选择最恰当的治疗方法，并监测治疗进展。

（3）教育规划。在教育环境中，心理评估能够确定学生的学习能力，发现可能存在的学习困难或特殊教育需求，从而为教育计划提供依据。评估结果可以用于制定教学策略，制订个性化的教学计划，以满足每个学生的特殊需求。

（4）职业指导。心理评估可以帮助个人理解自己的兴趣、能力和价值观，从而在职业规划和职业选择中做出明智的决定，这对个人职业满意度和职业成功至关重要。

（5）法律咨询。在法律环境中，心理评估也可以用来评估个人的心理状态，如精神能力、责任能力或可能的行为问题，这对刑事和民事案件的评估和处理至关重要。

（6）研究和评估。在心理学研究中，心理评估可以帮助研究者收集关于被试心理特性和行为的数据。同时，评估也可以用来监测和评估治疗效果、教育计划或其他干预措施的效果，以保证其质量和有效性。

2. 心理评估的方法

1）观察法

观察法是一种通过直接或间接观察个体的行为和情感表现，从而了解其心理状态和特性的评估方式，这种方法可以用于研究各种不同的心理问题，包括情绪、社交技巧、认知能力等。具体步骤包括以下几步。

（1）确定观察目标。清晰明确要观察的行为或心理过程，如注意力、记忆、情绪反应等。

（2）设定观察计划。设定观察的环境（实验室或自然环境）、时间、频率等。

（3）执行观察。在规定的环境和时间内按照计划进行观察，记录相关的行为和情绪反应。

（4）数据分析。对收集的数据进行编码、分类和分析，得出观察结果。

2）调查法

调查法是一种用于研究大范围、大量样本的研究手段，它依靠有目的的提问和记录被调查者的回答收集所需的数据和信息。它的特点在于直接向被调查对象获取信息，范围广泛，可以涵盖人口、经济、社会、教育、健康、心理等多个领域。调查法主要分为两种：访问法和问卷法。调查法的步骤大致可以被划分为：确定研究目的和问题、设计调查工具（访谈大纲或问卷）、收集数据、分析数据和报告研究结果。

（1）访问法。这种方法主要是通过直接与被调查者进行面对面的交流获取信息，一般包括面试和团体访谈两种形式。访谈可以是结构化的（提前准备好问题），也可以是半结构化的（只有主题，问题可以根据访谈的进展灵活提出）或非结构化的（完全开放的对话）。访问法可以获取深度和详细的信息，但是需要更多的时间和精力。

（2）问卷法。这种方法主要是通过设计问卷让被调查者自己填写。问卷通常包括封闭式问题（如选择题）和开放式问题（让被调查者自由回答）。问卷法可以同时获取大量被调查者的信息，数据易于量化分析，但可能无法获取深度信息。

3）实验法

实验法是一种在精心设计和严格控制的条件下系统地操纵一种或多种变量，然后观察和记录结果的科学方法。在心理学领域，实验法被广泛用于研究因果关系，对某一心理过程或行为进行深入的理解和解释。

（1）设立假设。基于理论或先前的研究，提出一个可以通过实验检验的假设。

（2）设计实验。确定独立变量（被操纵的变量）和因变量（被测量的变量）。独立变量可能是一种心理干预或处理，因变量可能是某种行为或心理反应。

（3）选择和分配参与者。根据研究目的和实验设计，选择合适的参与者并随机分配到实验组和对照组。

（4）实施实验。在实验组中引入独立变量，而在对照组中不进行任何干预，以此来控制其他可能影响结果的因素。

（5）收集和分析数据。测量并记录参与者在因变量上的表现，然后使用适当的统计方法分析数据。

（6）解释和报告结果。根据数据分析的结果对假设进行确认或否定，并将研究结果和发现进行整理，形成研究报告。

实验法的优点在于可以更直接地研究因果关系、控制混杂变量。然而，其局限性在于实验环境可能过于人为，无法完全模拟真实环境，因此对结果的外部有效性（即在其他环境中的适用性）有所限制。

3. 心理评估的测试量表

1）明尼苏达多相人格量表（MMPI）

明尼苏达多相人格量表（Minnesota multiphasic personality inventory，MMPI）是一种被广泛应用于临床和研究领域的心理测验工具，主要用于评估个体的情绪、行为和社会适应性等方面的问题。它也被用于个性评估、职业筛选，以及研究等各种场合。MMPI

最初于 1943 年在美国的明尼苏达大学由 Starke R. Hathaway 教授和 J. C. McKinley 医生创编。MMPI 最初的版本包含 550 道题目，用于测评 10 个临床分类。这些分类包括偏执狂、精神分裂、偏执抑郁等。1992 年，MMPI 的第二版（MMPI-2）发布，题目数量增加到了 567 道。此外，MMPI-2 还添加了一些新的指标和修正尺度。

MMPI 的优点在于它的项目数众多，能覆盖各种各样的行为和情绪问题，而且具有良好的信度和效度。然而，由于它的长度和复杂性，MMPI 的完成和解读需要专业人员介入。

2）贝克抑郁量表（BDI）

贝克抑郁量表（Beck depression inventory，BDI）是由美国心理学家贝克在 20 世纪 60 年代开发的，用于测量个体抑郁程度的自评量表。其后又经过了两次修订，形成了 BDI-I、BDI-II 两个版本，其中 BDI-II 版本是目前使用较为广泛的版本，其内容更加符合抑郁症的诊断标准。BDI-II 版本包含 21 个项目，每个项目由四个陈述组成，分别代表了抑郁症状从轻到重的不同程度。受试者需在每个项目中选择最能描述自己过去两周内状态的陈述，每个项目的得分范围为 0 ～ 3，总得分范围为 0 ～ 63。

在解读 BDI 得分时，一般可按照以下的标准。

0 ～ 13 分：无或最低程度的抑郁。

14 ～ 19 分：轻度抑郁。

20 ～ 28 分：中度抑郁。

29 ～ 63 分：重度抑郁。

然而，具体的解读应该由专业人员根据具体的临床状况进行，不能仅依赖 BDI 的得分。如果有任何心理健康的疑虑，应及时寻求专业医生的帮助。表 6-3 为 BDI-II 量表的具体内容。

表 6-3 贝克抑郁量表（BDI-II）[①]

项目		选项	分值
1	心情	我并不比平常更难过	0
		我时常感到难过或郁闷	1
		我总是感到难过或郁闷	2
		我如此难过和不幸，无法形容	3
2	悲观	我并不对未来感到悲观	0
		对未来我感到略微悲观	1
		我确实对未来感到悲观	2
		我完全对未来绝望	3

① 本量表只是一个基本的指导，并不代表最终的临床诊断。如果测试结果表明有抑郁症状，应寻求专业医生的评估和帮助。

续表

	项目	选项	分值
3	自我惩罚	我并不想处罚我自己	0
		我时常有惩罚自己的想法	1
		我大部分时间都想惩罚自己	2
		我总是想要处罚自己	3
4	失去乐趣	我一如既往地从生活中获得乐趣	0
		我不像以前那样从生活中获得乐趣	1
		我现在几乎无法从生活中获得乐趣	2
		我现在对任何事情都提不起兴趣	3
5	悲伤	我并不比平常更难过	0
		我觉得自己比平常更难过	1
		我总是比平常更难过	2
		我如此难过或者不快，我无法忍受	3
6	悲观	我对未来并不感到悲观	0
		我对未来感到有些悲观	1
		我觉得未来无望	2
		我对未来绝对绝望	3
7	失败感	我并不觉得我是一个失败者	0
		我有时候觉得自己失败	1
		我总是觉得自己失败	2
		我觉得自己是一个完全的失败者	3
8	罪恶感	我并不感到特别内疚	0
		我感到比平常更内疚	1
		我因大部分事情都感到内疚	2
		我无时无刻不感到内疚	3
9	自卑感	我并不觉得我比别人差	0
		对自己我感到失望	1
		我觉得自己很多方面都比别人差	2
		我觉得自己是个无可救药的无用之人	3
10	自杀意念	我对死亡并没有想法	0
		我对死亡有一些想法，但我不会自杀	1
		我想自杀	2
		如果我有机会，我会自杀	3
11	哭泣	我并不比平时更容易哭泣	0
		我比平时更容易哭泣	1
		我现在几乎什么时候都想哭	2
		我现在无法停止哭泣	3
12	易激惹性	我并不比平时更容易生气或激动	0
		我比平时更容易生气或激动	1
		我现在为任何小事都会生气或感到激动	2
		我觉得自己处在易怒的状态，即使一点小事都会让我生气	3

续表

	项目	选项	分值
13	兴趣丧失	我和平时一样对其他人或事物感兴趣	0
		我比平时对其他人或事物的兴趣要少	1
		我对其他人或事物的兴趣大大减少了	2
		我已经完全失去了对人和事物的兴趣	3
14	犹豫不决	我和平时一样做决定	0
		我比平时更犹豫不决	1
		我常常因为不能做决定而感到困扰	2
		我完全无法做决定	3
15	自我形象	我觉得自己和别人一样好	0
		我失去了对自己的自尊和自信	1
		我觉得自己对别人没有价值	2
		我觉得自己完全没有价值	3
16	工作难度	我能像平常一样工作	0
		我需要花更多的时间去做事或做决定	1
		我需要他人帮助才能开始做任何事情	2
		我根本不能做任何事情	3
17	睡眠障碍	我睡眠和平时一样	0
		我比平时更早醒来	1
		我一夜之间多次醒来，然后再睡着	2
		我睡眠过多	3
18	疲劳	我并不感到特别疲劳	0
		我比平时更容易感到疲劳	1
		我做任何事都感到疲劳	2
		我太疲劳，不能做任何事情	3
19	食欲改变	我的食欲和平时一样	0
		我的食欲不如平时好	1
		我的食欲大不如前	2
		我完全没有食欲	3
20	体重减轻	我的体重在过去两周内没有明显改变	0
		我感觉自己比过去两周瘦了一些	1
		我在过去两周明显瘦了，但我没有减肥	2
		我在过去两周内明显瘦了，我已经失去了 5 磅（2.3 千克）或以上	3
21	浑身无力感	我没有感到特别的疲乏	0
		我比平常感觉更疲倦，更难以完成日常任务	1
		我因为感觉身体虚弱或疲倦而在日常活动中遇到了一些困难	2
		我因为身体的虚弱或疲倦感，几乎不能进行日常活动	3

3）汉密尔顿焦虑量表（HAMA）

汉密尔顿焦虑量表（Hamilton anxiety scale，HAMA）是由美国精神病学家迈克斯·汉密尔顿（Max Hamilton）于 1959 年发布，用于测定成年人焦虑症状的严重程度，该量表被广泛用于临床和研究领域。

汉密尔顿焦虑量表包含 14 个项目，包括焦虑心境、紧张感、害怕、睡眠障碍、认知障碍等，每个项目根据严重程度使用 0 ～ 4 级评分，0 表示无症状，4 表示症状最严重。量表中每个问题都需要由接受评估的个体来回答，而且评估应由训练有素的医生或心理咨询师进行。对各项目进行评分并将得分相加可以得到个体的焦虑严重程度，以此来帮助诊断和治疗焦虑疾病。

需要注意的是，汉密尔顿焦虑量表能作为焦虑症状的测量工具，而不能代替全面的临床评估，也不能确定焦虑疾病的具体类型，如恐慌症、强迫症或社交恐惧症等。对这些疾病的诊断和治疗仍需要全面的临床评估和专业医生的判断。

6.4 心理干预

6.4.1 心理干预的原则

1. 不同严重程度心理问题的干预原则

1）一般心理问题的干预原则

对一般心理问题的干预有一些重要的原则和方法需要遵循。

（1）个体化原则。每个人都是独特的，所以在处理一般心理问题时，干预方案应根据每个人的具体情况和需求定制，这意味着要充分考虑个体的年龄、性别、文化背景、心理健康状况、生活环境等因素。

（2）全面性原则。一般心理问题的发生往往与多个因素相关，包括生物性、心理性和社会性因素。因此，干预措施应考虑这些因素的全面影响，而不仅局限于一个特定的领域。

（3）早期干预原则。一般心理问题往往在早期阶段较容易处理，且预后更好。因此，早期识别并开始干预是十分重要的。

（4）积极性原则。干预不仅是对已存在的问题的解决，还包括通过积极心理技术提升个体的心理素质，增强其应对未来挑战的能力。

（5）以人为本原则。干预过程应尊重个体的权利和选择，鼓励其积极参与，真正达到以人为本的目标。

（6）科学性原则。所有的干预措施应该基于科学证据和专业知识，避免采用未经验证的方法。

根据以上原则，干预方法可以包括心理咨询、行为疗法、认知疗法、家庭疗法、药物疗法、生活方式的调整等，具体的选择应根据个体的情况和需求决定。

2）严重心理问题的干预原则

对严重心理问题的干预应遵循以下几个原则。

（1）专业性原则。对严重心理问题的干预需要专业人员进行，包括心理医生、心理咨询师等。他们拥有专业的知识和技能，能够对病人的病情进行准确评估和有效治疗。

（2）立即性原则。当检测到严重心理问题时，应立即采取措施进行干预。延迟干预可能导致病情加重，甚至造成不可逆的伤害。

（3）综合性原则。心理问题通常与个体的生理、心理、社会等多方面因素有关，因此需要采取综合的干预方法，包括药物治疗、心理咨询、行为矫正、社会支持等。

（4）个体化原则。每个人的心理问题都有其独特性，因此干预策略需要根据个体的具体病情、需求和环境进行个性化设计和实施。

3）心理及精神障碍的干预原则

对心理及精神障碍的干预原则涵盖的范围复杂而广泛，应针对患者全方位的健康状况应对，以下是一些常见的干预原则。

（1）心理及精神障碍的干预应在医疗机构内进行。

（2）心理及精神障碍的干预应在药物或物理治疗的同时进行。

（3）心理及精神障碍的康复期干预遵循一般心理问题的干预原则。

4）心理危机的干预原则

（1）及时性。心理危机的发生通常具有突然性，因此及时的干预对防止情况恶化、促进心理健康的恢复至关重要。

（2）合作性。心理危机干预是一个合作的过程，需要干预者和处于危机中的人共同参与，共同寻找解决问题的办法。

（3）安全性。在心理危机干预中，保障个体的身心安全是首要原则，这包括提供一个无威胁的环境，以及尽可能减少对个体的二次伤害。

（4）实证为基础。选择经过科学研究验证的有效干预方法，为处于危机中的人提供最好的帮助。

（5）关注生存环境。在干预过程中，应对个体所处的环境进行全面评估，并根据环境因素调整干预策略。

（6）强调自助与自立。干预的目标不仅是解决当前危机，更重要的是帮助个体发现并发挥自己的资源和力量，提高应对未来危机的能力。

（7）短期与目标导向。心理危机干预通常是短期的，重点在于帮助个体缓解当前危机、恢复日常功能，并指引他们找到进一步的帮助资源。

2. 不同干预方式的干预原则

1）心理健康教育的原则

心理健康教育的实施原则是多方面的。首先，应注重教育的预防性和前瞻性，即不仅在出现问题时进行干预，更应通过预防教育和健康提升提前阻断问题的发生；其次，应强调教育的个性化和差异化，即针对不同个体的心理特点和需求进行有针对性的教育；再次，实施心理健康教育应该以实证为基础，借鉴科学研究的结果，避免主观臆断；最后，应强调教育的全面性和连续性，心理健康教育不仅包括知识传授，也包括情感关怀、生活习惯的培养等多方面内容，并且需要长期坚持，以实现心理健康的持久改善。

2）心理咨询的原则

（1）尊重原则。心理咨询师在咨询过程中必须尊重咨询者的独立性和个性，不能强加自己的观念或决定。此原则鼓励心理咨询师以平等、开放的态度对待咨询者，尊重他们的选择、观念和价值观，为他们提供一个自由、无压力的表达和探索环境。

（2）自主原则。心理咨询旨在帮助咨询者提高自我理解和问题解决能力，而不是由心理咨询师替他们做决定。心理咨询师需要在尊重咨询者自我决定的同时，通过专业的引导帮助他们发现问题，建立自我改善的动力和策略。

（3）保密原则。保护咨询者隐私是心理咨询的基本伦理原则之一。所有在咨询过程中涉及的信息，包括咨询者的身份、咨询内容、评估报告等都必须被严格保密，除非咨询者同意或者法律要求，否则不得透露给任何第三方。

（4）专业性原则。心理咨询师必须具备专业的知识和技能，以确保咨询的有效性和安全性。在咨询过程中，咨询师需要根据咨询者的问题和需要灵活运用理论知识和技术手段，同时，要持续学习和自我提升，维持和更新自己的专业能力。

（5）帮助原则。心理咨询的目的在于帮助咨询者，帮助他们解决心理问题、提高生活质量、促进个人成长。咨询师要以此为导向，用心去听，用爱去理解，用知识和技术去帮助，从而真正做到以人为本，实现咨询的目标。

3）心理治疗的原则

（1）个体化原则。心理治疗的程序、策略和方法必须根据患者的具体情况设计和实施。具体的情况包括患者的年龄、性别、文化背景、症状的严重性和持续时间、以前的治疗经历、当前的生活环境等。治疗方案需要根据这些个体差异进行定制，无法简单地复制或者移植。此外，治疗方案应随着患者病情的变化和治疗进程的推进做相应的调整。

（2）客观中立原则。心理治疗师必须保持对待病人的客观中立态度，避免在治疗过程中产生过度的同情或反感。任何形式的主观情感都可能会扭曲治疗师对病人情况的理解，影响治疗决策，甚至可能引发治疗师和病人之间的适应性问题。此外，治疗师还需要避免让自己的观念、情感和需要对治疗过程产生影响，以保证治疗的有效性和安全性。

（3）系统性原则。心理治疗不仅是对症状的治疗，还应当是对病人整体生活系统的干预。病人的思想、情感、行为模式，以及他们的家庭、工作和社会关系都可能与病情有关，都需要在治疗中得到关注。只有全方位的、系统性的治疗才能帮助病人恢复正常的生活和工作。

（4）科学性原则。心理治疗的实施必须基于科学的理论和证据。治疗师应当运用经过科学验证的治疗方法并定期评估治疗效果，以确保治疗的有效性和安全性。此外，治疗师还需要根据新的研究成果和技术进步不断更新自己的知识和技能，提高治疗效果。

（5）道德伦理原则。在治疗过程中，治疗师必须遵守伦理道德原则，包括尊重病人的人权和尊严、保护病人的隐私、避免对病人的伤害、维持治疗师和病人的专业关系等。

这不仅是治疗师的职业责任，也是保障病人权益和维护治疗关系的基础。

（6）合作原则。心理治疗应当是治疗师和病人的共同工作，治疗师应当尊重病人的参与和决策，鼓励病人在治疗过程中积极参与并共同确定治疗目标和策略，这种共同工作的模式可以提高病人的自我效能感，增强病人对治疗的信心和依从性，从而提高治疗效果。

3. 不同人群的心理干预原则

1）儿童、青少年的心理干预原则

儿童和青少年的心理干预原则涵盖了对这一特定年龄段独特需求的理解，包括他们的发展阶段、认知能力以及情感需求。

（1）发展适当性原则。干预策略应该适应儿童或青少年的发展水平，这包括理解他们的认知能力、沟通技巧和社交需求，并确保策略与这些因素相匹配。

（2）以家庭为中心的原则。儿童和青少年通常依赖他们的家庭环境，因此，有效的干预需要考虑到家庭环境对孩子的影响，并尽可能地包含父母或其他主要照顾者。

（3）整体性原则。儿童和青少年的生活中有许多相互关联的部分，包括学校、朋友、兴趣爱好等，干预策略需要考虑这些方面，并尽可能地在整个生活环境中推动变化。

（4）积极、预防性原则。对儿童和青少年的干预应该强调积极的心理健康和预防性干预，这可能包括建立健康的应对策略、发展社交技巧、增强自尊心等。

（5）尊重和赋权原则。尽管儿童和青少年可能需要成人的指导和帮助，但他们也有权利对自己的治疗有所了解，有权参与决策过程。为他们提供适当的信息、尊重他们的想法和感受，这样可以使他们感到自己被赋权，从而更积极地参与到自身的干预过程中。

（6）证据基础原则。使用已经被研究证明为有效的干预方法，这确保了干预策略是科学的，能够给予儿童和青少年最好的帮助。

这些原则要结合具体的情况灵活应用，同样需要心理专业人员具备足够的专业知识和临床经验。

2）特殊职业人群的心理干预原则

特殊职业人群，如医护人员、教师、军人、警察、消防员、紧急应变人员等，由于工作性质的特殊性，可能会面临额外的心理压力和挑战，这些人群的心理干预原则包括以下几点。

（1）工作环境认知。了解这些职业人员所面临的特定压力和挑战，包括工作负荷、情绪压力、人际关系等，这将有助于设计更有针对性的干预策略。

（2）快速反应原则。由于这些职业人员可能面临的是紧急和危急的情况，因此需要能够提供快速并有效的心理支持。

（3）自我照顾原则。提供自我照顾的教育和训练，教会这些职业人员如何在面对压力和挑战时保持自己的心理健康。

（4）团队支持原则。在这些职业中，同事和团队往往起着关键的支持作用，因此，干预策略应包括团队建设活动，以增强职业人员之间的支持网络。

（5）应对技能训练原则。提供应对技巧的培训，例如，应对压力的策略、冲突解决的技巧、情绪管理等。

（6）专业指导原则。特殊职业人员可能需要专业的心理咨询和治疗服务，提供访问这些服务的途径和资源对预防和处理心理问题是非常重要的。

（7）健康生活习惯原则。鼓励健康的生活习惯，如合理饮食、规律运动、充足睡眠等，可以提高抵抗压力的能力，对心理健康也有正面的影响。

3）老年人的心理干预原则

老年人可能会面临一些特殊的心理挑战，如体能衰退、认知能力下降、亲友去世等，因此针对这一人群的心理干预也需要相应的原则。

（1）尊重原则。尊重老年人的生活经验和人生观，避免对他们的居高临下或小觑。每个人都有自己的独特人生历程，老年人的智慧和经验是有价值的，应当予以充分的尊重。

（2）集体支持原则。老年人可能会面临孤独和社会隔离的问题，因此创建一个支持性的社区或网络可以为他们提供互相交流和分享的机会，从而缓解孤独感。

（3）鼓励活力原则。鼓励老年人继续保持活力和兴趣，参与社区活动、学习新技能，这可以帮助他们保持积极的心态。

（4）自我照顾原则。教育和引导老年人了解和维护自己的心理健康，使他们能够在遇到心理问题时找到应对方法。

（5）家庭支持原则。家庭是老年人的重要支持网络，因此需要提供让家庭成员了解老年人心理健康问题的教育和资源。

6.4.2 心理干预的方法

1. 心理健康教育

1）心理健康教育的概念

心理健康教育是一种旨在提升个人和群体心理健康，提高个体应对生活压力、维持良好人际关系和处理个人问题的能力的教育活动，它关注的内容包括情绪认知、社交技巧、解决问题的能力、决策制定能力，以及健康的生活习惯等。

心理健康教育可以在学校、社区、工作场所等多种环境下，通过讲座、研讨会、小组活动、个体咨询等形式进行，旨在增强个体的心理素质和应对策略，预防心理问题的发生，同时也帮助已经存在心理问题的人找到解决办法。

心理健康教育的重要性在于它提倡的是一个积极的心理健康观，不仅关注疾病的预防和治疗，更关注个体的心理成长和发展，以及个体的生活满足感和幸福感。

2）心理健康教育的适用人群

心理健康教育实际上是适用于所有人群的，不同年龄段、不同生活环境和工作背景的人们都可以从心理健康教育中受益，然而，根据个体的特定需求和背景，心理健康教育的具体内容和形式可能会有所不同，以下是一些主要的适用人群。

（1）儿童和青少年。在这个阶段，心理健康教育通常会关注情绪管理、社交技巧、自尊自信的建立，以及如何应对学习压力等问题，学校是进行心理健康教育的重要场所。

（2）成年人。对成年人的心理健康教育可能会更多地关注如何平衡工作与生活、处理人际关系，以及如何应对生活压力和困扰等问题，工作场所和社区都是进行心理健康教育的重要场所。

（3）老年人。对老年人的心理健康教育可能会关注如何应对退休生活的转变、如何处理健康问题，以及如何保持积极生活态度等问题，社区和老年人活动中心是进行心理健康教育的重要场所。

（4）特殊群体。例如，有精神疾病的人、有长期身体疾病的人、失业人员、独居老人等，他们可能需要针对性的心理健康教育和干预。

（5）职业人群。例如，医护人员、军人、警察、教师等高压力职业的从业者，他们可能面临特定的心理压力和挑战，需要特定的心理健康教育。

3）心理健康教育的开展形式

心理健康教育可以通过多种形式开展，应根据具体情况和目标人群的特点选择合适的方式。

（1）讲座和研讨会。这是最常见的形式之一，专业人士会被邀请到学校、社区、企业等地方对一群人进行讲解和讨论，主题可以包括心理健康的基本知识、应对压力和焦虑的策略、建立健康人际关系的方法等。

（2）小组辅导和工作坊。在小组辅导的形式下，小组成员将在指导者的引导下共同讨论、分享经验，互相学习和帮助，而工作坊则是以互动为主的活动，可以是角色扮演、情景模拟、艺术疗法等。

（3）个人咨询。这是一种更个性化的方式，适合那些有特定问题需要解决的人，咨询师会根据个人的需求提供专门的建议和策略。

（4）在线学习和培训。随着互联网的普及，在线心理健康教育越来越常见，人们可以通过视频教程、网络课程、互动讲座等方式自我学习和提高。

（5）宣传活动。这些活动可以包括海报、展板、宣传册、社交媒体等，以提高公众对心理健康问题的认知和关注。

（6）社区活动。例如，自助小组、户外活动等不仅有利于增进社区成员的心理健康知识，还可以增进人与人之间的交流和联系。

（7）媒体宣传。如电视、电台、报纸、杂志等媒体平台都可以进行心理健康知识的普及和宣传。

2. 心理咨询

1）心理咨询的概念

心理咨询是一种在专业人员的帮助下，通过人际交往和沟通解决个人心理问题和困扰、提升自我理解、增强应对问题和压力的能力、促进个人心理健康和成长的过程。它主要针对的是正常或有轻度心理困扰的人群，解决如生活中的压力、情绪管理问题、人际关系困扰、生活决策困难等。

心理咨询应尊重咨询者的自主性，强调咨询者在解决问题和改变过程中的主体地位和作用。心理咨询师不会直接告诉咨询者该如何做，而会通过提供信息、提问、反馈、引导、支持等方式帮助咨询者了解自己，理解和处理问题，发掘和发展自身的潜力和资源，实现个人成长和自我提升。

心理咨询在形式上可以包括个体咨询、小组咨询、家庭咨询等，且可以应用于不同的场所，如学校、医院、社区、企事业单位、热线服务等。

2）心理咨询的基本过程

心理咨询的基本过程主要包括以下几个阶段。

（1）初始接触阶段。咨询师与咨询者进行初步接触，建立工作关系、明确咨询目标和期望，使咨询者对咨询过程有清晰的了解和期待。

（2）评估阶段。咨询师会通过开放式问题、观察和一些心理测试工具评估咨询者的问题和需求，包括咨询者的情绪、认知、行为、人际关系、生活环境等方面，以形成对咨询者问题的全面理解。

（3）目标设定和计划阶段。在全面了解咨询者的问题后，咨询师会与咨询者共同设定改变的目标和制订咨询计划。

（4）干预阶段。咨询师会根据咨询目标和计划使用各种心理咨询技术和方法（如认知重塑、情绪管理、行为训练、解决问题的技巧等）帮助其处理问题，促进其改变和成长。

（5）结束阶段。当咨询目标基本达到、咨询者的问题得到有效处理时，咨询师会帮助咨询者进行咨询过程的回顾和总结，加强其对改变和成长的认识和信心，同时讨论未来可能出现的问题和应对策略，然后结束咨询。

（6）跟踪阶段。在咨询结束后，咨询师会在一段时间内对咨询者进行跟踪，了解其改变的维持情况和新出现的问题，提供必要的支持和帮助。

在整个咨询过程中，咨询师都需要持续维护与咨询者的良好关系，保持开放、尊重和同理心，保护咨询者的隐私和自尊，鼓励其自我探索和自我决策。

3）心理咨询的理论流派

（1）精神分析理论。是由西格蒙德·弗洛伊德[①]提出的一种理论，它强调个体的行为和情感问题是由无意识的冲突和欲望驱动的，使用的技术包括自由联想（患者说出他们头脑中的任何想法）和梦的解析（用以揭示潜在的欲望和冲突）。该理论强调过去经历（尤其是儿童时期经历）对个体心理的影响。

---

① 西格蒙德·弗洛伊德（Sigmund Freud，1856—1939），奥地利精神病医师、心理学家、精神分析学派创始人。

（2）人本主义理论。卡尔·罗杰斯[①]和阿布拉罕·马斯洛[②]是这个理论流派的主要代表人物。人本主义理论强调人的本质是好的，人们有自我实现的渴望和能力，主张使用非指示性的治疗方式（如以人为中心的咨询），目的是促进个体的自我理解和自我接纳，以达到自我实现。

（3）认知行为理论。该理论强调思维和行为模式如何影响人们的情绪和行为。阿尔伯特·艾利斯[③]的理智情绪疗法（REBT）和亚伦·贝克[④]的认知疗法（CT）就是认知行为理论的典型代表。该理论的治疗方法包括识别和挑战不合理的信念、使用行为实验来测试和修改信念，以及教导有效的问题解决技巧。

（4）家庭系统理论。这种理论认为不能脱离社会和家庭环境来看待个体，因此，解决问题需要整个家庭的参与和改变。治疗师会尝试改变家庭成员之间的交互模式，以改善整个家庭系统的功能。

（5）人际关系理论。这种理论强调人际关系的重要性，并认为人的心理问题常常源于人际关系带来的困扰。治疗师会帮助个体理解他们的人际交往模式，改善他们的人际技巧并解决人际关系中的冲突。

（6）存在主义心理咨询理论。这种理论强调个体的自由意志、人生意义，以及面对生活困境的勇气。存在主义咨询师会帮助个体面对生活中不可避免的困扰（如死亡、自由、孤独），并鼓励他们活出真实的自我。

（7）积极心理学。这是一种相对较新的心理咨询理论流派，强调个体的优点和潜力而不仅是问题和缺陷。积极心理学致力于研究和培养幸福感、满足感、优点、才能和美德以提高生活质量。

这些理论流派都提供了对人类心理和行为的独特视角，并为心理咨询和治疗提供了丰富的策略和技巧。

3. 心理治疗

1）心理治疗的概念

心理治疗是一种基于良好的治疗关系、有经验和经过专业训练的治疗师运用相关理论和技术，以帮助消除或缓解患者心理问题和障碍的过程。它不仅关注消除症状或解决问题，更关注个体的全面发展，包括自我认知的提高、生活技能的增强、人际关系的改善，以及人格向健康和协调方向的发展，需要治疗师与患者建立深厚的信任关系，了解并尊重患者的独特性，采取合适的方法并制订个性化的治疗计划，以满足他们的特殊需求并帮助他们激发自身的潜能。

2）心理治疗的常用技术

（1）认知行为疗法技术。这种技术主要侧重于患者的认知和行为模式，其主要理论

---

① 卡尔·罗杰斯（Carl Rogers，1902—1987），美国心理学家，人本主义心理学的主要代表人物之一。

② 亚伯拉罕·马斯洛（Abraham Maslow，1908—1970），美国社会心理学家，第三代心理学的开创者。

③ 阿尔伯特·艾利斯（Albert Ellis，1913—2007），美国临床心理学家，在 1955 年发展了理性情绪行为疗法。

④ 亚伦·贝克（Aaron Beck，1921—2021），知名心理咨询师，他被心理学界认为是认知行为疗法之父。

基础在于，人们的情绪和行为受自身的认知（即思想、观念和信念）的影响。治疗的主要目标是帮助患者识别和挑战他们的负面或扭曲的思维模式，以及他们可能会采取的不适当或有害的行为反应。为了实现这一目标，治疗师可能会使用诸如认知重塑（即改变患者对特定情况的看法或理解）或行为激励（即鼓励患者采取新的、更健康的行为反应）等技术。

（2）人际关系疗法技术。这种技术集中于改善和增强患者的人际关系技巧，主要目标是帮助患者理解他们的社会和人际互动如何影响他们的情绪和行为，并学习新的、更有效的方式与他人交往。治疗师可能会使用角色扮演或模拟对话等技术帮助患者实践新的交际技巧，并获取对他们行为的即时反馈。

（3）心理动力疗法技术。这种技术侧重于揭示患者潜意识中的冲突和问题，目标是帮助患者理解他们的行为和情绪是如何受到他们潜意识想法和感受的影响，以及他们如何可以通过理解和解决这些深层次的冲突来改变自身的行为和情绪。这种治疗可能会使用的技术包括自由联想（患者被鼓励说出他们头脑中的任何思想，不论其是否相关或有意义）和转移现象的处理（患者将他们对重要他人的感情转移到治疗师身上）。

（4）人本疗法技术。这种技术主要侧重于患者的个人成长和自我实现，目标是帮助患者发现并激发他们的个人潜能，以及提高他们的自我意识。治疗师可能会使用的技术包括反馈（即向患者提供对他们行为和感情的客观反馈）和倾听（即通过表达共情和理解来帮助患者感到被接纳和理解）。

（5）家庭系统疗法技术。这种技术视问题为系统性的，而非个别人的问题。治疗师会与全家人一起工作，找出家庭系统中的问题，然后改变互动模式以解决问题。家庭疗法的目标是帮助家庭成员理解和改变他们的互动模式，以解决家庭中的冲突。为了实现这一目标，治疗师可能会使用的技术包括家庭角色的定义（即帮助家庭成员理解和接受他们在家庭中的角色）和家庭重塑（即帮助家庭成员学习新的互动模式，以改善家庭的功能）。

4. 心理危机干预

1）心理危机干预的概念

心理危机干预是一种在个人经历强烈情绪困扰或创伤性事件（如突发地失去亲人、自然灾害、严重的身体伤害、性侵害或暴力袭击等）后提供立即心理支持和帮助的策略，目标是帮助个体应对和解决危机，稳定情绪状态，减轻创伤后应激障碍（PTSD）发生的可能性，并最终恢复到危机前的功能水平。

心理危机干预的主要目标包括：安定情绪，减少紧张和恐慌；提供实际和情感的支持；帮助个体理解他们的情绪反应和危机事件的关系；提供对创伤事件的洞察和理解；教授有效的应对策略和技巧，以应对当前和未来的压力；并在必要时提供进一步的专业心理健康支持和引导等。

干预手段可以包括面对面的咨询、电话或在线咨询、团体咨询，或是通过教育工作坊或研讨会等形式。

2）心理危机干预的步骤

（1）确立联系。干预者需要与受危机影响的个体或群体建立联系、建立信任，这是所有后续步骤的基础。

（2）定义问题。干预者通过对话和观察理解个体目前的危机状况和其心理压力的来源。

（3）提供支持。根据个体的需要，干预者可能会提供实质性支持（例如，食物、住宿等），并提供情绪支持以安抚个体的情绪。

（4）审查选择。干预者帮助个体审查他们可以采取的不同行动和解决策略，并讨论可能的后果。

（5）制订行动计划。一旦个体选择了解决问题的策略，干预者就会帮助他们制订行动计划，并确定下一步的具体行动。

（6）获得承诺。为确保个体对行动计划的执行，干预者将试图获取他们的明确承诺。

6.4.3 心理干预的常见问题

1. 干预方法的选择

心理危机后一般可分为以下三个阶段。

第一阶段：立即反应阶段。在这个阶段，当事人可能处于震惊和否认之中，他们可能难以相信或接受已发生的事情。这是人们正常的第一反应，尤其是在遭遇突发的严重事件时，他们可能会出现混乱、麻木、困惑等表现，这种反应有助于在一定程度上保护他们自己，避免被痛苦完全淹没。

第二阶段：完全反应阶段。在这个阶段，当事人开始全面认识和感受事件的影响。他们可能会经历强烈的情绪反应，如焦虑、紧张、痛苦、激动、愤怒，甚至可能会产生罪恶感、内疚、退缩或抑郁。他们可能在这个阶段对事件进行过度反思，持续地自责或责怪他人。

第三阶段：恢复重建阶段。在这个阶段，当事人开始接受事实，试图调整他们的生活以适应新的现实。他们可能会开始寻找解决问题的方法，尝试恢复日常生活，重新为未来做计划。在这个阶段，他们可能会需要大量的支持和理解，以帮助他们处理遗留的情绪，寻找新的目标和方向。

1）立即反应阶段

在立即反应阶段，心理危机的干预主要方法可以包括以下几点。

（1）安全和稳定性。这是最优先的任务，确保当事人的人身安全并使他们感到在环境中有稳定性和安全感，这可能包括提供避难所、移除危险元素等。

（2）心理支持。提供非判断性的倾听，让当事人感觉被理解和接纳。在这个阶段，倾听和同情比提供建议或解决方案更为重要。

（3）缓解生理反应。在危机初始阶段，当事人可能会有强烈的生理反应，如心跳加速、呼吸急促等。可以教授一些简单的深呼吸、放松技巧以帮助他们缓解异常生理状况。

（4）信息提供。如果可能的话，向当事人提供事实的信息，帮助他们理解自己所处的状况。然而，必须要注意的是，信息的提供要视当事人的心理状况而定，不能过急，要防止产生二次伤害。

（5）短期解决方案。在立即反应阶段，提供短期的解决方案也是非常重要的，这可能包括短期的住宿、食物，或者是必要的医疗照顾等。

这些方法都是为了帮助当事人从震惊中恢复过来，处理好他们的生理和情绪反应，并为进一步的心理援助打下基础。

2）完全反应阶段

（1）情绪支持。在这个阶段，当事人可能会体验到深深的悲伤、恐惧或者愤怒等强烈的情绪。提供情绪支持是非常重要的，应帮助他们表达和处理这些情绪。

（2）心理辅导。根据当事人的需要，可能需要提供专业的心理辅导服务，这可能包括创伤后应激障碍（PTSD）的治疗、处理失去亲人的悲伤等。

（3）社区资源链接。可以帮助当事人获取和链接他们需要的社区资源，这可能包括社会支持服务、医疗服务、法律援助等。

（4）生活技能和应对策略。帮助当事人学习和发展生活技能和应对策略，包括应对压力、处理人际关系、解决问题等，以帮助他们在危机后重新开始生活。

（5）继续的关注和支持。当事人可能需要持续的关注和支持。工作人员应该定期与他们联系，评估他们的情况，调整援助计划。

这些方法旨在帮助当事人从危机中恢复，重启他们的生活，并为他们提供需要的资源和支持。

3）恢复重建阶段

心理危机的恢复重建阶段重点在于帮助个体调整和适应新的生活状况，找到积极应对痛苦和困难的方式。以下是在此阶段可能使用的一些主要方法。

（1）咨询与心理治疗。专业的心理咨询和治疗有助于个体理解自己的情绪、学习新的应对策略、建立健康的思维模式，治疗方法可能包括认知行为疗法（CBT）、接受与承诺治疗（ACT）等。

（2）情绪释放。艺术疗法、音乐疗法、写作等创造性活动可以帮助个体表达并释放内心的感受，从而缓解痛苦和困惑。

（3）社交和社区支持。社区和亲友的支持对恢复过程至关重要，支持小组、亲友聚会、公益活动等可以帮助个体重建社交关系、感受归属感，同时也能为他们提供分享经验和获取帮助的平台。

（4）未来规划。帮助个体设定新的生活目标、规划人生道路，以此增强其对未来的期待和希望。

（5）自我照顾。教授个体有效的自我照顾技巧，如良好的生活习惯、运动、合理饮食、充足休息等，以促进身心健康。

2. 咨询师应保持中立的态度

1）价值中立的概念

心理咨询师的价值中立，是指在提供心理咨询服务过程中，心理咨询师需要避免将自己的个人信念、价值观、道德观或者偏见带入咨询过程中，以免影响对咨询者的理解和帮助。具体来说，价值中立的概念有以下几个要点。

（1）尊重差异。每个个体都有其独特的生活经历、文化背景和个人信仰，心理咨询师应当尊重咨询者的这些差异，不做主观的评判。

（2）保持开放。尽管心理咨询师可能对咨询者的某些行为、信仰或价值观感到不解或不赞同，但他们仍需保持开放的态度，理解和接纳咨询者。

（3）避免强加观点。心理咨询师的目标是帮助咨询者发现自己的需求、发现自己的问题、寻找解决问题的方法，而不是告诉咨询者应该如何生活，或者应该怎么想。

（4）未来规划。帮助个体设定新的生活目标、规划人生道路，以此增强其对未来的期待和希望。

以上这种价值中立并不是说心理咨询师应对所有事情都持中立态度，或者对咨询者的行为“无所谓”。相反，他们应明确表达对伤害自己或他人行为的反对，但是在咨询者的价值观和生活选择面前则应该保持开放和尊重，从而帮助咨询者找到自己的道路。

2）价值中立的思想基础

心理咨询师的价值中立思想基础主要基于人本主义心理学和专业伦理准则。人本主义心理学强调每个人都是一个独特的个体，具有自我决定的权利，咨询师的主要任务是支持和帮助咨询者实现他们自己的价值观和生活目标，而不是强加咨询师的价值观。专业伦理准则也要求咨询师在提供服务时尊重咨询者的自主权、保护咨询者的权益，避免个人价值观或偏见对咨询者产生不利影响，这些都为心理咨询师的价值中立思想提供了基础。

3. 心理干预效果的界定

心理干预效果通常基于两个主要因素进行定义：症状减轻和功能恢复。

1）症状减轻

症状减轻是衡量心理干预效果的重要方面，主要是看被干预者的心理问题或症状是否有明显的改善。例如，如果一个人正在接受抑郁症的治疗，那么减轻的症状可能包括情绪改善、睡眠质量改善、食欲改善等。在许多情况下，心理疾病的症状是可以量化的，可以通过标准化的量表或者问卷评估。

2）功能恢复

除了关注症状的改善，心理干预的目标也包括帮助个体恢复到正常的功能水平，例如，改善社会功能、工作或学习能力等。一个患有社交焦虑症的人可能在心理干预后能更好地处理社交情境，这可以显示出他的功能恢复。

除此之外，还有其他的一些因素可以用于评估心理干预的效果，例如，生活质量的改善、咨询者的满意度等。最终，心理干预效果的界定通常需要综合考虑多方面因素，而且应该尽可能地采用定量和定性两种方法评估，以得到一个全面和准确的结果。

4. 心理干预中的法律标准

心理干预必须遵循一定的法律标准和伦理规范，以保护当事人的权益并确保干预活动的合法性。以下是一些主要的法律标准。

1）保密原则

心理干预者必须保护当事人的个人信息和隐私，除非有法律要求，否则不能泄露关于当事人的任何信息，未经当事人同意，不得将其诊疗情况透露给任何第三方。

2）知情同意

在进行心理干预前需获得当事人的知情同意。心理干预者应全面解释干预的目的、过程、可能的风险和收益，让当事人有充分的知情权和自主决定权。

3）专业能力

心理干预者必须拥有足够的专业能力和执业资格，以提供专业的心理服务。没有相关资格和能力的人员，不得进行心理干预活动。

2017 年，心理咨询师资格证考试认定被取消，已获证者仍有效，但该职业仍会存在，现阶段心理咨询行业从业需考取心理专项能力证书。2019 年中国国家人事人才培训网通过评审，获准颁发《心理咨询师专业技能等级证书》《家庭治疗师证书》《心理讲师技术证书》《认知行为催眠师专业能力证书》等资格证书。

4）禁止误导和欺诈

心理干预者不能对当事人进行误导或欺诈，例如，过度夸大干预效果或隐瞒可能的风险。

5）专业能力

心理干预应尊重当事人的个体差异，包括文化、性别、年龄、宗教信仰等，避免产生歧视或偏见。

6）禁止误导和欺诈

心理干预者应避免和当事人发生可能影响专业关系的双重关系，如经济、性、社交关系等。

重要概念

认知过程　情感过程　意志过程　心理健康　心理问题　心理疾病　心理测量　心理干预

思考题

1. 简述以下基本概念：知觉、幻觉、人格、能力、情绪、心理卫生、心理评估、心理咨询、一般心理问题、严重心理问题。

2. 简述情绪的功能。

3. 简述心理健康的标准。

4. 简述一般心理问题与严重心理问题的区别。
5. 简述心理障碍的种类和表现。
6. 简述心理评估的方法。
7. 列举一种常见的心理干预方法及注意事项。

即测即练

第7章 特殊人群的健康管理

导读

特殊人群指具有特殊生理、心理特点或处于一定特殊环境中，容易受到各种有害因素的作用，患病率较高的人群。特殊人群健康管理旨在为特定的人群提供定制化的健康计划和医疗服务，以满足他们特殊的健康需求。这些人群包括老年人、儿童和青少年、孕妇、慢性疾病患者和残障人士。特殊人群健康管理的必要性在于针对他们面临的健康挑战提供个性化的医疗关怀，控制疾病的进展、提高生活质量，并最大限度地降低健康风险。

特殊人群健康管理的措施包括定期健康检查、药物管理、营养咨询、康复治疗、健康教育、心理支持和社会支持网络的建立。这些措施旨在监测身体状况、控制疾病、满足特殊营养需求、改善功能、提供健康知识、提供心理支持，并建立一个支持系统以帮助特殊人群应对生活中的各种挑战。

通过特殊人群健康管理，可以确保特殊人群获得适当的医疗关怀、提高他们的生活质量、减少并发症的发生，并促进他们的整体健康和福祉。

知识结构图

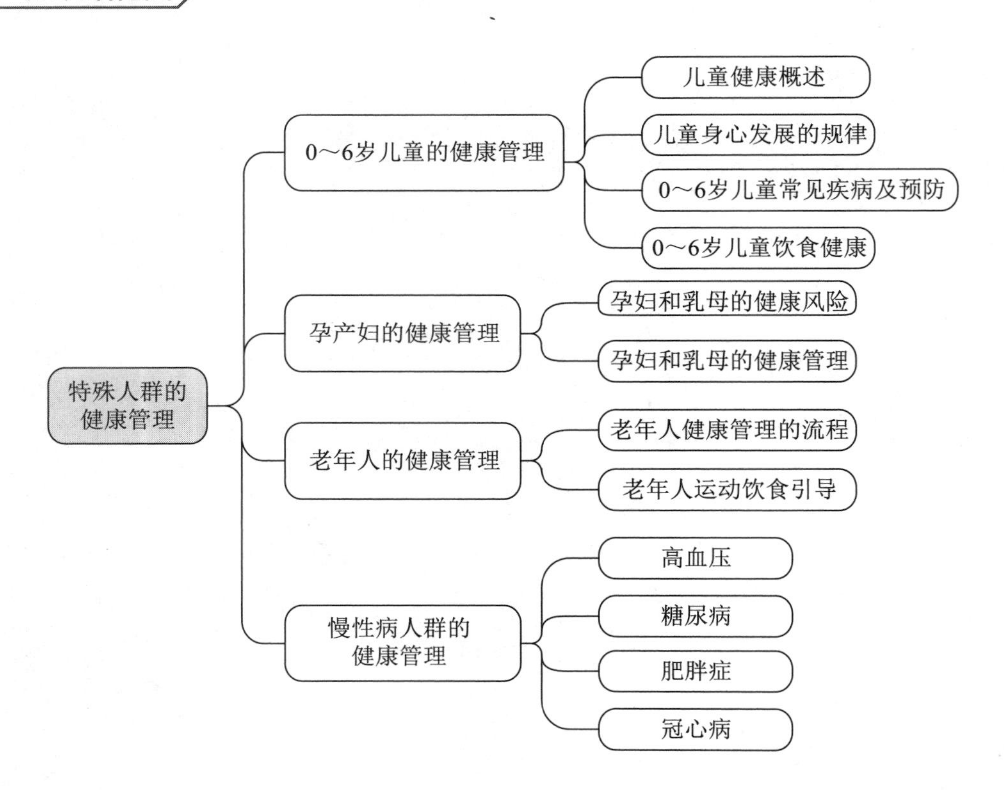

本章重难点

1. 儿童、孕产妇、老年人、慢性病人群健康管理的定义
2. 儿童、孕产妇、老年人、慢性病人群社区健康管理的流程
3. 儿童、孕产妇、老年人、慢性病人群健康管理的主要内容

7.1 0～6岁儿童的健康管理

7.1.1 儿童健康概述

1. 儿童健康的含义

儿童健康指儿童在生理、心理及社会适应三方面能全部保持良好的状态，这一表述正是基于人类对自身认识不断深化的结果，也标志着人类对健康的认识逐步科学化、立体化。

个体的智慧、创造力，以及体验到的幸福感均植根于其健康的存在。健康被视为一切事物的基石，缺乏健康将使一切难成立。从社会角度看，健康对整个人类社会的发展和进步至关重要。社会由个体构成，而个体的健康状况直接影响整个社会的运行状态。身心必须处于何种状态才能称为“健康”呢？根据世界卫生组织对健康的定义，健康包括三个方面：身体健康、心理健康、社会适应良好。由此可见，健康是一个多维度、全方位的概念，是一个不断变化的、连贯的状态。

“身体健康”即生理状态良好、各器官与系统功能正常、无疾病与残疾、精力充沛；“心理健康”即情绪稳定、观察问题客观现实、能适应复杂的环境变化；“社会适应良好”则表现为自己的思想、情感与行为都能与社会环境的要求保持协调。林崇德主编的《心理学大辞典》[①] 对“健康”给出了三方面的评定指标。

（1）生理标准。身体强壮，各系统功能良好且相互协调，以目前的检查手段未发现病理性改变。

（2）心理标准。心理功能正常、协调一致，主观感觉良好，精力充沛、情绪稳定，应付环境自如，有积极的人生观。

（3）社会标准。行为符合社会规范，有良好的人际关系，家庭功能和职业功能良好，能享受生活和工作的乐趣。

2. 影响儿童健康的主要因素

影响健康的因素有很多。本书根据世界卫生组织对健康的定义，将影响健康的因素归纳为生物、心理、社会三个方面。

（1）生物因素。影响健康的主要因素是生物因素，具体包括：①遗传因素，它构成了身体健康的基础；②围产期保健，其处置不当可能导致胎儿在母体内的发育受到损害，

① 林崇德 . 心理学大辞典 [M]. 上海：上海教育出版社，2003.

引发发育障碍甚至残疾；③后天生长过程中由病原体引发的疾病，以及身体机能衰退导致病变。

（2）心理因素。心理健康在整体健康中扮演着关键角色。我国古代医学著作《黄帝内经》就强调了情绪与器官的密切关系，如“怒伤肝，喜伤心，思伤脾，忧伤肺，恐伤肾”之说。20 世纪初，美国生理学家坎农（Cannon）的实验证明了外部压力对个体情绪的影响，可能会引发机体大量分泌“交感神经素”以应对紧急情况。此外，个体的性格和情绪状态等因素也被证明会对整体健康水平有深远的影响，研究结果表明，易怒和易发脾气的人更容易罹患心脏病。愤怒时，身体进入高度紧张状态，会导致心率加快、动脉扩张，即便愤怒情绪平息，精神状态可能仍然会长时间处于混乱之中。

（3）社会因素。首先，个体的生活方式会对身体健康产生重要的影响。生活方式涵盖了人们在长期接受文化、经济、习俗和规范影响后形成的一系列生活习惯和健康意识，而不良的生活习惯对健康造成的负面影响也日益显著。其次，环境在更广泛的层面会对个体的身体健康产生影响。环境是身心发展的背景，其包括自然环境和社会环境。从空气和水到居住小区的绿化，都构成了人们生存所需的大背景。另外，社会环境的范畴同样广泛，涵盖了文化教育、人际关系等各个方面。

7.1.2 儿童身心发展的规律

尽管由于环境、营养、体育锻炼和疾病等因素，儿童在生长发育方面可能存在一定的个体差异，但也有一定的规律可循，儿童的生长发育状态可以很好地反映儿童的健康状态。

1. 生长发育由量变到质变

0～6 岁幼儿的生长发育经历了一个从不显著的、微小的量变到突变的、质变的、复杂的过程，它不但以身高、体重的增长为特征，而且随身体各器官的逐渐分化和功能的逐步成熟而形成。量与质的变化往往同时发生，但其轻重程度不同。就拿消化系统来说，从新生儿到成年，消化系统的各个器官都在不断生长、变重，其结构与功能也变得越来越复杂，越来越完美。这说明，孩子并不是一个微型的成年人，而是一种未成熟的、缺乏经验的有机体。经历了生长发育，他们的生存能力得到了很大的提高。

2. 生长发育具有阶段性和顺序性

学龄前幼儿的生长发育具有一定的阶段性特征。前一时期是后一时期的发展所必需的，任一时期的发展受阻将对后一时期的发展产生不利影响。例如，刚出生的婴儿只会流口水、只会躺着哭泣，一岁的时候就可以吃各种常见的食物、可以行走、可以说话。这个改变是显而易见的，但是要经历一系列的发展才行。婴幼儿时期是人发育速度最快的阶段，但每个宝宝生长的具体情况不尽相同。宝宝长得好不好不能只看某次的体重、身高值，科学的做法是定期记录宝宝的各项身体测量数据，通过生长曲线观察判断。

生长曲线主要有体质量、体高（身长）两个方面。孩子的成长是一个动态的过程，所以一次记录的体重和身高并不能反映太多的信息。相比宝宝某一项数据，更重要的是要看整体数据的发展趋势，也就是横向的增长或者是下滑，这就是生长速率。宝宝的出生情况和带养习惯不同、遗传不一样，生长发育的情况也就大不相同，即使是同年龄、同性别的宝宝，生长发育也会有快有慢。因此，只要宝宝的生长曲线在正常范围内、不发生剧烈波动，家长就不必担心。

宝宝的成长是动态的，家长要养成规律的记录习惯，长期定时测量。一般来说，年龄越小的宝宝测量时间间隔应越短：6 个月以内的婴儿每隔 1 ～ 2 个月进行一次测量；从 6 个月到 1 周岁时每隔 3 个月进行一次测定；1 ～ 3 周岁的儿童每 6 个月进行 1 次测定；3 岁以上的儿童每年都要进行一次检查。

为宝宝测量时，家长要注意使用固定的测量工具。测量体重时最好为宝宝脱去衣物和纸尿裤，以免增大误差。

2 岁以下的宝宝站立量身高会有不小的误差，为了获得准确的数据最好让宝宝躺在量床上测量。

那么应该如何看生长曲线呢？

可以世界卫生组织 0 ～ 3 岁儿童生长曲线监测图为例看如何读懂生长曲线[①]，如图 7-1、图 7-2 所示。

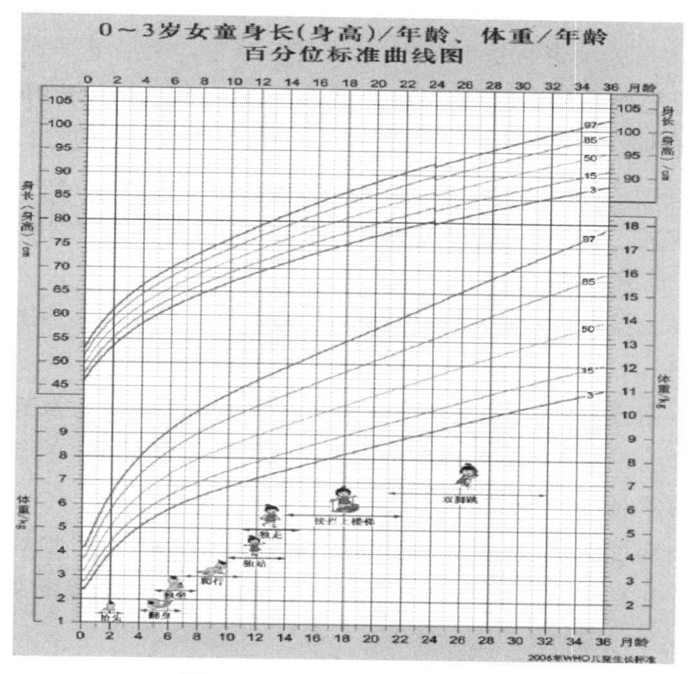

图 7-1　0 ～ 3 岁女童生长曲线

① 毛萌 . 0 ～ 5 岁儿童健康指导手册 [M]. 北京：人民卫生出版社，2022.

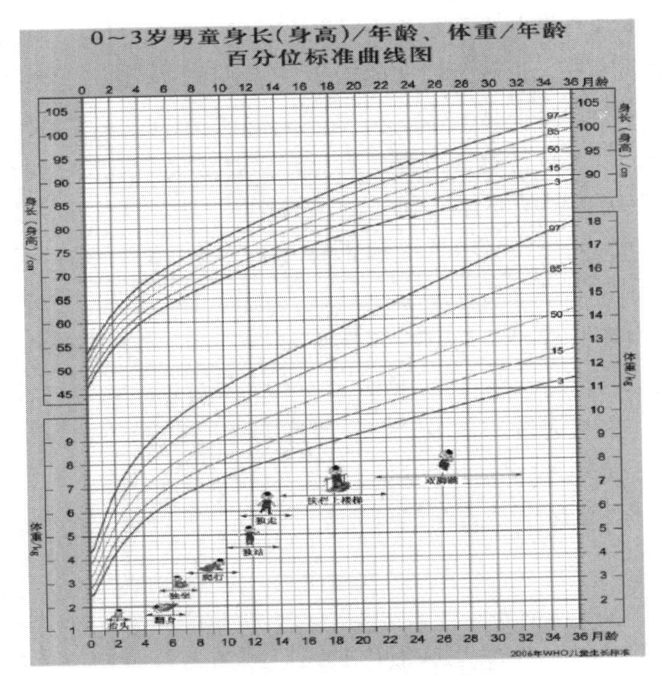

图 7-2　0 ～ 3 岁男童生长曲线

如图所示，参考图中的曲线，根据百分位法可以将体格生长划分为五个等级。

（1）身高和体重区域内两条 50 分位线代表 50% 值，相当于平均值，即平均身长（身高）、平均体重等，有 50% 的宝宝超过这个中间值，还有 50% 在中间值以下。

（2）身高和体重区域内两条 15 分位线和 85 分位线表示宝宝的生长水平位于同龄人中 15% 或 85% 位置水平。

（3）身高和体重区域内两条 3 分位线表示宝宝的生长水平位于同龄人 3% 位置水平，如果低于这一水平就有可能存在生长迟缓问题。

（4）身高和体重区域内两条 97 分位线代表 97% 数值，表示宝宝的生长水平位于同龄人 97% 位置水平，高于这一水平表明可能存在生长过速问题。

宝宝的身长（身高）、体重数值在 3% 到 97% 区间内都属于正常范围，但需要注意的是宝宝在正常发育的情况下生长曲线的大致走向应该与监测图上的参考曲线近似，也就是说，应该是总体向上的趋势，而不是水平或下降。

每个宝宝都有自己的成长轨迹，制作生长曲线图只是为了更好地观察、了解宝宝的发育情况，家长不用过于纠结数据。但平时不仅要做好记录，还要带宝宝定期体检，才能及时发现宝宝发育问题，保护宝宝健康。

7.1.3　0 ～ 6 岁儿童常见疾病及预防

1. 0 ～ 6 岁儿童常见疾病

1）幼儿急疹

幼儿急疹是 3 岁以内孩子常见的一种发热出疹性疾病，其由病毒感染引起，特点是突然发热，持续 3 ～ 5 天后体温下降，继而皮肤出现红色斑丘疹。

幼儿急疹多在 2 岁以内发病，孩子 6 月龄以后的第一次发热往往就是幼儿急疹引起的，故其开始的症状是无明显诱因的高热，体温可达 39 ～ 40℃，即使高热有的孩子精神状态却很好，玩耍如常，饮食正常，还有一部分孩子可能会出现高热惊厥，一般有家族史的孩子更容易出现高热惊厥。细心的家长还会发现孩子颈部或耳后会有黄豆大小的小“疙瘩”，这一般是肿大的淋巴结。去医院后医生会说“嗓子有点红，扁桃体肿大”等。发热 3 ～ 5 天后体温开始下降，一般是突然 3 天后体温就正常了，热退后开始出疹，皮肤可见红色的斑丘疹，最初往往在面部及躯干，然后逐渐遍布全身，皮疹持续 1 ～ 2 天后逐渐消退，皮肤恢复如初。

幼儿急疹是由病毒引起的，尚无特效抗病毒药，但即便如此父母也不用特别担心，幼儿急疹往往无严重并发症，以对症治疗为主。发热的孩子可口服退热剂，同时适当补充水分。儿童常用的口服退热剂有对乙酰氨基酚和布洛芬，选一种就可以，注意 24 小时内用同一种退热剂不要超过 4 次。如果出现高热惊厥现象，爸爸妈妈自己一定不要慌，可以用毛巾等垫在孩子上下牙之间避免抽搐时咬伤口舌（但应防止毛巾导致窒息），同时让孩子平躺，头部歪向一侧，避免呕吐物引起误吸，抽搐一般会在 3 ～ 5 分钟内缓解，如果抽搐不缓解则一定要到就近的儿童医院处理。

在家中应监测孩子体温，暂时找不到体温计的父母可以先用手摸摸孩子的额头、手心、脚心，以及后背，如果感觉明显发烫、孩子睡眠不安并且发出“哼唧哼唧”的声音，则应用退烧药进行降温处理。家中要常备体温计，监测孩子的体温非常重要。发热的孩子会丢失很多水分，因此要尽量多喝水，也可以让孩子喝一些果汁。饮食要清淡，以易消化的食物为主。出疹后有的孩子会有痒感等不适，此时可以用炉甘石洗剂外用止痒。

2）手足口病

手足口病（hand-foot-and-mouth disease，HFMD）是一种常见于儿童的，以发热和手、足、口腔等部位的皮疹、疱疹或疱疹性咽峡炎为主要特征的急性传染病，少数患者可并发无菌性脑膜炎、脑干脑炎、神经源性肺水肿、急性迟缓性麻痹心肌炎等。[①]

引起手足口病的病毒以柯萨奇病毒 A 组 16 型（CV-A16）和肠道病毒 A71 型（EV-A71）最常见，其中，重症及死亡病例多由 EV-A71 所致，而已感染的患儿和隐性感染者是主要的传染源。[②] 密切接触是手足口病重要的传播途径，此外，这些病毒通过呼吸道飞沫亦可传播。感染途径主要为：患者的粪便、喉咙分泌物、唾液及疱疹液，这些途径均可引起大范围的传染；喝或吃受病毒污染的水或食品；接触受病菌污染的手、玩具、毛巾、杯子、餐具等。绝大多数患例为普通型，症状较轻，病程 7 ～ 10 日，预后良好。大多初起有低热、轻咳、流涕，伴口痛、咽痛、拒食、流涎、哭闹，有的出现恶心甚至呕

---

① 蔡韵 . 上海地区儿童手足口病流行与病原特征研究 [D]. 复旦大学，2015.

② 《手足口病诊断标准（2018 版）》。

吐等。口腔黏膜散在疱疹或溃破成浅溃疡，主要发生在舌部、软腭、牙龈和口唇，大约1周自愈。皮疹主要发生在手、足、口、肘、膝、臀，对称分布，为红色斑丘疹或疱疹，皮疹数目不定，数量为几个至数十个不等，不痒，偶有疼痛，一般3～5天消退，无色素沉着、不留瘢痕。

部分病例仅表现为单独发生的疱疹性咽峡炎，表现为高热、咽痛，口腔后部、软腭弓及悬雍垂上疱疹；也有部分病例仅表现为皮疹；个别患儿可无皮疹；部分手足口病患者（多见于CV-A6、CVA10感染者）在病后2～4周有指（趾）甲脱落的症状，新甲可于1～2个月长出。

3）流行性感冒（流感）

流行性感冒简称流感，是由流感病毒引起的急性呼吸系统传染病，可以出现高热、头痛、乏力、眼结膜充血和全身肌肉酸痛等症状，在流感流行季节，孩子出现发热同时伴有恶心、呕吐及腹痛等消化道症状就有可能是流感。

流行性感冒与普通感冒有何不同？流行性感冒与普通感冒都是由病毒引起，在症状上有很多类似的地方，例如，都有可能出现发热、咳嗽、流涕、打喷嚏、嗓子疼等症状。在生活中如何去区分两者呢？

首先，流感的传染性强，每年冬季流行季节都会有很多孩子被传染流感，是冬季发热就诊的主要原因，而普通感冒没有那么强的传染性。

其次，流感的全身症状重，得了流感的孩子更容易出现高热、打蔫、精神不好，会表达的孩子会告诉父母腿疼、胳膊疼等症状。而普通感冒也会出现以上全身症状，但是相对流感要轻一些，流涕、打喷嚏等症状反而较流感更明显一些。

流感对孩子的危害更重，易引起较为严重的并发症，如中耳炎、肺炎，甚至引起病毒性脑炎等。因此如果孩子在流感流行期间出现高热、咳嗽等情况，建议早就诊，早治疗。

2. 儿童常见疾病的预防

儿童常见疾病预防以接种疫苗为主。儿童需接种的疫苗总共分为两类：一是一类疫苗，是由政府免费供应，强制接种。例如乙肝疫苗、卡介苗、脊髓灰质炎减毒活疫苗、麻腮风联合疫苗、甲肝疫苗、百白破联合疫苗、甲肝疫苗、脑膜炎球菌多糖疫苗、乙脑疫苗等。二是二类疫苗，尽管不是免费的，但是第二类疫苗还是能给孩子多一道防护。如果儿童的健康状况一直都很好，也没有发生过接种反应，并且家庭条件允许的话，可以进行二类疫苗的接种。需要注意的是，打完疫苗后要留院观察半个小时，一般是在注射后15～30分钟内可能发生严重的过敏反应。有的孩子注射后出现发热、痒痛、皮疹、局部红肿等不适，这些都属正常一般反应，发烧时体温通常不高，持续1～2天就会消失。发热可多喝水，如果出现皮疹、接种处局部红肿热痛很明显或者可能的过敏性反应，需要咨询医生后进行相应处置。表7-1为青少年需要接种的疫苗清单。

表 7-1 青少年需要接种的疫苗清单

接种时间	接种疫苗	次数	可预防的传染病
出生 24 小时内	乙型肝炎疫苗	第一针	乙型病毒性肝炎
	卡介苗	初种	结核病
出生 1 个月	乙型肝炎疫苗	第二针	乙型病毒性肝炎
出生 2 个月	脊髓灰质炎糖丸	第一针	脊髓灰质炎（小儿麻痹）
出生 3 个月	脊髓灰质炎糖丸	第二针	脊髓灰质炎（小儿麻痹）
	百白破疫苗	第一针	百日咳、白喉、破伤风
出生 4 个月	脊髓灰质炎糖丸	第三针	脊髓灰质炎（小儿麻痹）
	百白破疫苗	第二针	百日咳、白喉、破伤风
出生 5 个月	百白破疫苗	第三针	百日咳、白喉、破伤风
出生 6 个月	乙型肝炎疫苗	第三针	乙型病毒性肝炎
	A 群流脑疫苗	第一针	A 群流行性脑膜炎
出生 8 个月	麻疹疫苗	第一针	麻疹
出生 9 个月	A 群流脑疫苗	第二针	A 群流行性脑膜炎
1 岁	乙脑	初免两针	流行性乙型脑炎
1.5 ～ 2 岁	百白破疫苗	加强针	百日咳、白喉、破伤风
	乙脑	加强针	流行性乙型脑炎
3 岁	A 群流脑疫苗	第三针	A 群流行性脑膜炎
4 岁	脊髓灰质炎糖丸	加强针	脊髓灰质炎（小儿麻痹）
6 岁	A 群流脑疫苗	第四针	A 群流行性脑膜炎
	百白破疫苗	加强针	百日咳、白喉、破伤风
	乙脑	加强针	流行性乙型脑炎
7 岁	麻疹疫苗	加强针	麻疹
12 岁	卡介苗	加强针	结核病

7.1.4 0 ～ 6 岁儿童饮食健康

母乳是婴儿出生后最佳的食物来源，正确、充分的母乳喂养可完全满足 6 月龄以内的婴儿对营养及生长发育的需求，如母亲因为各种原因无法给婴儿喂母乳，则采用混合喂养或单纯的配方奶喂哺也能满足 6 月龄以内婴儿的生长发育。

6 个月以后，尽管母乳 / 配方奶粉仍是婴幼儿的主要营养来源，但其铁、锌、维生素 B_6、维生素 C 等的含量却会难以满足婴幼儿的需求。因此，当宝宝满 6 个月时，要尽早提供多种有营养的食品。另外，适当增加不同口味、不同质地、不同类型的食品也能促进婴幼儿的味觉、嗅觉、触觉等感官的发育，训练他们的舌头活动、咀嚼、吞咽等动作，促进他们的神经、心理和语言能力的发展。

不同类型的食品所含的营养成分不尽相同，所以要想得到全面和平衡的营养，就必须吃各种各样的食物。谷类食物中含有丰富的碳水化合物，如米粉、粥、软饭、面条等，可以给宝宝提供能量。但是，除婴幼儿奶粉之外，此类食品普遍缺乏铁、锌、钙、维生素 A 等营养成分。鸡蛋、瘦肉、动物肝脏、鱼类等都是宝宝生长发育所必需的营养来源。

果蔬中含有丰富的维生素、矿物质和纤维素，口感丰富；豆类含有丰富的蛋白质；同时，植物油和油脂还能为人体提供能量、必要脂肪酸等营养素。

7.2 孕产妇的健康管理

妊娠及哺乳期是孕产妇和婴儿生长发育的关键时期，加强对这一时期的健康管理十分必要。在宏观层面上，由于产妇的健康和死亡与社会经济状况及医疗服务发展程度密切相关，因此，产妇死亡水平往往反映了一国或区域的宏观经济发展水平。

怀孕是一个非常复杂的生理过程。怀孕期间，由于体内激素水平的提高，母亲的基础代谢水平将会提高。怀孕期间，孕妇消化功能往往会出现变化，同时，这个时期孕妇的心理变化也是比较明显的，即将成为母亲的女人心理上的变化是比较复杂的，这与孕期的心理状态、对分娩过程的承受能力、环境和社会因素都有一定的关系。

社区是为孕产妇提供基本医疗保健服务的重要场所，图 7-3 和图 7-4 分别为孕产妇系统保健流程图和孕产妇健康管理服务流程图，帮助促进基层医院更好地进行孕产妇健康管理。

图 7-3 分为两行，上面一行为孕产妇从孕早期开始到产褥期结束的全过程，下面一行为社区卫生服务机构或上级医院提供的服务，上下对应，提示各个阶段需要接受服务的场所和内容。各阶段发现异常问题者都须随时转至上级医院。24 周后转至有助产资质的卫生服务机构接受产前检查和住院分娩服务。①

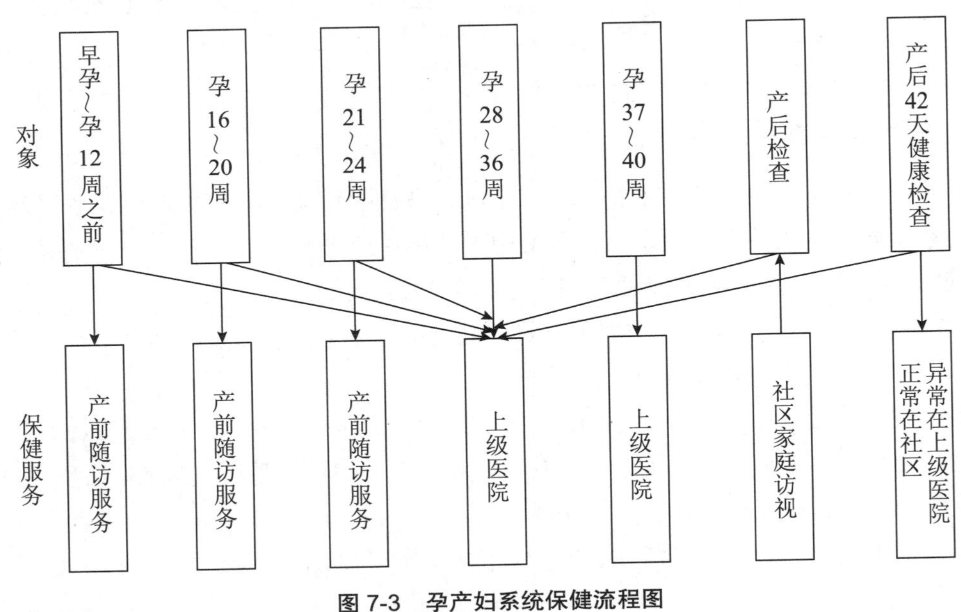

图 7-3 孕产妇系统保健流程图

① 龚洁，吴风波．健康管理技术手册丛书：妇女保健分册 [M]. 武汉：湖北科学技术出版社，2014.

图 7-4 包括四个方面：提供孕产妇健康管理服务的各阶段、各阶段应检查内容、评估分类及保健指导等。

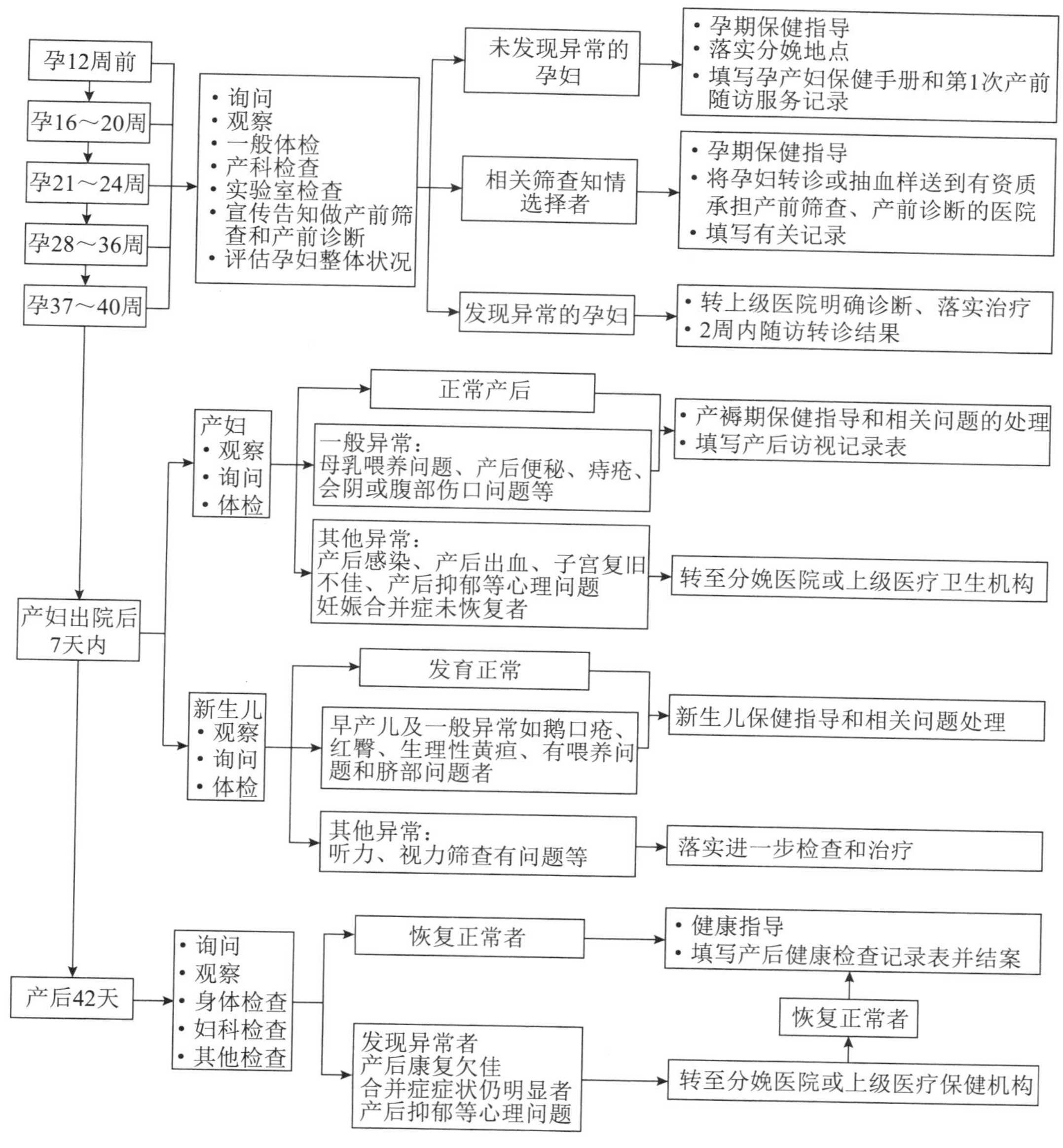

图 7-4 孕产妇健康管理服务流程图①

7.2.1 孕妇和乳母的健康风险

1. 个体因素

孕妇的某些个人因素可能对其健康构成威胁。例如，妊娠妇女的子宫存在先天异常、输卵管发育不全等；18 周岁以下或 35 周岁以上，曾有过异常妊娠史的；家庭成员中存

① 杜雪平 . 全科医生基层实践 [M]. 北京：人民卫生出版社，2012.

在遗传性疾病或异常情况；有两次以上的原因未明的自然流产史，会引起流产、早产、异位妊娠等不良妊娠结局。在哺乳期，乳腺发育若出现某些不正常的现象则可能影响母乳喂养。

2. 环境因素

在工作及居住环境中，某些化学物质及自然因素都会对母体的健康产生危害，从而对胎儿产生危害。社会文化因素及产妇所处的社会、家庭环境等因素均可能对孕产妇及哺乳期妇女的健康产生间接的影响。

3. 行为因素和生活方式

行为因素和生活方式对孕妇身体健康和胎儿发育起着重要的作用。首先，不良的饮食和营养习惯可能对孕妇和胎儿的健康产生负面影响。缺乏关键营养素（如叶酸、铁、钙等）可能导致孕妇贫血、胎儿生长迟缓等问题。其次，体重管理方面，过度肥胖或体重不足都可能影响孕妇的健康和胎儿的发育。过度肥胖与妊娠糖尿病、高血压等并发症的风险有关，而体重不足可能导致胎儿发育不良。再次，运动和活动水平方面，适度的运动有助于维持孕妇的身体健康，但过度的运动或缺乏活动都可能导致问题。适当的运动可以缓解孕期不适、保护心血管健康。最后，心理健康方面，孕妇的心理状态对胎儿的发育也有影响，情绪波动、高度紧张和慢性压力可能与早产、低出生体重等问题相关。

综合而言，良好的行为因素和生活方式对孕妇和胎儿的健康至关重要。孕期关注营养、保持适度的活动、避免接触有害物质，以及维护良好的心理健康都有助于提高妊娠过程的顺利进行，减少健康风险。

7.2.2 孕妇和乳母的健康管理

1. 妊娠早期的健康管理

怀孕妇女保健的第一步就是要认识到怀孕。夫妻同房后，如果之前月经是正常的，但是出现了超过时间还没有来潮，则要考虑是不是怀孕了。适合要孩子的孕妇应当进行定期的产前检查。怀孕 12 周以后再做复查，如果有高龄、年幼、有不良妊娠史、有遗传史、有内外妇科疾病等高危因素，则应注意多做检查。每一次产前检查和定期的筛查都可以对孕妇的基本信息（年龄、体重、身高等）、不良孕产史、用药合并症，以及产科并发症等筛查。通常情况下，孕妇到医疗保健机构检查的次数是前 3 个月至少一次，27 孕周前每 4 周一次，28 ～ 35 孕周每 2 周一次，36 孕周后每周一次。有异常的孕妇应增加产前检查的次数。

2. 妊娠中期的健康管理

在 16 ～ 20 孕周及 21 ～ 24 孕周应分别随访 1 次，以了解妊娠妇女的身体状况及胎儿的生长发育。

（1）孕期健康评价。通过询问、观察、常规体检、产科检查、实验室检查等手段了解产妇的健康情况，以及胎儿的生长发育情况，确定有必要进行产前检查和转诊的高危优先妊娠妇女。

（2）检查结果无异常的孕妇除在怀孕期间应接受个人卫生、心理、运动、营养等方面的教育之外，还要做好产前检查，以防止出生缺陷的发生。

（3）发现妊娠反应不正常者应立即转送更高级别的医疗保健机构。孕妇如有危重症状，也应及时被转诊至更高级别的医疗保健机构。

3. 妊娠晚期的健康管理

（1）28 ～ 36 孕周、37 ～ 40 孕周每隔一段时间应到具有助产资格的卫生保健机构复查一次。

（2）在随访期间应对产妇进行自我监测的方式进行宣传，促进自然分娩、母乳喂养等观念的普及，同时可对妊娠期间可能发生的并发症及合并症进行防治。

（3）对随访中出现的高风险妊娠妇女，在鼓励她们就医时应按照就医单位的意见，酌情增加随访次数。如在后续追踪中发现有任何意料之外的状况，则应立即转至其他医院进行治疗。

4. 产后访视

乡镇卫生院、村卫生室、社区卫生服务中心（站）在收到产院的产妇生产信息后，应在 3 ～ 7 日内对产妇进行产后回访。在访视期间，应对产妇进行产后的健康管理，并对产妇的哺乳进行指导、定期随访。

（1）通过观察、询问和检查对产妇的一般状况建立全面的认识，帮助产妇了解对身体包括乳房、子宫、恶露、会阴和腹部创伤的恢复。如果产妇有产后健康方面的问题（如哺乳困难、产后便秘、痔疮、会阴或腹部的创伤）都可以得到医生的指引。

（2）当出现产褥感染、产后出血、子宫复旧不良、妊娠合并症尚未痊愈、产后抑郁症等情况时，要立即送到更高一级的医疗保健机构做进一步的检查、诊断和治疗。

此外，通过观察、询问和检查还可以了解新生儿的基本情况。

5. 产后 42 天健康检查

产后 42 天的健康检查也被称为产褥期检查或产后复查，它对新妈妈和新生儿的健康都至关重要。这个时期的检查旨在确保产妇的身体逐渐康复、监测任何潜在的并发症，并提供适当的支持和建议。以下是产后 42 天健康检查的一般内容。

（1）体格检查。包括测量体重、血压和心率，评估子宫恢复情况和产褥道流血情况。医生还可能检查伤口（如产钳或剖宫产伤口）的愈合情况。

（2）产褥期恢复。评估阴道分娩或剖宫产后产褥期的康复情况。医生会询问有关子宫收缩、阴道流血、产褥痛等方面的情况。

（3）血液检查。进行一般的血液检查，以检查血红蛋白水平，确保没有贫血。此外，如果需要，医生可能进行其他特定的血液检查。

（4）产褥期护理。提供产后护理建议，包括卫生习惯、营养、避免性活动等。医生还会回答产妇任何可能的疑虑或问题。

（5）心理健康。了解产妇的心理健康状况，询问是否有产后抑郁症或其他心理健康问题，提供支持和必要的咨询。

（6）恢复性运动和活动。提供关于逐渐增加体力活动和运动的建议，以促进康复。

（7）儿科检查。医生可能会询问关于新生儿的情况，包括喂养状况、体重增长等，并提供任何必要的建议。

产后42天的健康检查是产褥期的关键部分，对新妈妈和新生儿的整体健康非常重要。产妇在这个时期要密切关注自己的身体状况，并定期与医生沟通。

7.3 老年人的健康管理

我国老年人口持续增多，《中国发展报告2020：中国人口老龄化的发展趋势和政策》显示，自2000年迈入老龄化社会之后，我国人口老龄化的程度持续加深。到2022年前后，我国65岁以上人口将占到总人口的14%，实现向老龄社会的转变，预计到2050年，我国老龄化将达到峰值，65岁以上人口将占到总人口的27.9%。

随着“健康中国”战略的深入实施，我国老年人群的健康管理需求不断增加。随着年龄的增加，老人罹患各种疾病的概率也随之升高，无法照顾自己的情形也越来越多。老年病以卧床、心血管病、老年精神障碍等慢性病为主，其治疗成本高，医疗资源需求量大，而改善老人的生命品质则是应对人口老龄化的重要途径。老年疾病的防治对改善老年人的生活质量，降低社会、家庭的经济负担具有十分重要的意义。

7.3.1 老年人健康管理的流程

1. 体检检查

1）老年人定期体检的必要性

随着经济的迅速发展，我国中、老年保健问题日益受到人们的重视。中老年是人类生命的一个重要时期，也是从“青春”到“黄金年华”的转折时期。此期是人体由盛渐衰、机体机能逐渐衰退、逐渐衰弱的过程。人到了中老年，必然会在心理、生理、工作环境和社会环境等多个层面发生改变。

我国的医疗保健事业欣欣向荣，人们的物质生活明显改善，人们的预期寿命也在逐步增加。在我国部分大、中、小城镇中，中老年人所占的比重也在不断增加。他们的身体健康影响着无数家庭，影响着社会的兴旺和发展，因而，他们的健康问题也日益引起人们的重视。特别是随着现代社会的竞争越来越激烈、生活节奏越来越快、环境问题越来越明显，一些常见的中老年疾病也越来越多，早发、早卧、早死的事件屡见不鲜，对中老年人的身体健康造成了极大的威胁。注重健康，主动、有效地防病，不仅是整个社会的责任，也是中老年人日常生活不可缺少的一部分。因此，体格检查在中老年人的日常生活中应该占据重要的地位。如果各项指标都是正常的，那就说明身体并没有什么隐疾，或者身体已经有了某种疾病，但是这种改变是非常微小的。另外，人的健康是会随时间、年龄、生活习惯、工作压力等因素发生变化的，因此一定要定期体检，这样才能更好地进行自我健康评价，尽早发现问题，尽早治疗。

2）体检的主要内容

（1）称体重。成年人标准体重（kg）= 身高（cm）−105（男）或 100（女）±10% 为正常，体重出现明显减轻多是消耗性疾病（如糖尿病或恶性肿瘤等）发出的首要信号。定期称体重会发现有无肥胖趋势，以便采取有效措施。

（2）血压测量。血压值较高常与原发性高血压、脑卒中、动脉硬化有关。高血压是一种隐匿性疾病，早期常无明显症状，因此将测量血压作为常规检查可以发现早期高血压，有利于早期治疗。近年来，低血压的危害也逐渐引起医学界的关注，低血压能造成人体各器官的供血不足，容易发生缺血性脑卒中、心绞痛、心肌梗死，因此在体检中也应加以重视。

3）身体器官

（1）眼睛。白内障、原发性青光眼常在中年发病；脑动脉硬化能从眼底反映出来；患有高血压、冠心病、糖尿病及过度肥胖者也必须查眼底。

（2）耳鼻咽喉。我国是鼻咽癌高发地区，鼻咽癌早期可能没有任何症状，多数患者是在检查中被发现的，鼻咽癌只要早发现、早治疗，其 5 年生存率高达 80% ～ 100%。口腔疾病也严重影响人们的生活质量，体检时千万不要忽略。

（3）颈部。体检中颈部肿块的检出率较高。颈部常见的疾病如甲状腺癌、甲状腺瘤、颈淋巴结核、恶性淋巴瘤、涎腺肿瘤、血管瘤、淋巴管瘤、神经鞘瘤等早期多无疼痛、皮肤红肿等症状，往往不会引起人们的重视，易造成延误治疗。

（4）脊柱、四肢。近年来，骨质增生、骨质疏松、骨肿瘤等四肢躯体疾病呈上升趋势，极大地影响人们的生活甚至生存质量，如果在体检时，按望、触、叩、动、量及神经系统逐一有序地进行检查，对疾病早发现、早治疗，就可以预防和延缓这些疾病的发生。

4）B 超、心电图、X 线透视等检查

（1）B 超。可获得人体内脏各器官比较清晰的各种切面图形，比较适用于肝、胆、肾、膀胱、子宫、卵巢等多种脏器疾病的诊断。

（2）心电图。用于对各种心律失常、心室心房肥大、心肌梗死、心肌缺血等病症检查。

（3）X 线透视。可即刻地观察到身体内部结构的动态变化及异常改变，用于胸部、腹部胃肠道及四肢外伤骨折等检查。

5）血、尿、便常规

（1）血常规。可排除血液系统疾病如贫血、血小板减少症等炎症等。

（2）尿常规。可初步了解肾功能，了解有无肾动脉硬化，可排除肾炎、尿道炎、糖尿病等疾病。

（3）便常规。尤其是大便潜血检查，可早期发现消化道疾病。

（4）血液生化检查、血脂检测。在体检过程中发现最多的是高血脂患者，并有年轻化的趋向。步入中年后，每年一次的血脂检查不容忽视。

（5）血糖检测。能初步筛查糖尿病和低血糖等。

（6）肝功能。通过转氨酶、总胆红素的变化了解是否有肝脏实质病变、肝胆管阻塞及溶血性疾病及全身营养状况；乙肝表面抗原的检测可决定能否进行乙肝疫苗注射及对肝炎进一步分类分型。

（7）肾功能。通过尿素氮、肌酐了解是否有肾炎、肾病综合征、尿毒症等情况；通过尿酸了解是否患有痛风症。

6）肛门指检

随着年龄的增长，前列腺功能开始衰退，结缔组织增生容易导致前列腺肥大，甚至可能出现恶性病变。通过肛门指检结合血液前列腺特异抗原测定可以及早发现前列腺癌。同时，肛门指检还可以发现直肠癌。中年以上且生育过的女性应每3年进行一次子宫颈刮片检查，以排除宫颈癌的可能性。

7）妇科检查

女性定期做妇科检查尤为重要，因为乳腺癌、宫颈癌等妇科疾病的发病率还是比较高的。妇科疾病（如宫颈癌、卵巢瘤等）早期常无明显症状，必须通过医学检查才能发现。目前乳腺癌已占到癌症发病率的第二位，是女性恶性肿瘤之首，因此，女性应增强对乳腺的自我保护意识，定期体检、早期诊断、早期治疗。

8）防癌检查

近年来，恶性肿瘤发病率逐年增高，因此，应在体检中有针对性地增加一些筛查项目。由于原发性肝癌多见于中年人，故40岁以后应每年检测一次甲肝蛋白，特别是乙型肝炎患者更应定期检查。此外，检测鼻咽癌相关抗体可对鼻咽癌进行筛查，检测癌胚抗原可对消化道肿瘤进行筛查，检测前列腺特异抗原可对前列腺癌进行筛查。

2. 辅助检查

通过一般检查发现了疾病，可有针对性地选择彩色B超、动态心电图、脑电图等特殊检查，以求早确诊、早治疗。

7.3.2 老年人运动饮食引导

1. 饮食决定健康

1）平衡膳食与良好的饮食习惯

老年人在平衡饮食方面需要特别注意满足不同的营养需求，维持健康。要控制总体热量摄入，随着年龄的增长，代谢率可能下降，因此老年人通常需要较少的热量，平衡饮食的第一步是确保摄入的总体热量适中，以防止体重增加或减少；要增加蛋白质摄入，蛋白质对老年人的肌肉保健和修复尤为重要，鱼、鸡肉、豆类、坚果和乳制品等都是良好的蛋白质来源；要注重膳食纤维，高纤维食物有助于促进肠道健康、预防便秘问题，全谷物、水果、蔬菜、豆类等是良好的膳食纤维来源；要摄入多样化水果和蔬菜，水果和蔬菜能提供丰富的维生素、矿物质和抗氧化物质，对老年人的健康至关重要，建议摄入各种颜色的水果和蔬菜，以确保获得多种营养素；同时关注钙和维生素D，钙和维生素D对于骨骼健康至关重要，尤其是对于老年人，奶制品、鱼类、绿叶蔬菜以及富维生素D的食物或补充剂都是良好的选择；也要减少饱和脂肪和胆固醇的摄入，控制摄入高饱和脂肪和胆固醇的食物，以维护心脏健康，选择健康的脂肪来源，如橄榄油、坚果和鱼油；要限制盐的摄入，控制食盐摄入，以降低高血压的风险，选择低钠食物，并避免过度使用盐；要保持水分平衡，年龄的增长可能会降低对口渴的感知能力，因此老年人需要确保足够的水分摄入，以维持身体的水分平衡。

总体而言，老年人在饮食摄入方面的关键是多样化、均衡、适量，并根据个体的健康状况做出调整。在制订饮食计划时，专业的医疗保健团队的建议将是非常有帮助的。

2）饮食中应当避免的误区

（1）口渴时才喝水，要小心脱水。日常生活中，有些中老年人往往是感到口渴时才想起喝水。殊不知，这样做对身体健康不利。医学家研究发现，当人体失去 2% 体重的水分时才会感觉到口渴，但其实这时人体已经处于轻度脱水状态。反之，当人体水分充足时，血液的黏度、关节的软骨组织、血液毛细血管、消化系统等都能有效工作，人体也就更能处于较佳的健康状态。

由此可见，及时喝水对身体健康十分重要。因此，中老年人千万不要等到口渴时才喝水，而应养成良好的喝水习惯，建议每隔 2 ～ 3 小时至少喝一小杯水。

（2）远离不健康食品。中老年人不仅要养成良好的饮食习惯，知道吃什么，还要警惕饮食误区，了解不该吃什么。如表 7-2 所示，中老年人最好不要随便吃以下几种“不健康食品”。

表 7-2 “不健康食品”举例

不健康食品	上榜理由	主要危害
油炸类食品	营养杀手，癌症先锋	热量高，导致肥胖 诱发心血管疾病 破坏食物的蛋白质和维生素 含大量致癌物质
加工肉类食品	肝肾疾病导火索	含大量防腐剂、增色剂和保色剂加重肝脏负担 含过多的盐分，会损害肾功能，影响血压 亚硝酸盐致癌
烧烤类食品	诱发肝肾疾病和癌症	含有大量的致癌物质 导致蛋白质变性，加重肝脏负担
腌制类食品	危害呼吸道及消化道	含有亚硝胺，诱发鼻咽癌 诱发胃肠炎症和溃疡 加重肾脏负担，导致高血压
罐头类食品	谋杀营养和身材	破坏食物的蛋白质与维生素 热量高，导致肥胖 影响血糖，加重胰腺负担
方便类食品	损害肝肾和心血管健康	高盐，加重肾脏负担 人造脂肪影响心血管 高热量低营养 含香精防腐剂，有损肝脏
碳酸类饮料	带来高糖和肥胖 带走食欲和钙质	含过量的磷酸碳酸，带走体内大量的钙质 含糖量过高，导致肥胖

（3）过量吃粗粮易营养不良。经常吃点粗粮益处很多，不仅能预防便秘、肥胖，还能降低高血压、高血脂、糖尿病等“富贵病”的患病率。不过，吃粗粮也要加以控制，否则吃得过多也会对健康造成影响。

研究发现，大量吃粗粮，食物在胃里停留的时间过长，容易导致腹胀、消化不良等问题。粗粮中的可溶性膳食纤维在阻碍糖、脂肪吸收的同时，还会妨碍钙、铁、锌等矿物质的吸收。简单来说，经常大量吃粗粮，会影响机体对所需营养物质的吸收，容易导致营养不良。

那么，中老年人每天吃多少粗粮好呢？

中国营养学会最新推荐的膳食“金字塔”显示：谷薯类食物每日推荐食用量为250～400g，其中全谷物和杂豆类50～150g，薯类50～100g，其余可为精米白面。而且，中老年人在吃粗粮的同时要及时饮水，因为粗粮中的膳食纤维需要充足的水分才能保证胃肠道的正常工作。

（4）长期只吃素对健康不利。“少荤多素”是健康的饮食原则，但如果长期只吃素，则会因为素食不能为人体提供充足的优质蛋白质和脂肪，也会给健康带来隐患。如果中老年人长期素食，体内蛋白质摄入不足则容易造成营养不良和贫血。缺乏脂肪则会使体内的脂溶性维生素A、维生素D、维生素E、维生素K及矿物质缺乏，从而降低身体的免疫力。肉类中的锰元素易被人体吸收，而植物中的锰元素很难被人体吸收，长期只吃素会引起体内的锰元素缺乏，进而引发乏力、骨痛、牙齿脱落、骨质疏松、骨折等问题。

因此，中老年人尽量不要长期素食，尤其本身就患有营养不良、低血糖的人更应避免长期素食，而血脂偏高、体型偏胖的中老年人可以在1个月内进行1～2天的全素食。

（5）早餐过早易伤肠胃。很多中老年朋友并没有意识到，食用早餐时间太早有害健康，可能引发肠胃疾病。一些医疗专家认为，晚上睡觉的时候，人体的很多器官都在“休息”，但是消化系统还在忙碌着——一直到天亮，消化掉残留在胃里的食物。中老年人如果太早吃早饭，就会影响胃肠的休息，加重消化系统的负担，长期下来就会出现胃炎、胃溃疡、便秘等胃肠疾病。正确的做法是每天7—8点吃早餐。当然，吃早餐也不宜过晚，不应将早餐安排到9点以后。

（6）嗜糖的危害类似吸烟。日常生活中，许多中老年人喜欢吃甜食。对此，营养学家提醒，适当吃糖能使人产生快乐的感受，且在饥饿时吃点甜食还能迅速缓解饥饿，让人拥有活力，但如果嗜糖，就容易危害身体健康。医学研究发现，嗜吃甜食对大脑的作用与吸烟类似，会刺激大脑，使人产生依赖，一旦停止吃甜食，就会产生烦躁不安等不良情绪。

此外，大多数甜食中都含有大量的白糖或糖浆，甜食摄入过多，剩余热量就会被转化为脂肪储存在体内，不仅易导致肥胖，还容易引起胰岛素分泌过多、碳水化合物和脂肪代谢紊乱。同时，糖的摄入增加了饱腹感，易影响机体对蛋白质、维生素及矿物质等营养成分的吸收。从代谢的角度看，糖的代谢过程需要消耗大量维生素和矿物质，吃糖过多也易发生维生素不足、缺钙、缺钾等问题。

那么，中老年人每天吃多少糖合适呢？中国营养学会建议，要控制糖的摄入量，每人每天最多不超过 50g，最好控制在 25g 以内。

2. 运动良方——老年人自己的运动处方

俗语说："药补不如食补，食补不如锻炼。"中老年人身体各方面的素质都在走下坡路，故保持良好的运动习惯对保持身体健康非常重要。正确的运动能够帮助中老年人持久保持健康活力，提高生活质量，达到祛病延年的目的。

运动能够起到强身健体、延年益寿的作用，但若不顾自身健康状况盲目运动则反而会对健康造成不利影响。只有根据自身情况，选择适合的运动项目和强度，才能达到良好的运动效果。

专家建议，中老年人在开展运动前最好做一次全面的身体检查，以了解自己的健康状况及各脏器的功能水平，为合理选择运动项目和适宜的运动量提供依据，以降低运动中的意外伤害风险。一般来说，50 岁以下的人，如果在运动前一年之内进行过身体检查未发现异常，则随时可以开始运动；50 岁以上的人如果以前没有运动习惯，则需在临运动前进行身体检查，规避可能存在的健康风险。

中老年人在开展运动期间应定期进行身体检查，以便确定运动方式和运动量是否合适，还可帮助监测身体有无异常情况。另外，每次运动开始前要进行脉搏、血压、心脏和心率的自查，以避免在身体异常的情况下运动。

1）日常运动方案

（1）每天走路，养护心血管。俗话说："血管年轻人不老。"血管堵塞、老化是中老年人常见的问题之一。专家建议，中老年人每天坚持散步有助于保持血管年轻。

散步是一种安全便捷的有氧运动，运动量小，方式温和，非常适合中老年人。散步时，全身大部分肌肉骨骼都会被动员起来，能促进较多的毛细血管开放、促进血液循环、帮助清除血管内的垃圾、减少患动脉硬化的可能性。研究证明，每天散步 30 分钟就能起到减肥消脂的作用，提高血管"年轻化"程度，并大大降低患心力衰竭的风险。散步的好处远不止这些，它还能保持关节的灵活、促进胃肠有规律的蠕动、使人心情愉快。不过，散步并非随心所欲地步行，还需掌握科学的方法，才能达到运动的效果。

（2）坚持快走，预防老年痴呆。快走是一项非常简便、有益的运动。研究表明，每天进行 20 分钟的快走能降低患老年痴呆的概率，这是因为快走能提高机体摄氧量、改善脑部血流量，并刺激大脑产生有益的活性物质，能在一定程度上延缓神经细胞老化，从而预防老年痴呆的发生。另外，每天坚持快走还能强健肠胃、强化骨骼，使心脏、免疫系统都保持良好状态。中老年人在练习快走时，还需注意以下两个方面。

①姿势正确。快走时宜保持抬头挺胸，肩膀尽量放松，身体略向前倾斜，双臂自然下垂。迈的步伐应略大，每一步脚跟先着地再往前踩，直到脚尖着地。

②速度适宜。快走的速度一般以每分钟 120 ～ 140 步、心跳 120 次 / 分为宜，每次持续运动 30 分钟。走后应感觉细微有汗，身体轻松，无头晕、恶心、疲劳的感觉。

（3）慢跑益处多，健身缓衰老。慢跑，简便易行，能全面锻炼人体各项功能，非常适合年龄较大或体质较弱的人群。科学研究表明，慢跑可以调动体内抗氧化酶的积极性，起到抗衰老的作用。慢跑时，肺容量增加，血液中携氧量大大增加，心脏跳动的频率和功效大大提高，可增强心肺功能。慢跑可以促进白细胞的生成，增强人体免疫力，另外，还可抑制紧张激素的分泌，并释放让人感觉放松的“内啡肽”，使人拥有好心情。虽然人人都会慢跑，但运动时要注意以下几点，以免运动中发生危险。

①速度宜慢。不同的跑步速度给心血管带来的刺激是不同的，慢速跑对心脏的刺激较为温和。慢跑的速度可根据心率来调整，适宜的心率为170减去年龄。

②步幅宜小。步幅过大，脚腕的用力就会相应增大，容易产生疲劳，不利于长期坚持。小步幅跑步能降低肌肉的用力强度，延长跑步的时间。

③场所选择。中老年人慢跑最好选择离家较近的场所，地面宜平整，避免过硬，不要在公路边或人多的地方跑步。跑步时脚掌先着地，并让脚掌至脚跟落地有一个缓冲时间，防止损伤。

2）走出中老年运动的误区

（1）中老年人运动莫逞强。中老年人有良好的保健意识、坚持运动本是件好事，值得提倡。但中老年人的身体在一定程度上已出现了衰退、老化，若不顾身体承受能力而“逞强”运动，不但不会收到良好的锻炼效果，相反还可能给身体带来伤害。过度剧烈的运动会损害人体免疫系统的功能，使淋巴细胞、T细胞、巨噬细胞对病原微生物的防御能力受到不同程度的削弱，还会使胸腺所分泌的胞腺素减少，致使肌体的整个调节反应受损，降低人体免疫力。另外，中老年人贸然采取不恰当的运动姿势还容易造成肌肉组织的牵拉损伤。

运动专家提醒，中老年人运动要循序渐进，掌握好“度”才能达到强身健体的目的。中老年人宜选择中等强度的运动，如果身体虚弱或患有疾病则应选择低强度的运动。锻炼时间长短应视强度大小而定，一般中等强度的运动，练习5分钟以上就可收到一定的效果，练习30分钟就足以达到健身的目的。如果锻炼的强度较大，可以适当缩短练习的时间；如果锻炼的强度偏小，则练习时间宜长一些。正常情况下，一天锻炼1次或两天锻炼1次都是很好的，但如果锻炼间隔1周则会失去强身健体的意义。

（2）晨练过早易发生危险。很多中老年人认为早晨空气好，适合锻炼。其实，太早运动反而对身体无益。

专家指出，清晨3点到早上8点人体的血压为全天最高，且血液黏滞性最高，流动性最差，若在此时间段运动会增加心脏负荷、升高血压，容易诱发脑卒中、猝死等意外，高血压和心脑血管疾病患者更不宜过早进行晨练。另外，黎明之前，空气中的二氧化碳浓度较高，氧气浓度相对较低，空气质量较差，不利于身体健康。

中老年人早晨运动的最佳时间是在10点左右，这个时候身体状况相对平稳，病人早晨起床后已经服药，有些病症已经得到了很好的控制，属于发病的低谷期。而且这个时候植物正在进行光合作用，氧气被释放出来，所以空气中充满了新鲜的氧气。

（3）感冒后运动雪上加霜。生活中，有些年轻人感冒后适量运动，出一身大汗后，感冒症状会有所减轻。但这种情况只适用于少数体质较强症状较轻的人群。对中老年人来说，感冒后还坚持运动无异于雪上加霜。

运动时，体内的糖、脂肪和蛋白质等能量物质消耗过多，会削弱人体的抵抗力，病毒和细菌便会伺机繁殖，加重感冒症状。特别是发热时，剧烈运动会加速肌肉组织代谢，产热随之增加，会导致体温过高，易损伤组织器官。并且发热时心跳加快，血液循环加速，若剧烈运动还会增加心脏负担。如果感冒症状是由感染性疾病引起的，进行运动时，病毒容易侵害内脏器官（尤其是心肌），极易造成病毒性心肌炎。因此，即使是轻微的感冒症状，中老年人也不要进行剧烈运动。

值得提醒的是，某些急性传染病（如流行性脑脊髓膜炎、病毒性肝炎等）发病初期的症状与感冒症状非常相似，如果这种情况下进行体育锻炼，后果会更加严重。

7.4 慢性病人群的健康管理

近年来，随着公共卫生服务体系的逐渐完善及对重点人群、常见疾病综合管理能力的加强，通过早筛查、早诊断、早治疗、早康复的方针防控老年慢性病的发生、提前干预及延缓慢性病的进展，老年慢性病的管理水平有了长足的进步。老年慢性病的管理需要老年个体、群体及整个社会的共同参与，也需要加强宣教、提高各级医疗机构人员的专业水平。

本节内容涵盖了常见的慢性病防治和管理内容，旨在为各级医疗卫生机构、专业技术人员、慢性病人群提供包括健康宣教、慢性病的规范化诊疗、康复护理及疾病管理方面的系统知识。

7.4.1 高血压

1. 高血压的概念、症状与危害

1）高血压的概念及分类

高血压是一种以动脉血压持续升高为特征的进行性心血管损害疾病，是导致心脏病、脑血管病、肾脏病发生和死亡的最主要危险因素[①]，可分为原发性高血压（essential hypertension）和继发性高血压（secondary hypertension），见表 7-3。

表 7-3 血压分类

分类	收缩压 /mmHg	舒张压 /mmHg
正常血压	<120	和 <80
正常高值血压	120 ～ 139	和 / 或 80 ～ 89
1 级高血压	140 ～ 159	和 / 或 90 ～ 99
2 级高血压	160 ～ 179	和 / 或 100 ～ 109
3 级高血压	≥ 180	和 / 或≥ 110
单纯收缩期高血压	≥ 140	和 <90

① 宋秀玲，王晔 . 高血压的预防与控制 [J]. 华南预防医学，2015，41(3)：287-290.

（1）原发性高血压。原发性高血压又称高血压病，是一种以血压升高为主要临床表现而病因尚未明确的独立疾病，占所有高血压患者的90%以上。

（2）继发性高血压。继发性高血压又称症状性高血压，这类疾病病因明确，高血压仅是该种疾病的临床表现之一，血压可暂时性或持久性升高。

2）高血压的常见症状

（1）一般症状。根据高血压的症状特征及病情发展的速度可以将高血压分成缓慢型与急进型两种。原发性高血压多见于中老年，发病隐蔽、发展缓慢，病程可持续10余年甚至几十年，早期无明显症状，大约有一半的病人是在检查身体或是其他疾病时进行血压检测才意外地发现症状。患者会出现头晕、头胀、失眠、健忘、乏力、心悸、胸闷等症状。高血压的表现和血压有很大的关系，大部分的症状都会随压力和疲劳加剧。还有一部分病人的症状并不是很明显，只在出现了严重的并发症、靶器官的功能或器官损伤之后才会有相应的临床症状。

随着病情的进展，患者可能出现剧烈头痛、呕吐、心悸、眩晕等症状，严重者还会出现神志不清、抽搐，引起高血压危象或高血压脑病等，同时还会导致心、脑、肾等重要脏器的严重并发症（如脑卒中、心肌梗死、肾衰竭等）。

继发性高血压的临床表现主要体现为原发病的症状和体征，高血压仅是其中之一。然而，有时由于其他症状和体征不够显著，高血压可能成为主要的临床表现。在不同病因导致的继发性高血压中，各种情况均可能发生，如由主动脉缩窄引起的高血压，各个肢体测得的血压值可能存在较大的差异；而嗜铬细胞瘤引起的血压升高则呈阵发性，发作间隙的血压水平则可能完全正常。

（2）靶器官损害症状。

①心脏。心悸、胸闷、憋气、呼吸困难、下肢水肿等。

②脑。头痛、呕吐、眩晕、头胀、眼花、视力减退、抽搐、昏迷等。

③肾脏。多尿、夜尿、口渴、恶心、呕吐、厌食等，甚至出现消化道出血、昏迷等。

④眼。视物模糊、视力下降，甚至失明。

2. 高血压病人的健康管理

1）高血压患者的健康教育内容

（1）原发性高血压目前尚无根治办法，必须教育患者树立长期治疗的思想准备，只有持之以恒才能降低高血压并发症的发病率。

（2）认识什么是高血压、高血压对人体的危害、高血压的分期、怎么监测血压等。

（3）非药物治疗措施适用于各种程度高血压，改变生活方式有助于降压。

（4）药物治疗宜采取个体化、联合治疗原则，应提高服药的依从性并熟悉抗高血压药可能的不良反应。

2）非药物治疗管理

非药物治疗管理包括平衡膳食、规律运动、戒烟限酒、良好心态、充足睡眠、控制体重等。

（1）饮食管理。摄入低脂、低胆固醇、低钠、高维生素和适当热量的清淡饮食。糖类应占总热量的 50% ～ 60%，多吃粗粮或全谷食品、含膳食纤维高的蔬菜，注重粗细搭配。保证每日进食新鲜蔬菜水果，以增加膳食中有益心血管健康的维生素 C、胡萝卜素、膳食纤维、钾等营养素的摄取量。蛋白质应占总热量的 15% ～ 20%，选择优质蛋白，以牛奶、豆类、鱼类、瘦肉、鸡鸭肉等低脂肪含量的蛋白为佳。动物内脏是高胆固醇食物，应该少吃或不吃。脂肪应占总摄入热量的 25% 或更低，其中饱和脂肪的摄入量应小于 10%。少食富含饱和脂肪的食物（如猪油、牛油、肥肉、人造奶油、乳酪、椰子油、氢化植物油）。食用油应选择含饱和脂肪酸少的植物油，少用或不用动物油。WHO 建议每日摄盐量应小于 5g，高血压患者应适度限盐。烹调时使用标准盐勺，做到用盐心中有数。富含钾的食物进入人体可以对抗钠所引起的升压和血管损伤作用，它包括豆类、冬菇、黑枣、杏仁、土豆、竹笋、瘦肉、鱼类、禽肉、根茎类蔬菜（如苋菜、油菜及大葱等）、水果（如香蕉、枣、桃、橘子等）。

（2）运动管理。运动时，收缩压会升高并伴随心排血量和心率的增加，然而舒张压并不会升高。随着一段时间的锻炼，运动时的血压和心率增加幅度将减小，同时静息时的血压可能下降。这是因为适度运动有助于改善中枢神经系统的调节功能、减少交感神经的兴奋性、增加迷走神经的张力、缓解小动脉痉挛、扩张肌肉血管、改善微循环和新陈代谢。此外，体育运动有助于减轻精神压力、改善情绪，达到心灵宁静、身体放松、气息和谐的效果，从而稳定血压。但高血压患者不宜进行剧烈运动，适宜的运动方式主要是能够提高体内有氧代谢水平的耐力性运动（如快走、慢跑、做体操、游泳、打太极拳和瑜伽等）。高血压患者最佳的运动时间为早上 8:00—10:00 或下午 16:00—18:00，晚上 21:00 以后不宜进行锻炼。饭后不宜立即活动，建议先休息 20 ～ 30 分钟再活动。确定运动强度的简单方法是计算靶心率（THR）：靶心率（次 / 分钟）=170 – 年龄（岁）。对于 I 期高血压患者，运动时的心率应控制在 102 ～ 125 次 / 分钟，或运动后心率增加不超过运动前的 50% 为宜。对于 II、III 期高血压患者，运动后心率不应超过运动前的 30%，应选择缓慢运动。每周运动频率不应少于 5 天，每次运动不应少于 30 分钟。

（3）戒烟限酒。烟草中包含的有毒物质（如尼古丁）能够激发心脏和肾上腺释放大量儿茶酚胺，导致心跳加速、血管收缩和血压升高。长期大量吸烟可引发小动脉持续性收缩，导致小动脉平滑肌发生变性，血管内膜逐渐增厚，形成小动脉硬化。此外，吸烟还会减低机体对抗高血压药物的敏感性，使抗高血压治疗难以取得满意效果。吸烟的高血压患者更容易发生或加重靶器官的损害，因此戒烟尤为重要。

饮酒量的增加与血压上升幅度呈正相关，而饮酒还可能减低抗高血压治疗的疗效，且过量饮酒可能引发急性脑出血或心肌梗死。因此，认识到长期过量饮酒对高血压的危害，控制每日饮酒量显得十分重要。成年男性每天饮用的酒精量不应超过 25g，而成年女性则不应超过 15g。白酒、葡萄酒（或米酒）或啤酒的饮用量应分别控制在 50mL、100mL 和 300mL 以内。

（4）心理干预。高血压与精神压力存在相互影响的因果关系。持续的精神紧张可能导致高血压，而一旦患有高血压则又可能加重患者的心理负担，引发焦虑、沮丧、恐惧、抑郁，以及睡眠质量下降等问题。为了更全面地关注高血压患者的健康，可以进行心理状况的评估，了解患者的性格特征和潜在的心理社会因素，还可以通过抑郁或焦虑自评量表评估患者是否存在抑郁或焦虑情绪，以及其严重程度，基于不同患者的性格特征提供相关指导，培养其自我控制能力。同时，建议亲属尽量避免可能导致患者精神紧张的因素，以减轻患者的心理压力和消弭矛盾冲突。在维持健康生活方式和合理使用抗高血压药物的基础上，采用自我放松的方法也是有效的预防血压升高和辅助降压的手段。这种方法有助于减轻患者的心理负担，消除不良的认知和行为，使患者情绪保持稳定，从而取得更好的治疗效果，并在一定程度上减轻经济负担。

（5）改善睡眠。睡眠的时长和质量与高血压，以及心血管疾病的风险存在关联。确保足够的睡眠并改善睡眠质量对提高生活质量、控制血压、减少心脑血管疾病及其并发症的风险具有重要意义。中青年人群应力求每天保持 7 ～ 8 小时的睡眠。对存在打鼾或合并高血压、阻塞性睡眠呼吸暂停低通气综合征的个体而言，积极治疗是必要的，应提高其睡眠质量。

3）药物治疗管理

社区管理者应提醒高血压患者应用抗高血压药物治疗，并遵循几项原则：①小剂量，初始治疗时通常采用较小的有效治疗剂量，并根据需要逐步增加剂量；②长效，尽可能使用 1 次 / 天、24h 持续降压作用的长效药物，有效控制夜间和清晨血压；③联合，若单药疗效不满意，可采用两种或多种低剂量抗高血压药物联合治疗以增加降压效果，单片复方制剂有助于提高患者的依从性，多数高血压患者需要联合降压治疗，包括起始阶段；④个体化，根据患者具体情况、耐受性、个人意愿和经济承受能力选择合适的抗高血压药物。

（1）常用抗高血压药物的种类和作用特点。常用抗高血压药物包括钙通道阻滞药（CCB）、血管紧张素转化酶抑制药（ACEI）、血管紧张素Ⅱ受体拮抗药（ARB）、利尿药、β受体阻滞药。其他种类抗高血压药有时亦可被应用于某些特定人群。CCB、ACEI、ARB、利尿药及单片固定复方制剂均可作为老年高血压降压治疗的初始用药或长期维持用药。应根据患者的危险因素、亚临床靶器官损害，以及合并临床疾病情况优先选择某类抗高血压药。

（2）用药指导。

①遵医嘱坚持服药。高血压患者往往常担心长期服抗高血压药成瘾或产生耐药性而时服时停，不知道突然停药后会导致血压反弹对健康更为有害。当血压达标、稳定且无不良反应，取得满意疗效后可逐渐减量，使治疗量维持在一个较低而又能控制血压稳定的水平。用某种抗高血压药不能很快见到效果就随意变换抗高血压药物种类也是不可取的，一种抗高血压药治疗效果不好时可以考虑联合用药。

②调整最佳服药时间，按时服药。正常人和多数高血压患者 24 小时内血压有两个高峰段，即 6:00—10:00 和 16:00—20:00，其被称为“勺形血压”。这类患者建议在血压高

峰前半小时用药，降压效果会较为理想，“勺形血压”患者切忌在睡前或夜间服药。还有少部分患者夜间血压高于日间血压，称为“反勺形血压”，这类患者可在睡前服用抗高血压药。

③缓慢而稳定的降压策略。一些患者一旦发现自己患有高血压就迫切希望立即将血压降至安全水平，却未意识到过快的降压可能引发不适。对大多数高血压患者而言，根据病情的不同，可以在数周至数月的时间内逐渐将血压降至目标水平。年轻且病程短的高血压患者可能会相对较快地达到治疗目标，而老年患者、病程较长或已经存在靶器官损害或并发症的患者降压速度应该适度减缓。

④睡前慎用抗高血压药物。入睡后，新陈代谢减缓，血液循环放缓，血压也会逐渐下降。如果在睡前服用抗高血压药物，药效将在入睡后的 2 小时内达到高峰，此时血压下降，血流减缓，血液黏稠度增加，极易导致血栓形成，从而引发脑卒中或心肌梗死。

⑤妥善处理不良反应。对轻度药物不良反应，可适度减少药物剂量；如果反应较为明显，则应考虑更换其他类型的抗高血压药物。例如，如果出现痛风，应停用噻嗪类利尿药；心率低于 50 次 / 分的患者应停用 β 受体阻滞药；若出现无法忍受的干咳，建议停用血管紧张素转化酶抑制药（ACEI）类抗高血压药物。控释制剂及大部分缓释制剂的抗高血压药不可掰开、碾碎、嚼服，服药前需要阅读说明书以选择正确服用方式。

7.4.2 糖尿病

糖尿病是一种严重的慢性非传染性疾病，其所导致的严重后果不仅会对家庭造成巨大的经济负担，对病人的生存质量也有很大的影响。

近年来，我国成人糖尿病患病率呈显著增长趋势。1980 年对全国 14 个省市 30 万人的流行病学数据显示，当时糖尿病的患病率仅为 0.67%。然而，到了 2010 年，中国疾病预防控制中心（CDC）和中华医学会内分泌学分会对 18 岁及以上人群进行的调查显示，糖尿病患病率已经上升至 9.7%。2013 年的慢性病及其危险因素监测数据表明，18 岁及以上人群糖尿病患病率进一步升至 10.4%。在我国，2 型糖尿病是糖尿病发病的主要类型，而 1 型糖尿病及其他类型糖尿病则相对较为罕见。老年人、城镇居民，以及经济发达地区的居民患病率较高，未被诊断的糖尿病比例也相对较高。

自 2015 年起，糖尿病成为国家分级诊疗首批试点疾病，通过家庭医生签约制度推动基层首诊、基本诊疗和防治管理，糖尿病社区防控逐渐发挥重要作用。合理、规范的诊疗促使糖尿病患者早期得到诊断和合理治疗，确保血糖控制在合适水平的同时有效控制其他相关危险因素，以延缓并发症的发生、减轻患者的经济负担、提高生存质量。

1. 糖尿病的定义及表现

1）定义

糖尿病（diabetes mellitus，DM）是由遗传因素和环境因素两者之间相互作用，从而导致胰岛素分泌不足和（或）作用缺陷，以慢性高血糖为主要临床特征，致使全身代谢紊乱的慢性终身性疾病。[①]

2）糖尿病的临床表现

（1）代谢紊乱症状群。血糖显著升高的患者常常出现“三多一少”的典型症状，即多尿、多饮、多食，以及体重下降。此外，高血糖患者的症状还可能表现为反复感染或感染难以愈合（如泌尿系统感染、生殖道感染、皮肤疖肿、肺结核等）、伤口愈合缓慢、皮肤瘙痒、出现反应性低血糖、视物模糊等症状。女性患者外阴瘙痒的情况也较为常见。

（2）并发症表现。

①糖尿病酮症酸中毒（diabetic keto acidosis，DKA）是糖尿病最常见的急症之一。该病因为胰岛素的绝对缺乏或胰岛素抵抗的激素过度导致代谢紊乱，主要表现为高血糖、酮症和酸中毒。大多数患者发作时存在明显诱因，其中，感染、中断或不适当减量的胰岛素治疗、不当的饮食，以及各种应激因素（如创伤、手术、妊娠和分娩、精神刺激等）是最常见的触发因素。

②高渗高血糖综合征（hyperosmolar hyperglycemic syndrome，HHS）是糖尿病急性代谢紊乱的另一种临床类型，其特征为极度高血糖、高血浆渗透压和脱水，不伴有显著的酮症酸中毒，患者常常出现不同程度的意识障碍。该病的诱因包括导致血糖升高和脱水的因素，如急性感染、外伤、手术、脑血管意外等应激状态，使用糖皮质激素、免疫抑制剂、利尿药、甘露醇等药物，水摄入不足或失水，透析治疗，以及静脉高营养疗法等。有时在病程的早期，由于误诊而输入大量葡萄糖液，或者由于口渴而摄入大量含糖饮料都可能诱发或加重该病的病情。

③低血糖症（hypoglycemia）是在糖尿病治疗过程中可能发生的一种血糖过低的现象，而严重的低血糖可威胁患者的生命。通常情况下，非糖尿病患者以血浆葡萄糖浓度低于2.8mmol/L作为低血糖症的标准。而糖尿病患者在降糖药物治疗时，当血糖降至3.9mmol/L以下即被视为低血糖，此时需要仔细分析原因，并及时调整饮食、运动、药物等治疗措施。

2. 糖尿病社区健康管理的基本流程

1）信息采集

采集健康状况、既往史、家族史、生活习惯、体格检查、辅助检查、心理社会因素等信息。

（1）一般情况调查。年龄、性别、文化程度、经济收入、婚姻状况。

（2）病史方面应关注内容：患者的发病年龄以及起病特征，包括是否出现糖尿病症状、酮症或糖尿病酮症酸中毒（DKA）；饮食和运动习惯，营养状况，以及体重的变化情况，对于儿童和青少年患者，需要了解其生长发育情况；同时，还需了解患者是否接受过糖尿病教育；回顾患者以往的治疗方案和治疗效果，包括HbA1c的记录；详细了解目前的治疗情况，包括使用的药物、治疗依从性、存在的障碍、饮食和运动方案，以及

① 葛均波，徐永健．内科学[M]. 8版．北京：人民卫生出版社，2013.

改变生活方式的意愿；考察患者的血糖检测结果及对患者数据的分析与使用情况；了解DKA的发生史，包括发生的频率、严重程度和原因；了解低血糖的发生史，包括发生的频率、严重程度和原因；最后，详细了解糖尿病相关并发症和合并疾病的病史。

（3）体格检查方面包括测量身高、体重，计算BMI，评估腰围和臀围，检测血压和心率，进行心电图检查，进行眼底检查，进行甲状腺触诊，进行皮肤检查，并进行详细的足部检查。

（4）实验室检查方面，应进行HbA1c检测。若在过去2～3个月内未进行检测，则需要进行测定。如果在过去一年内没有相应结果，还需要进行血脂四项检测（包括总胆固醇、低密度脂蛋白胆固醇、高密度脂蛋白胆固醇和甘油三酯）、肝功能检测、尿微量白蛋白和尿肌酐检测，并计算相应的比值，同时进行血清肌酐检测并计算估算的肾小球滤过率（eGFR）。

2）评估病情

通过采集的信息，评估患者是否存在急危重症、是否合并严重并发症或其他系统严重疾病，是否需要急诊或转专科治疗。

3）签署知情同意书

针对经评估符合纳入管理标准的患者，医务人员向其宣教纳入糖尿病管理后的相关要求，以及患者应有的权利，如果同意则签署知情同意书。

4）建立档案

要为纳入管理的糖尿病患者建立管理档案，按规范书写在社区的首诊病历，进行生活质量和自我健康评估，包括饮食、运动、心理评估。制订管理方案，包括依据糖尿病患者血糖控制情况以及并发症情况确定复诊时间、用药计划、健康教育计划、患者家庭作业等。

5）定期复诊评估

纳入管理的患者要按计划定期到社区医疗机构复诊，按时参加社区组织的专题健康教育讲座。医务人员做好随访，指导患者自我管理疾病。建立患者随访表，随访的内容包括患者血糖控制情况、心血管危险因素的控制情况、糖尿病并发症的评估、生活方式和降糖药物的管理。建立患者年检表，追踪患者总体血糖达标率，分析患者血糖不达标的原因。

6）转诊条件

包括治疗3个月后血糖仍不达标者；治疗期间血糖波动大或存在反复或严重低血糖症状者；患者发生糖尿病急性并发症、慢性并发症，有新增症状者；社区医疗机构处置存在困难或风险者。

3. 糖尿病健康管理的主要内容

1）糖尿病的诊断分型

我国目前采用1999年世界卫生组织（WHO）糖尿病诊断标准，将静脉血浆血糖作为糖尿病诊断指标，不采用HbA1c作为糖尿病的诊断标准，HbA1c可能受红细胞成熟度和存活时间、肾衰竭、种族等因素的影响，因此不作为首选方法。空腹血浆葡萄糖及

OGTT 糖负荷后 2h 血糖是我国认定的糖尿病确诊标准，见表 7-4、表 7-5、表 7-6。

表 7-4　糖代谢状态分类

糖代谢分类	静脉血浆葡萄糖 /（mmol/L）	
	空腹血糖	糖负荷 2h 血糖
正常血糖	<6.1	<7.8
空腹血糖受损（IFG）	≥ 6.1，<7.0	<7.8
糖耐量异常（IGT）	<7.0	≥ 7.8，<11
糖尿病	≥ 7.0	≥ 11.1

表 7-5　糖尿病的诊断标准

诊断标准	静脉血浆葡萄糖 /（mmol/L）
①典型糖尿病症状（烦渴多饮、多尿、多食、不明原因体重下降）	≥ 11.1
②空腹血糖	≥ 7.0
③葡萄糖负荷后 2h 血糖	≥ 11.1
无典型糖尿病症状者，需改日复查确认	

表 7-6　糖尿病病因学分型（WHO1999 的分型体系）

糖尿病分类	诱发原因
1 型糖尿病	①免疫介导性 ②特发性
2 型糖尿病	遗传、生活方式、营养过剩等
特殊类型糖尿病	①胰岛 B 细胞功能遗传性缺陷 ②胰岛素作用遗传性缺陷 ③胰岛外分泌疾病 ④内分泌疾病 ⑤药物或化学品所致的糖尿病 ⑥感染 ⑦不常见的免疫介导性糖尿病 ⑧其他与糖尿病相关的遗传综合征
妊娠期糖尿病	怀孕

2）饮食管理

为了帮助病人有效控制热量摄入，首先应根据其性别、年龄和身高使用相应的表格或简单的公式计算出理想体重 [标准体重（kg）= 身高（cm）－ 105（男）或 100（女）]。接着，结合理想体重、工作性质、生活习惯等因素计算出每天所需总热量。

成年人每日每千克理想体重的热量需求如下：休息状态下为 25 ～ 30kcal，轻体力劳动为 30 ～ 35kcal，中度体力劳动为 35 ～ 40kcal，重体力劳动为 40kcal 以上。儿童、孕妇、乳母、营养不良者、消瘦者，以及患有消耗性疾病者应酌情增加热量摄入，而肥胖者则应适度减少。每日三餐的比例可按照 1/5、2/5、2/5 或 1/3、1/3、1/3 分配。

在总能量的供应中，脂肪的摄入应占 20% ～ 30%，同时，饱和脂肪酸的摄入量不应超过总饮食的 7%。为了保持健康，应尽量减少反式脂肪酸的摄入。饱和脂肪、多价不饱和脂肪与单价不饱和脂肪的比例应为 1 ∶ 1 ∶ 1，每日胆固醇摄入量宜在 300mg 以下。

食物中的碳水化合物约为总能量的 50% ～ 65%，要定时定量进食，建议食用粗米、面条和一定量的杂粮，不能吃葡萄糖、焦糖、蜜糖及其制品（各种糖果、甜糕点、饼干、冰激凌、含糖饮料等）。

肾脏健康的糖尿病人每天摄入的蛋白质要达到 15% ～ 20%，同时要保证 1/3 以上的优质蛋白摄入才能满足人体的需要。建议每天摄入 0.8g/（kg • d），[①] 但伴有肾脏疾病的病人则应多吃高质量的动物蛋白。

膳食纤维可延缓食物吸收，降低餐后血糖高峰，有利于改善糖、脂代谢紊乱，并促进胃肠蠕动、防止便秘。膳食纤维每日推荐摄入量为 10 ～ 14g/1 000kcal。

食盐摄入量应被限制在每天 5g 以内，减少味精、酱油、腌制食品和调味酱等高盐食物的摄入。合理膳食模式应是以谷类食物为主，高膳食纤维摄入、低盐低糖低脂肪摄入的多样化膳食模式。

3）用药管理

根据患者具体病情制订治疗方案，并指导患者正确使用药物。制订个体化治疗方案，应以效优价廉、方便适用为基本原则；要结合社区实际情况，充分考虑治疗方案对患者的便利性和可操作性，有利于提高患者治疗依从性及社区日常管理的可持续性。具体药物治疗方案与路径，参照中华医学会糖尿病学分会发布的《中国 2 型糖尿病防治指南（2020 年版）》实施，如图 7-5 所示。

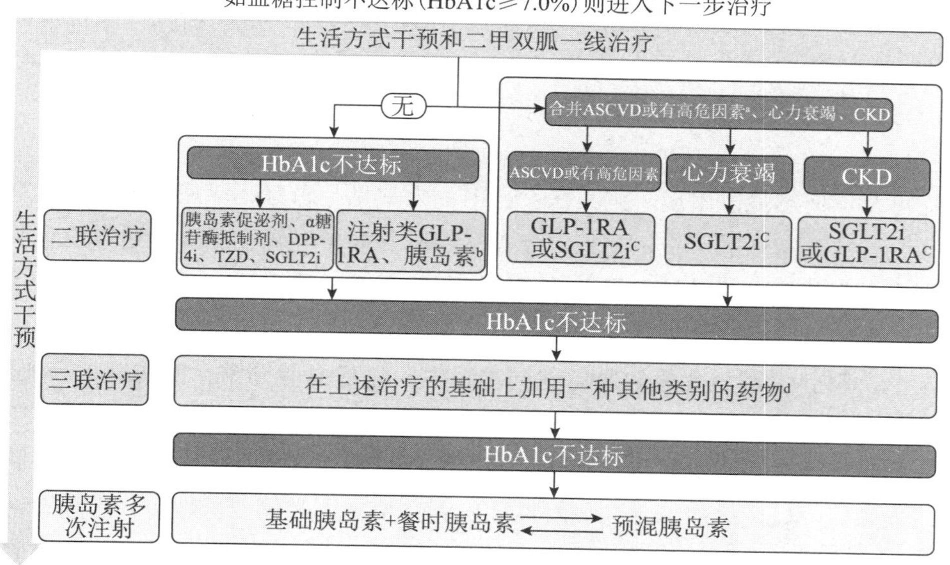

a. 高危因素指年龄≥55岁伴以下至少一项：冠状动脉或颈动脉或下肢动脉狭窄≥50%，左心室肥厚；
b. 通常选用基础胰岛素；
c. 加用具有ASCVD、心衰或CKD获益证据的GLP-1RA或SGLT2i；
d. 有心衰者不用TZD

图 7-5　生活方式干预

① kg 表示千克（体重），d 表示每日，对于 60kg 的成人，每日蛋白质推荐摄入量为 0.8g×60=48g。

7.4.3 肥胖症

肥胖症是一种慢性代谢病，由多种因素共同作用引起，其相应的代谢异常状态会对身心健康产生巨大危害。全球肥胖发病率逐年上升且呈低龄化趋势，为人们带来了严重的健康和社会问题。

肥胖可导致多种相关疾病，包括高血压、冠心病、脑血管疾病、糖尿病、血脂异常、高尿酸血症、女性月经不调、阻塞性睡眠呼吸暂停低通气综合征、胃食管反流性疾病等，同时也增加了患恶性肿瘤的概率。肥胖不仅提高了全因死亡的风险，还增加了心血管疾病的死亡风险。肥胖症的诊治和预防问题已得到越来越多的关注，正确认识肥胖、对超重和肥胖者实施有效的健康管理、防治肥胖导致的并发症可以延长寿命、提高生活质量。

1. 肥胖症的定义及症状

1）定义

肥胖症主要指体内脂肪堆积过多和（或）分布异常、体重增加，是由遗传因素、环境因素等多种因素相互作用引起的慢性代谢性疾病。早在 1948 年，世界卫生组织就已将肥胖列入疾病分类名单，并认为是 2 型糖尿病、心血管疾病、高血压、脑卒中和多种癌症的危险因素。

体重指数（body mass index，BMI）是评估体重和肥胖程度的最常用指标，其通常通过体重与身高的平方之比（kg/m^2）表示。2005 年，美国内科医师学会发布的《肥胖药物和外科治疗指南》和 2011 年临床系统发展协会（Institute for Clinical System Improvement，ICSI）发布的《成人肥胖预防控制指南》中明确了成人 BMI 的正常范围为 18.5 ～ 24.9kg/m^2，18.5kg/m^2 以下为消瘦，25.0 ～ 29.9kg/m^2 为超重，30.0 ～ 34.9kg/m^2 为一级肥胖，35.0 ～ 39.9kg/m^2 为二级肥胖，40.0kg/m^2 以上为三级肥胖。

2）症状

肥胖症可在任何年龄段出现，尤其在女性中更为常见。患有肥胖症的个体通常有进食过多和（或）缺乏运动的历史，并且常伴有家族肥胖病史。轻度肥胖症通常没有明显症状，而中重度肥胖症可能导致气促、关节痛、肌肉酸痛、体力活动减少，以及情绪问题（如焦虑和忧郁等）。

在临床上，肥胖症常与其他健康问题同时发生，包括血脂异常、脂肪肝、高血压、冠心病、糖耐量异常或糖尿病等，并伴随高胰岛素血症（即代谢综合征）。此外，肥胖症还可能导致阻塞性睡眠呼吸暂停、胆囊疾病、高尿酸血症和痛风、骨关节病、静脉血栓、生育功能障碍，以及一些癌症（如女性乳腺癌、子宫内膜癌，男性前列腺癌、结肠和直肠癌等）的发病率增加，同时还增加了在麻醉或手术中出现并发症的风险。肥胖可能在上述疾病的发病中起到至少是诱因和危险因素的作用，或者与这些疾病共享某些发病基础。

2. 肥胖症的社区健康管理

肥胖是遗传因素、环境因素等多种因素共同作用的结果，长期过度肥胖的危害性很大。虽然迄今为止肥胖的确切病因和发病机制尚未明确，遗传基因属于不可控的因素，无法人为控制，但环境因素和生活方式是可以经过努力改变的。社区卫生机构可以通过门诊诊疗、居家巡诊和健康教育等服务方式为社区居民提供健康生活方式、饮食和运动指导，发挥靠前服务、早期干预服务的优势，对超重、高风险社区居民（即已经肥胖、正在加重肥胖和腹部脂肪过多者）进行积极有效的早期干预，可以降低肥胖症发生率，减轻肥胖症的危害。

1）肥胖症社区健康管理的基本流程

（1）信息采集。

①一般情况调查：年龄、性别、文化程度、经济收入、婚姻状况等。

②病史：发病年龄、起病特点，饮食与运动习惯、营养状况、体重变化；目前治疗情况（包括药物、治疗依从性及所存在的障碍、饮食和运动方案以及改变生活方式的意愿、化验结果和合并其他慢性病情况）。

③饮酒、吸烟史，家族病史。

④体格检查：身高、体重、BMI、WC、臀围、血压、心率。

⑤实验室检查：血糖（空腹及餐后）、血尿酸水平、血脂四项（包括TC、LDL-C、HDL-C和TG）、肝功能（肝脏B超及肝功能检查）。

（2）评估病情。通过病史及查体获取相关并发症的信息，必要时可行相关辅助检查。对存在某种肥胖相关并发症的患者也需通过BMI及WC等方式评估是否存在超重及肥胖。同时评估患者是否存在急危重症、是否合并严重并发症或其他系统严重疾病、是否需要急诊或转专科治疗。

（3）签署知情同意书。针对经评估符合纳入管理标准的患者，医务人员应向其宣教纳入肥胖症管理后的相关要求，以及患者应有的权利，如果同意则签署知情同意书。

（4）建立档案。要为纳入管理的超重、肥胖症患者建立管理档案，按规范书写在社区的首诊病历，进行生活质量和自我健康评估（包括饮食、运动、心理评估）。制定管理方案（包括患者饮食、运动控制情况，以及并发症情况），确定复诊时间、用药计划、健康教育计划、患者家庭作业等。

（5）定期复诊评估。纳入管理的患者要按计划定期到社区医疗机构复诊，按时参加社区组织的专题健康教育讲座。医务人员应做好随访、指导患者自我管理疾病，建立患者随访表，随访的内容包括患者体重、腰围控制情况、肥胖症相关的生化指标控制情况、饮食、运动、药物的管理。建立患者年检表，追踪患者体重达标率，分析患者体重不达标原因。

（6）转诊条件。治疗期间有新发严重疾病时，社区医疗机构应及时处置存在困难或风险者。

2）肥胖症健康管理的主要内容

减重治疗可以使肥胖相关并发症获益，因此通过宣传教育使患者及其家属对肥胖症及其危害性有正确认识从而配合治疗，采取健康的生活方式改变饮食和运动习惯、自觉地长期坚持是治疗肥胖症最重要的步骤。

（1）超重、肥胖患者社区评估与筛查。通过居民健康档案、基本公共卫生服务（健康宣教、义诊）和健康体检或在进行其他疾病的诊疗等渠道可以及早发现高危人群，较早发现超重、肥胖症患者，早诊断、早治疗，避免并发症发生。筛查方法可以采用测量BMI或WC，简便易行，宜作为常规筛查方法，超重、肥胖症患者还应做与代谢综合征相关的检查。

（2）饮食管理。减肥最重要的一环就是控制进食量、降低热量的摄入。多吃蔬菜、水果、豆类、谷类、坚果，少吃单一糖，多喝牛奶。针对肥胖症，应该制定可接受且可长期坚持的个性化膳食计划，推荐每天摄入500 kcal左右热量，逐步降低至合适的体重，然后持续保持。同时，要注意摄入足够多的优质蛋白（如鱼肉、瘦肉等）、多糖（谷类）、充足的新鲜蔬菜（400～500 g/天）、水果（200 g/天）。饮食结构的合理搭配非常关键，要注意均衡膳食。不要吃油炸的食物、方便食品、速食、巧克力和点心。要想有饱足感，可以在饮食中加入适量的膳食纤维和不含热量的液体。由于酒精的热量含量很高，所以要严格控制饮酒。

（3）适当运动。运动是减肥的重要方式，它可以降低体内脂肪的组成，提高肌肉的含量，从而维持身体的健康状态。适量的体育锻炼加上医疗营养疗法，长期保持就能防止肥胖，甚至减肥。患者一定要在医生的指导下根据实际情况选择适当的运动方式和运动量，一定要循序渐进，有心血管并发症或呼吸功能差的患者要谨慎。尽可能地多运动，少坐着，多走路。刚开始进行体育锻炼的患者应逐渐增加运动量，达到一周150分钟，一周3～5天。运动形式有有氧运动、抗阻运动等，只需每周一次或两次就能有效地降低体内脂肪含量。

（4）行为治疗。通过宣传教育使患者及其家属对肥胖症及其危害性有正确的认识，从而积极配合治疗，采取健康的生活方式，自觉并能够长期坚持才可能获得持久的胜利。每天记录体重、饮食和运动情况，定期测量腰、臀围；避免久坐，三餐规律，控制进食速度，不熬夜，足量饮水，避免暴饮暴食，减少在外就餐，减少高糖/高脂肪/高盐食物的摄入量；积极寻求家庭成员及社交圈的鼓励和支持；必要时接受专业减重教育和指导。

（5）手术治疗。目前已有5种经临床证实的手术方式，分别为胃束扎术（限制进食）、胃短路（限制进食量）、垂直束扎法（限制进食量）、胃袖套切（限制进食量）、胆胰空置术（减重吸收）。但是，术后会出现吸收不良，贫血，吻合口狭窄等并发症，有一定的风险，所以只适用于重度肥胖、减肥失败、伴有严重并发症的患者。术前要全面评估病人的全身情况，包括高血糖、高血压、心肺功能等，并及时进行治疗。

7.4.4 冠心病

1. 冠心病的定义及分类

1）定义

冠心病，也被称为冠状动脉性心脏病（coronary artery disease，CAD）或缺血性心脏病，是一种由冠状动脉供血不足导致心脏肌肉缺氧的疾病。冠心病的主要原因是冠状动脉的血管壁逐渐被动脉粥样硬化斑块（动脉硬化）所堵塞，导致血流减少或阻塞，最终影响心脏的正常供血。

冠心病可导致心肌缺血，进而引起心绞痛（心绞痛是一种由冠状动脉血流不足引起的心脏疼痛）甚至心肌梗死（心肌梗死是由于冠状动脉完全阻塞导致心肌组织缺血坏死的严重情况）。

冠心病的症状可以包括胸痛或不适、气短、乏力、心悸、冷汗等。这一疾病是全球范围内最常见的心血管疾病之一，通常与高血压、高血脂、糖尿病、吸烟、缺乏运动等危险因素相关。及时的医疗干预、药物治疗、生活方式改变和必要时的手术干预等都是冠心病管理的重要手段。

2）冠心病的临床分型

（1）急性冠状动脉综合征。包括不稳定性心绞痛、非 ST 段抬高型心肌梗死（NSTEMI）和 ST 段抬高型心肌梗死（STEMI）。这是一组紧急的冠心病状况，通常需要迅速的医疗处理。

（2）慢性冠状动脉综合征。慢性冠状动脉综合征也叫慢性心肌缺血综合征、稳定性冠心病，主要分为隐匿性冠心病、稳定性心绞痛和缺血性心肌病，其中，以稳定性心绞痛最为典型。心绞痛是一种临床症候群，主要表现为冠脉供血不足，导致心肌短暂的缺血和缺氧。

（3）心绞痛。分为稳定性心绞痛和不稳定性心绞痛，前者通常在体力活动或情绪激动时出现，而后者可能发生在休息时或持续时间更长。

（4）心肌梗死。分为非 ST 段抬高型（NSTEMI）和 ST 段抬高型（STEMI），取决于心电图的表现。心肌梗死是冠心病最严重的一种表现，通常需要紧急干预和治疗。

（5）单支或多支病变。单支病变指的是冠状动脉中的一支受到影响，而多支病变则表示多个冠状动脉狭窄或阻塞。

（6）主干病变。左主干病变是一种较为严重的冠心病，涉及左主冠状动脉，通常需要及时的干预。

2. 冠心病的危险因素与危害

1）冠心病的危险因素

（1）高血压。高血压与冠状动脉粥样硬化的发病、进展密切相关，收缩压或舒张压增高均可使其发病危险增高。已有研究显示，高血压是冠状动脉疾病的重要风险因子，而收缩压、舒张压两者均与冠状动脉疾病的发生密切相关。在 60 岁以上患者中，血压和心血管疾病的发生和死亡有较强的相关性。

（2）血脂异常。高脂血症和高三酸甘油酯血症与冠心病有一定的相关性。血浆总胆固醇是动脉粥样硬化发生发展的关键环节。已有研究表明，在血浆胆固醇含量为 200 ～ 220 mg/dL 的人群中，冠心病的发病风险是比较稳定的，如果超出这个界限，随着血清中胆固醇含量的增加，冠心病的发病危险也会随之上升。

（3）糖尿病。糖尿病是冠心病的主要危险因子。流行病学调查显示，糖尿病患者易并发冠状动脉疾病。研究发现，患糖尿病男性的冠状动脉病变发生率是无糖尿病者的2倍，而患有糖尿病的女性冠状动脉病变发生率是非糖尿病患者的4倍。另外，糖尿病病人的血糖浓度与冠状动脉疾病的发病风险有很大的关系。大样本临床研究发现，1小时糖摄入与冠心病、中风、任何原因死亡之间存在明显的正相关性。

（4）肥胖和超重。肥胖对冠状动脉疾病风险因子的影响已逐渐被认识。大量的前瞻性研究表明，体重超标会增加冠心病的发病风险，而向心性肥胖是冠心病发病的重要危险因子。事实上，患心血管病的危险并不局限于严重的肥胖症，处于“正常体重”的上限值时，患心血管病的危险就会上升，并且会随着体重的增长而逐渐增加。

（5）吸烟。人们普遍认为，吸烟是冠状动脉疾病的一个主要危险因子。虽然发达国家的吸烟率已经降低，但是世界范围内的吸烟率正在增加。同时，有研究还发现，吸烟年龄、日吸烟量与冠心病发病风险有显著相关性。抽烟的人患心肌梗死的概率是不抽烟的人的1.5到2.0倍。

除此之外，不良饮食习惯、性别、心理社会、遗传、年龄等因素对冠心病也存在一定影响。

2）冠心病的危害

冠心病将严重影响患者活动耐受力，轻者如体力活动、体育运动、情绪激动时，重者在日常活动甚至静息时，可出现胸闷、胸痛，明显降低生活、工作能力。发生心肌梗死造成整块心肌缺血坏死，可造成心脏扩大、心肌变薄，影响心功能，最终导致心力衰竭，表现为活动后气短、气促，夜间无法平卧等。心力衰竭逐渐恶化，治疗也较为棘手，最终往往因为心力衰竭而死亡。心脏缺氧可诱发致死性心律失常，严重者可发生心源性猝死。如果猝死发生在医院外，多数患者都来不及得到有效的治疗。

3. 冠心病社区健康管理的基本流程

1）一般评估

对患者个人信息（如年龄、性别、民族、文化、家庭经济收入等）进行统计，建立健康档案，进行一般资料评估，明确是否可纳入社区健康管理。

2）病史评估

（1）患者确诊为冠心病的时间及诊治经过。

可分为慢性稳定型心绞痛患者、PCI术后患者、冠状动脉搭桥术后患者、冠心病发展到缺血性心肌病合并慢性心力衰竭的患者及少数隐匿型冠心病（有冠心病高危因素）的患者，对心功能进行分级。

（2）是否伴有高血压、糖尿病、血脂异常、肝肾功能异常、其他动脉粥样硬化导致的疾病、高尿酸血症等合并症。

（3）心绞痛症状是否典型，发作的频率和严重程度加重与否，缓解方式；体力活动水平下降与否；是否有新的伴随疾病，已有的伴随疾病的严重程度，对其治疗是否加重了心绞痛；危险因素是否得到控制并增加了对危险因素的认识。

（4）患者生活方式是否健康，是否符合病情程度，患者饮食、运动、睡眠习惯及特殊嗜好，患者是否存在过量进食，高饱和脂肪酸、高胆固醇、高盐饮食、嗜甜食、运动不足、吸烟、酗酒等危险因素，血糖、血脂、血压的控制情况，以及心功能情况；评估患者当前使用的所有药物，尤其是抗心绞痛药物、抗血小板药物、调脂药物及控制心力衰竭药物。掌握 PCI 术后用药时间和种类的特殊性。

（5）患者家族是否有冠心病、高血压、糖尿病、高脂血症等疾病患者。

3）体检情况评估

采集患者的体检资料，包括体重、血压、脉搏、颈静脉、颈动脉、心脏、肺、血管、肝脏、有无下肢及全身水肿等。

4）心电图检查结果评估

了解患者普通心电图、动态心电图、超声心动图、平板运动试验检查结果，掌握既往选择性冠状动脉造影术、冠状动脉 CTA、心肌核素灌注扫描等检查情况。

5）实验室检查结果评估

监测血尿便常规，监测血脂（总胆固醇、三酰甘油、高密度脂蛋白胆固醇、低密度脂蛋白胆固醇），监测空腹及餐后 2 小时血糖（无糖尿病患者），监测血糖及糖化血红蛋白（有糖尿病患者），监测肝肾功能、肌酶（服调脂药物者）。

6）心理社会情况评估

了解患者性格特征、心理状态、家庭经济状况、家庭成员关系、近期家庭重要生活事件、患者及家属的应对方式与能力、可获得的社会支持等情况。

7）认知与技能评估

了解患者对冠心病及 PCI 的认知程度、现已掌握的相关技能、对改变不良生活方式的态度及保持健康行为的信心。

4. 冠心病社区健康管理的主要内容

1）冠心病患者的健康教育

冠心病患者的健康教育是管理和预防心血管疾病的重要组成部分。以下是对冠心病患者健康教育的一些建议要点。

（1）了解冠心病。患者和他们的家人需要了解冠心病的基本知识，包括病因、症状、诊断方法和治疗选项。

（2）药物管理。了解和遵守医生开具的药物处方，包括抗凝血药、抗血压药、降脂药等。理解每种药物的作用、副作用，以及正确的用药方式。

（3）饮食调整。接受关于心脏健康饮食的建议，包括低胆固醇、低脂肪、低钠和高纤维的饮食。限制饮食中的饱和脂肪和胆固醇，增加新鲜水果、蔬菜和全谷物的摄入。

（4）体重管理。维持健康的体重对冠心病患者非常重要，医生可以提供有关体重控制的建议，并制定合理的减重目标。

（5）戒烟。如果患者吸烟，戒烟是非常关键的，吸烟是冠心病的危险因素之一，戒烟有助于改善心血管健康。

（6）适度的运动。医生会推荐适度的有氧运动，如散步、游泳或骑自行车，以提高心脏健康和控制体重。运动前应该咨询医生，确保选择合适的运动方式和强度。

2）非药物治疗管理

（1）戒烟限酒。烟草中的有害物质包括尼古丁、烟焦油、一氧化碳等，吸烟与冠状动脉粥样硬化有明显关联，是诱发冠心病的重要因素。吸烟者冠心病和心肌梗死的患病率均高于不吸烟者，而女性吸烟的危害比男性更大。吸烟的危害不完全可逆，越早戒烟越好。冠心病患者在戒烟后的即刻即可获益。酒精及其代谢产物——乙醛和醋酸盐可直接毒害心肌。缺少某些维生素（维生素 B_1 等）、矿物质（硒等）或者电解质（镁、磷、钾等）会加重酒精对心肌功能的影响。因此，WHO 建议，适度饮酒有益健康的口号应改为“饮酒越少越好”。

（2）饮食管理。饮食宜少量多餐，切忌暴饮暴食。

①冠心病患者要少食甜食及纯糖，糖类摄入过多（包括主食摄入量过多）可造成热量超标，它们在体内同样会被转化生成脂肪，引起肥胖并使血脂升高。

②控制胆固醇摄入量，每天控制在 300 mg 以内。饮食中的胆固醇水平对机体的脂代谢有一定的影响。膳食中的脂肪含量不能超过 30%，而饱和脂肪酸的摄入量不能超过 10%。建议多食用鱼肉，因为鱼的蛋白质含量高，容易被消化和吸收，而且还能调节血脂，所以食用鱼在预防和治疗冠心病方面要比食用畜禽肉好得多。还建议多选择大豆，这样不仅可以获得高质量的蛋白，还可以提供必要的脂肪酸。摄入的热量总量要控制在规定的范围内，保持正常的体重。如果体重超过了正常的标准，那么就应该继续控制热量摄入，或者适量增加锻炼。

③适量提高膳食纤维的摄入量，使排便通畅。膳食纤维可吸附胆固醇，使其不能被身体吸收，还可帮助胆汁排出体外，从而降低血液中的胆固醇含量。

④新鲜蔬菜和水果可以提供维生素 C、B 族维生素和适量膳食纤维。维生素 C 能促进胆固醇生成胆酸，有降低血胆固醇作用，还能改善冠状动脉循环，保护血管壁。维生素 E 具有抗氧化作用，能阻止不饱和脂肪酸过氧化，保护心肌并改善心肌缺氧状况，预防血栓发生。蔬菜中还存在着很多对心脏具有保护性作用的物质。进食足量的水果、蔬菜能增加饱腹感，减少油脂及高糖类的摄入，有利于减肥和控制体重。

（3）运动管理。冠心病患者适度地运动可以通过心理调节、神经内分泌调节等途径明显增强心肺功能，改善血液循环系统、呼吸系统、消化系统和内分泌系统的状况，有利于缓解人体紧张情绪、改善生理状态，从而有利于人体的新陈代谢，提高抗病能力、增强机体的适应能力和体质，使健康水平得以提升。但运动要注重科学性，养成良好的生活习惯和运动方法，过量、不科学的运动反而会抑制免疫功能，增强上呼吸道疾病的发生率，进而造成心血管功能损伤及其他内脏系统功能紊乱，可能诱发一些心脑血管急性症状，甚至导致猝死的危险增加。可选择有氧运动，如步行、骑车、慢跑、做健身操、游泳、跳舞（慢速）、扭秧歌、踢毽子、打太极拳等，其中走路是最好的有氧运动，每周 4 ～ 5 次，每次 30 ～ 60 分钟最为适宜。

（4）心理干预。作为一种负性生活事件，冠心病病情进展的危险性会产生或加重患者的心理压力，使其产生一些负面情绪，如焦虑、沮丧、愤怒、恐惧、抑郁，会加重病情、影响预后。因此克服心理压力、及时疏导不良情绪、缓解精神压力对冠心病的治疗有积极意义。均衡的饮食、充足的睡眠、有序的作息、健康的社交活动、适量的体育锻炼及正确地使用药物等均有助于减轻心理压力。

3）冠心病患者的随访管理

主要随访内容有以下几点。

（1）评估病人身体活动能力是否减退，对药物的耐受性，有无新并发疾病，既往伴发疾病的严重性，用药后是否加重心绞痛，心绞痛发作的次数及严重性，是否有效排除危险因子、提高对危险因子的认知等。

（2）对目前服用的全部抗心绞痛药和抗血小板治疗进行评价。

（3）对病人的生活方式、血糖、血脂、血压的控制、心脏功能等进行评价，并对病人目前所用的各种药物进行评价。

（4）体格检查，包括体重，血压，脉搏，颈静脉，颈动脉，心脏，肺，血管，肝脏，是否有水肿。

（5）查心电图。

（6）进行血脂、糖化血红蛋白、肝肾功能、肌酶等指标的检测。

重要概念

特殊人群　社区健康管理　慢性病人群　儿童膳食

思考题

1. 名词解释：①儿童健康；②影响孕产妇健康的环境因素。
2. 0 ～ 6 岁儿童常见疾病有哪些？请举例并列出主要症状。
3. 论述高血压患者健康教育的内容。
4. 论述肥胖症社区健康管理的基本流程。
5. 论述幼儿膳食的原则是什么。

即测即练

第8章 健康教育、健康促进与健康保险

导读

在本章中，我们将深入探讨健康促进、健康教育和健康保险这三大重要领域对个人和社会健康的重要作用。健康促进是维护个体和社会健康的一种综合性策略，它旨在通过促进健康行为、改善生活环境和提供健康服务等多种手段，预防疾病、延长寿命，提高生活质量。健康教育则是通过传播健康知识、培养健康意识和引导健康行为，帮助个人更好地理解和掌握保健知识和技能，提高健康素养，预防疾病和促进健康。而健康保险作为一种重要的社会保障制度，旨在通过资金共济和风险分担机制，为参保人提供医疗费用的支付和医疗服务的保障，保障人民群众的基本医疗需求，维护身体健康。通过系统学习，我们将帮助读者更全面地了解和掌握健康相关的重要知识和技术，为促进个人和社会健康提供科学依据和实践指导。

知识结构图

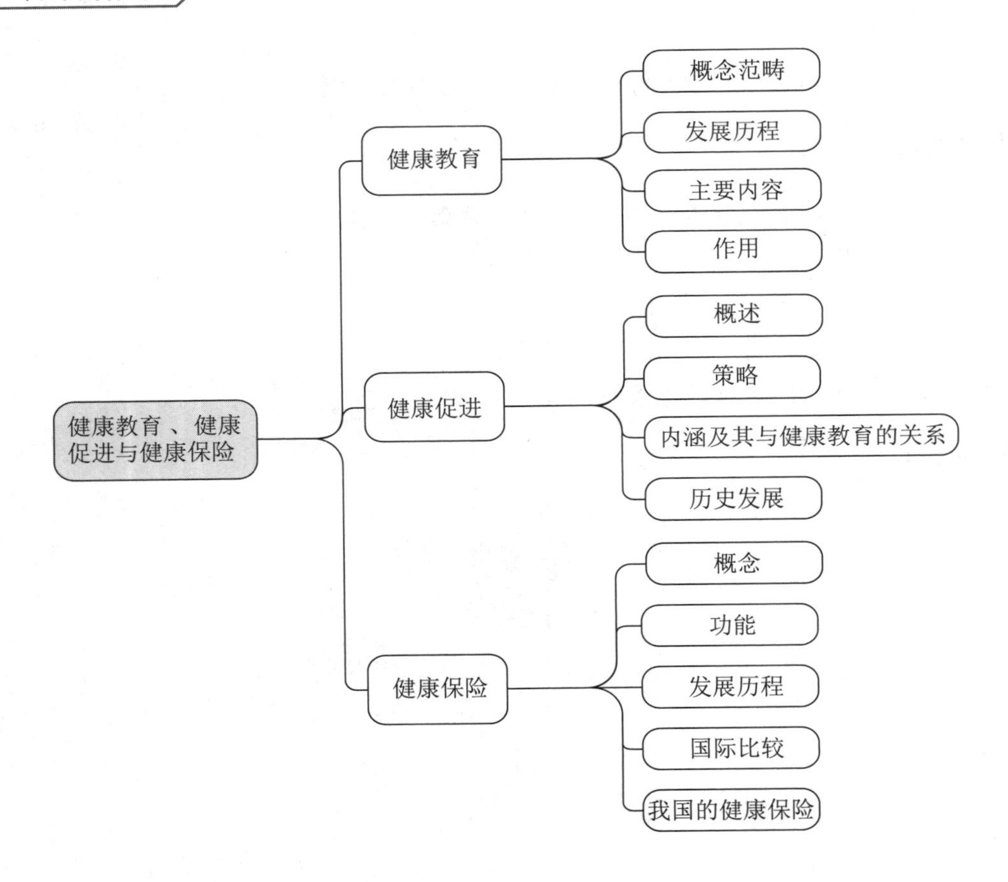

本章重难点

1. 健康教育的概念范畴
2. 健康促进的主要内容
3. 健康保险的功能

8.1 健康教育

8.1.1 健康教育的概念范畴

健康不仅是一项基本人权，也是安全、和平与繁荣社会的基础。① 健康教育是通过信息传播和行为干预等措施帮助个人和群体掌握卫生保健知识、树立健康观念、自愿采纳有利于健康的行为和生活方式的教育活动与过程，目的是帮助人们掌握健康知识、树立健康意识、采纳有利于健康的生活方式、养成良好的生活习惯，从而消除或减轻影响健康的危险因素、预防疾病、促进健康和提高生活质量。

根据世界卫生组织（WHO）的定义，健康教育是“通过计划和组织的教育、信息、沟通和支持服务，使个人和社区能够更有效地管理自己的健康和健康环境，提高其健康水平。健康教育涉及促进个人、家庭、团体和社区的健康意识和参与，增强他们对健康问题的理解，培养他们的技能和能力，以便采取适当的行动，维护和促进健康”。这一定义强调了健康教育的综合性和目标性。健康教育不仅是传授健康知识，更重要的是激发人们参与积极的健康行为，提高自我健康管理能力，以及创造和维护健康的生活环境。健康教育还强调了个人、家庭、团体和社区的重要角色，强调了社区参与和整体性的健康提高。

世界卫生组织的这一定义在全球范围内被广泛接受，并为健康教育实践和政策制定提供了指导，具体阐释如表 8-1 所示。

表 8-1　健康教育的内涵阐释

对象	所有个人和群体
方式	帮助人们掌握健康知识，树立健康意识，采纳有利于健康的生活方式，养成良好的生活习惯
目的	消除或减轻影响健康的危险因素，预防疾病，促进健康和提高生活质量

8.1.2 我国健康教育的发展历程

中华民族的健康教育理念历史悠久，西汉年间的医学典籍《黄帝内经》里就有“知之为强，不知为老”等关于健康教育的论述。《黄帝内经》是我国现存成书最早的一部医

① WHO，《联合国大会空前关注全球公共卫生》，2023 年 9 月 12 日，https://www.who.int/zh/news/item/12-09-2023-WHO-urges-focus-on-health-goals-at-UN-General-Assembly.

学典籍，集中反映了我国古代的医学成就，创立了祖国医学的理论体系，奠定了中医学发展的基础。它由《素问》和《灵枢》两部分组成，《素问》偏重于人体生理、病理、疾病治疗原则，以及人与自然间的关系等理论阐释，《灵枢》则偏重于人体解剖、脏腑经络、穴位针灸等说明。[①] 但是这些朴素的健康教育思想多是思想的表达、个人的自发行为或仅在小范围内传播，在全国层面缺乏有组织、有计划的大规模活动，因此对全体人民而言影响较小。

20 世纪初，随着西方现代医学在我国逐渐传播，健康教育理论和活动也开始在科学基础上活跃起来。1915 年，我国最早、最有影响力的医学组织“中华医学会”成立，其宗旨之一即是“向民众普及医学卫生知识，以广泛唤起民众公共卫生意识”。1916 年，“中华公共卫生教育联合会”成立，从此有了专职从事健康教育的医师。1924 年，我国最早的健康教育期刊《卫生》创刊。1931 年，中央大学教育学院设立卫生教育科本科学士学位。1934 年，陈志潜编译的《健康教育原理》出版发行。1935 年，“中国卫生教育社”成立；同年，“中华健康教育研究会”成立。1939 年，“中华健康教育协会”在上海成立。20 世纪 30—40 年代，原国立中央大学及原国立江苏医学院培养了多名健康教育专业人才，还派遣陈志潜、周尚等数名学者赴国外进修学习健康教育学，为开创和推动我国健康教育事业做出了巨大的贡献。

1929—1949 年，我国省市级健康教育行政机构迅速发展，健康教育进入了快速发展的时期，明确提出健康教育对象不仅是学生，还要兼顾社会民众；健康教育工作不仅局限于城市，还要扩大到乡村；健康教育策略不仅针对消极的防病，而且要覆盖积极的锻炼。促进健康（以健康为中心）是积极的，而疾病的治疗和预防（以疾病为中心）是消极的。这些以人为本的举措、以健康为中心的理念与倡导的健康促进理念是一致的。

20 世纪 50 年代，传染病、寄生虫病肆虐，我国政府在全国开展了具有时代意义的“爱国卫生运动”，提出了“动员起来、讲究卫生、减少疾病、提高健康水平”和“除四害、讲卫生、增强体质、移风易俗、改造国家”的口号，动员全社会参与健康工作。立足实际，确立了“三级卫生保健网”，为初级卫生保健工作打下了坚实的基础，同时使各种传染病和地方病的发病率大幅度下降，健康工作取得极大进展。

进入 20 世纪 80 年代，各级卫生防疫站相继成立卫生宣教科。中国健康教育研究所于 1986 年成立，自此以后，各省、自治区、市健康教育所相继成立，健康教育发展逐步步入正轨。1996 年，党中央提出要积极推进“亿万农民健康促进行动”。2008 年，卫生部颁布了《中国公民健康素养 66 条》[②]；2009 年，我国将“健康素养项目”纳入国家基本公共服务，在城乡基层医疗卫生机构普遍开展。2012 年，“居民健康素养水平”指标被纳入《国家基本公共服务体系“十二五”规划》和《卫生事业发展“十二五”规划》，

---

① 佚名. 黄帝内经 [M/OL].（2023-12-20）[2023-12-20]. https://weread.qq.com/web/bookDetail/5e232c20718443d55e2b9e6.

② 中华人民共和国国家卫生健康委员会，《中国公民健康素养——基本知识与技能》，2008 年 9 月 2 日，http://www.nhc.gov.cn/xcs/s3581/201601/e02729e6565a47fea0487a212612705b.shtml.

成为衡量国家基本公共服务水平和人民群众健康水平的重要指标之一。[①②]2019 年《健康中国行动（2019—2030 年）》中的健康知识普及行动提出：到 2022 年和 2030 年，全国居民健康素养水平分别不低于 22% 和 30%。

8.1.3 健康教育的主要内容

1. 建立和完善适应社会发展的健康教育与健康促进工作体系

建立和完善适应社会发展的健康教育与健康促进工作体系是促进全民健康的重要举措。随着社会的不断进步和人们生活方式的多样化，传统的健康教育工作需要更加贴近时代需求，更具针对性和实效性。因此，必须着力构建一个适应社会发展的工作体系，建立以政府负责、部门合作、社会动员、群众参与、法律保障为特点的健康教育与健康促进工作体制和协调、高效的运行机制，以更好地满足人们多元化的健康需求。

首先，需要深化健康教育的内容、覆盖更广泛的健康主题，包括身体健康、心理健康、社交健康等方面，以全面提升个体的健康素养，这将可以通过开展多样性的健康讲座、培训课程，以及利用新媒体平台进行健康知识的传播来实现。

其次，建立健康促进的多渠道工作机制。除了传统的医疗机构，还应该发挥社区、学校、企业等多方面的作用，形成一个全方位的健康服务网络。与社区合作可以更好地推动基层健康服务、提高居民的健康意识和自我管理能力。此外，倡导健康的生活方式也是健康促进的重要环节。通过制定并宣传科学的饮食、运动、作息等健康生活指南，引导人们养成良好的生活习惯，预防慢性疾病的发生。

最后，还需要建立健康教育与健康促进的评估体系，以科学的数据和方法评估工作的效果，这将有助于不断优化工作方案，确保工作体系的稳健运行。

2. 做好重大疾病和突发公共卫生事件的健康教育与健康促进

在应对重大疾病和突发公共卫生事件时，做好健康教育与健康促进工作显得尤为重要，这不仅将有助于提高公众对疾病的认知水平，更能引导大众采取科学有效的健康防护措施，最终形成全社会共同应对危机的合力。

针对重大疾病和突发公共卫生事件，首先，要开展有针对性的健康教育活动。在面对不同疾病和卫生事件时，应根据其传播途径、防控措施等特点精心设计健康教育内容，通过各种渠道，包括媒体、社交平台、学校、企业等，向公众传递科学的防疫知识，使他们更好地理解疾病的特性，掌握自我防护的方法。同时，要建立信息沟通渠道，及时回应公众关切。通过建立健康教育的信息沟通渠道，政府和专业机构能够及时发布权威信息、回应公众的疑虑、遏制谣言的传播、维护社会的稳定。

最后，强化心理健康关怀。在应对重大疾病和卫生事件时，人们的心理健康容易受

---

① 中华人民共和国国务院办公厅，《国家基本公共服务体系“十二五”规划》，2012 年 7 月 11 日，https://www.gov.cn/gongbao/content/2012/content_2192402.htm.

② 中华人民共和国国务院办公厅，《卫生事业发展“十二五”规划》，2012 年 10 月 8 日，https://www.gov.cn/zwgk/2012-10/19/content_2246908.htm.

到影响。通过健康教育，可以向公众提供心理健康支持和应对策略，鼓励大家互相关心、互相支持，共同渡过难关。

在应对重大疾病和突发公共卫生事件时，健康教育与健康促进工作不仅是一种防控手段，更是一种社会责任。通过这些工作，能够更好地保护公众的身体和心理健康，提高整个社会的应对能力。

3. 广泛开展农村健康教育与健康促进，积极推进全国亿万农民健康促进行动

广泛开展农村健康教育与健康促进是促进全国亿万农民身体健康的迫切需求。农村是我国重要的人口生活区域，农民的健康状况不仅事关个体福祉，也关系到农村社会的全面发展，更关系到整个社会的健康发展。因此，积极推进全国亿万农民健康促进行动成为当务之急。

首先，通过广泛的健康教育向农民传递科学的健康知识，具体应涵盖生活方式、营养、疾病防控等多个方面，这样的健康教育不仅有助于提高农民对自身健康状况的关注，还能使他们更好地掌握保健知识，预防疾病，提高身体免疫力。

其次，建设农村健康促进体系，包括健康管理服务站、定期的健康体检等。通过建设这样的体系，农民可以获得更加专业的健康管理服务，及时了解自身健康状况，得到科学的健康建议，提高自我健康管理的能力。

再次，推动农村社区的互助合作，形成共建共享的健康生态。可以组织农民开展健身活动、康复训练等，激发他们的健康参与意识，培养良好的生活习惯，促进身心健康。

最后，加强对农村医疗资源的建设，提升农村医疗服务水平。通过引入先进的医疗技术、加强医疗设施建设，让农民在患病时能够得到及时、有效的医疗救治。

总体而言，全国亿万农民健康促进行动旨在通过健康教育和促进活动提高农民的健康水平，使他们能够更好地参与社会生产，享受全面的社会健康服务，推动农村社会的全面繁荣。这是一个全社会都应当共同努力的目标，需要政府、社会组织、企业以及农民个体的齐心协力，共同建设一个更加健康、美好的农村。

4. 深入开展城市社区的健康教育与健康促进

深入开展城市社区的健康教育与健康促进是建设宜居宜业城市的关键一环。随着城市化的不断推进、居民生活方式的多样性和社会压力的增加，城市社区健康问题逐渐受到关注。因此，加强健康教育和促进活动，提高居民健康意识，促使社区形成健康、活力的生活氛围显得尤为重要。

首先，深入了解社区居民的健康需求。通过调查和座谈了解居民的健康状况、生活方式、健康意识等方面的信息，为有针对性的健康教育和促进活动提供基础数据。

其次，开展多层次、多形式的健康教育。可以通过举办健康讲座、康复体验活动、健康知识竞赛等形式向居民传递科学的健康知识，提高他们对健康问题的认知水平，引导他们养成健康的生活习惯。

再次，借助社区资源建设健康促进的基础设施。设立健康服务站点，提供基本的健康咨询和检测服务；打造户外运动场所，鼓励居民锻炼；组织社区健走、健身操等群众性健康活动，激发居民的运动热情；加强对慢性病防治的宣传，重点普及高血压、糖尿病、心脏病等慢性病的防治知识；引导居民注意饮食健康、适度运动，预防慢性病的发生。

最后，建设健康社区。通过建立健康档案、成立健康志愿者团队等方式形成全员参与、全员管理的健康社区模式，让每个居民都成为健康的生活推动者。

深入开展城市社区的健康教育与健康促进可以形成全方位的健康服务体系，提升居民整体健康水平，为城市社区的可持续发展和居民的幸福感提供坚实支撑。

5. 开展以场所为基础的健康教育与健康促进

1）学校健康教育与健康促进

（1）综合健康课程。制定全面的健康课程，覆盖身体健康、心理健康、社交健康等方面的主题，整合跨学科的教学元素，将健康教育融入其他学科。

（2）健康教育活动。组织健康主题的活动和工作坊，涵盖健康饮食、运动、心理健康等方面，利用学生互助小组促进学生在健康话题上的讨论和分享。

（3）体验式学习。创造性地利用学校场地（如操场、食堂、健身房等）进行实地观察和体验式学习，安排户外活动，如健康教育露营、户外健康运动等。

（4）家庭和社区融合。通过家庭作业、学校活动和社区合作将健康教育延伸到学生的家庭和社区，鼓励家长参与健康教育，促进学校与社区的密切联系。

（5）健康友好型校园环境。设计并创建健康友好型的校园环境，包括绿化校园、提供健康饮食和零食选择等，设置步行或骑车通道，提供鼓励运动的场所。

通过以上措施，学校可以打造一个全面的、场所导向的健康教育和健康促进体系，为学生和整个学校社区提供更全面的健康支持。

2）医院健康教育与健康促进

（1）综合多媒体宣传。制作生动有趣的宣传物料（如宣传册、海报、视频）以传达健康信息，利用医院内部的电子显示屏、网站和社交媒体平台定期发布有关健康的信息和提示。

（2）互动式健康讲座和工作坊。组织专业医生、健康专家主持互动式健康讲座和工作坊，涵盖疾病预防、健康生活方式等多个方面，通过问答环节和小组讨论增强患者和社区成员的参与感。

（3）患者教育班和群体辅导。设立患者教育班，为患者和家属提供系统的医学知识和应对疾病的技能培训，通过群体辅导形式帮助患者共享经验、互相支持。

（4）医学信息可视化。利用可视化工具（如图表、图像和模型）将医学信息呈现得更加直观易懂，利用三维动画等技术展示疾病的发展过程和治疗方案。

（5）健康餐饮和饮食指导。提供健康餐饮选择，并在医院内设置饮食指导服务，开展营养教育，帮助患者和社区成员更好地了解食物的营养价值。

（6）健康检测和筛查服务。提供免费或低成本的健康检测服务，包括血压、血糖等检测项目，在医院或社区定期组织健康筛查活动，引导患者及时关注个体健康状况。

（7）心理健康支持和心理辅导。设立心理健康支持服务，提供心理健康咨询和心理辅导，通过心理健康讲座和小组活动关注患者心理健康问题。

3）工矿企业健康教育与健康促进

（1）职业病防治。进行职业病防治培训，让员工了解和预防与工作环境相关的健康风险，定期进行职业病体检，及时发现和处理潜在健康问题。

（2）定期健康检查。提供定期健康检查服务，包括血压、血糖、体重等基本生理指标，根据健康检查结果为员工提供个性化的健康干预建议。

（3）安全教育与事故预防。进行安全生产培训，加强员工对工作安全的认知，设立事故预防和急救培训课程，提高员工应对紧急情况的能力。

（4）在线平台和移动应用。利用在线平台和移动应用提供健康促进和教育的信息，设立企业健康管理系统，让员工可以随时随地获取健康资讯和参与健康活动。

4）公共场所健康教育与健康促进

在公共场所进行健康教育与健康促进是一种有效的策略，因为公共场所可以涵盖大量人群，提供一个广泛传播健康信息和促进健康行为的平台。生活中常见的举措有在公共场所设置信息板、屏幕或展示区域，用于展示有关健康的信息、健康生活方式的推荐、疾病预防的方法等，这可以包括海报、小册子、数字显示屏等形式。通过在公共场所开展健康教育与健康促进活动，可以有效地推广健康知识，提高公众对健康的关注度，促使人们采取更积极的健康行为，这种综合的、社区为基础的方法有助于形成一个促进整体健康的环境。

6. 重点人群健康教育与健康促进

重点人群健康教育与健康促进是一项有针对性的工作，旨在为特定群体提供个性化、有效的健康信息和支持。

（1）老年人群体。提供关于老年人健康的定期讲座和座谈会，关注常见疾病的预防和管理，强调适度运动、饮食平衡和心理健康的重要性，组织社交活动，促进老年人之间的交流和支持。

（2）儿童和青少年群体。在学校和社区组织针对儿童和青少年的健康教育活动，如组织有趣的健康科普课程等，强调营养饮食、适度锻炼、屏幕时间管理等方面的健康习惯，鼓励他们参与学校体育和社区运动俱乐部。

（3）慢性病患者。提供慢性病患者管理方案的培训，包括药物管理、饮食、运动和情绪调适等，制订个性化的康复计划，帮助患者逐步恢复功能，利用在线平台提供远程健康管理服务，监测患者的健康状况。

（4）职业健康关注群体。进行职业病防治的培训和宣传，提高职工对工作环境和职业病防护的认知，开展职业健康体检，及时发现和管理与工作有关的健康问题，建立健康档案，追踪职工的健康状况，并提供相关的健康建议。

（5）妇女健康群体。提供关于妇女健康、孕前孕期保健和生殖健康的培训和咨询，强调良好的生活习惯、合理饮食和心理健康对女性健康的重要性，提供免费或低成本的妇科健康检查服务。

（6）移民和流动人口。组织编写多语言、文化适应的健康教育材料，提高移民和流动人口的健康素养，在社区设立移民健康服务中心，提供全面的医疗服务和健康咨询，通过社交媒体和社区活动建立一个支持性的社交网络。

（7）心理健康关注群体。提供心理健康教育，促使人们更好地理解和管理心理健康问题，开设心理健康支持小组，提供情感支持和资源分享，强调心理健康与身体健康的紧密关系，鼓励他们寻求专业帮助。

（8）残障人士。提供残障人士适用的健康促进计划，关注身体和心理方面的需求，提供康复训练和辅助设施，帮助残障人士更好地融入社会，推动无障碍环境建设，提高残障人士的生活质量。

（9）农村居民。制订适应农村居民的健康教育方案，关注农村居民的实际需求，发起农村健康体检活动，提供免费医疗服务和健康咨询，开展农村健康服务宣传，提高农村居民对健康服务的认知。

7. 控制烟草危害与成瘾行为

1）个体层面

（1）教育和意识提升。提供详细的烟草危害信息，包括吸烟对身体健康的各种危害，强调二手烟的危害，促使个体关注吸烟对周围人的影响。

（2）心理支持和咨询。提供戒烟心理支持，帮助个体理解并应对戒烟过程中的情绪和心理反应，建议吸烟者寻求专业心理咨询，尤其是长期吸烟或有强烈成瘾行为的个体。

（3）设立戒烟计划。制订个性化的戒烟计划，设立明确的戒烟目标和时间表，制订逐步减少烟草摄入的计划，帮助个体渐进式戒烟。

（4）寻找替代品和活动。探索替代品（如口香糖、口含物等）以减轻戒烟时的戒断感，培养健康的替代行为（如运动、健身等）以减缓成瘾行为。

2）社会层面

（1）立法和政策制定。制定和执行禁烟政策，包括在公共场所禁烟、加强对烟草广告的限制等，提高烟草税收，降低烟草产品的可获得性。

（2）社会宣传和广告。进行大规模的反烟草宣传活动，向公众传递烟草危害的信息，利用社交媒体、电视、广播等渠道宣传戒烟成功案例，激发社会对戒烟的积极态度。

（3）创建戒烟支持群体。建立社区戒烟支持群体，提供经验分享、心理支持和互助，通过社区活动、座谈会等方式促进戒烟信息的传播和共享。

（4）医疗服务和支持。提供全面的戒烟医疗服务，包括药物治疗和专业医师的指导，开设戒烟门诊，为有戒烟需求的个体提供定期的健康检查和支持。

（5）工作场所戒烟政策。推动工作场所实施禁烟政策，鼓励雇主提供戒烟支持和资源，提供员工戒烟计划，包括戒烟辅导、心理支持和奖励机制。

8.1.4 健康教育的作用

世界卫生组织强调，健康教育是提高健康水平、预防疾病和促进健康的关键策略之一。健康教育是一项多方面、综合性的干预措施，对促进健康、预防疾病、改善生活方式和提高社会公共卫生水平都具有重要意义。它是建设更加健康、幸福和可持续社会的关键要素。健康教育在个人和社会层面都起着至关重要的作用。

1. 提高健康意识

健康教育通过增强个体关于身体健康的意识激发人们对健康的关注。了解了身体健康的重要性，个体更有可能采取积极的健康行为，主动寻求健康信息和服务，从而提高整体健康水平。

2. 传授健康知识和技能

健康教育不仅可以提供信息，更可以帮助个体理解和掌握健康知识。通过科学的教学方法，个体可以深入了解有关饮食、运动、心理健康等方面的知识，从而形成全面、正确的健康观念。

3. 养成良好的健康行为

通过健康教育，个体可以了解到良好的生活方式对健康的积极影响，这包括合理的饮食、适度的运动、戒烟戒酒等。通过养成这些良好的健康行为，个体能够提高生活质量，避免慢性病的发生。

4. 预防疾病

健康教育的目标之一是预防疾病。通过传递预防疾病的知识，健康教育可以帮助个体识别和理解慢性病、传染病等的防范方法，这有助于个体在日常生活中采取积极的健康行为，降低患病风险，从而减轻医疗负担。

5. 促进公共卫生

健康教育是公共卫生领域的重要组成部分，向大众传播健康信息可以提高整个社区或国家的健康水平、改善公众的整体健康状况。健康教育可以减少社会中不同群体之间的健康差距，通过在社区和学校推动平等的健康教育机会，每个人都有机会获取到关于健康的知识，实现健康机会的公平分配。

6. 增强个人责任感

健康教育有助于提高人们对自己健康的责任感和自我管理能力，当个人认识到自己对健康负有责任时，其更有可能积极参与促进自己的健康。

7. 提高健康素养

健康教育注重的不仅是知识的传递，更是提高个体的健康素养，这包括对身体、心理和社会健康的全面认知，以及学会综合运用这些知识来维护自身的整体健康。健康教育培养人们对健康问题的理解和判断能力、增强健康素养，使他们能够做出明智的健康决策。

总的来说，健康教育是促进个人和社会健康的重要手段，其可以通过传播健康知识、培养健康技能、改变不良行为等为人们的健康和福祉做出贡献。

8.2 健康促进

8.2.1 健康促进概述

1986 年 WHO 第一届世界健康促进大会发表的《渥太华宪章》将健康促进（health promotion）定义为："促使人们维护和改善他们自身健康的过程。"

2021 年 12 月，世界卫生组织主办了"第十届全球健康促进大会"，主题为"促进健康以增进福祉、公平和可持续发展"。作为此次大会的一项成果，与会者商定了一项高级别政治声明，即《日内瓦福祉宪章》。会议期间的讨论侧重于健康促进对人类、地球和繁荣等广泛领域的福祉。该宪章以 1986 年《渥太华宪章》及以往各届全球健康促进大会的遗产为基础，强调需要做出全球承诺，为当代人和子孙后代实现公平的健康和社会成果。

世界卫生组织正在为公共卫生转向促进健康和福祉铺平道路，2023 年 5 月 29 日，第七十六届世界卫生大会上，会员国同意通过"利用健康促进方法将福祉纳入公共卫生的全球框架"。该框架建议了六个战略方向，重点如下。

（1）培育地球及其生态系统。

（2）设计基于公平、包容和团结的社会保护和福利制度。

（3）设计和支持为人类发展服务的公平经济的执行工作。

（4）通过初级卫生保健、健康促进和预防服务促进公平的全民健康覆盖。

（5）促进作为公用事业、有助于社会凝聚力和无商业利益的公平数字系统。

（6）衡量和监测幸福感。

有效执行这些战略方向应成为以"全政府"和"全社会"为基础的国家治理体系的一部分。世界卫生组织总干事谭德塞博士说："我们必须从根本上改变政治、私营部门和国际机构领导人思考和重视健康的方式，促进基于人类和地球以及所有收入水平国家的健康和福祉的增长。""现在是时候摒弃将卫生视为经济的一个组成部分，而是着眼于经济如何支持人人享有健康的社会目标，将其作为生产性、韧性和包容性经济基础的投资。"该框架建议与卫生部门以外的部门和社区密切合作，以促进和保护健康。它为利益相关者提供了一个指南，以一致和协调的方式围绕一个共同的目标参与，以可持续和公平的方式促进人类和地球的健康，与关于健康和公平的社会决定因素、初级卫生保健和"同一个健康"等方面的工作具有互补性，并与世卫组织的几项健康促进活动保持一致，包括促进身体活动、无烟草行动和减少饮酒。大会要求总干事在 2024 年、2026 年和 2031 年报告《框架》的实施情况，如表 8-2 所示。

表 8-2 健康促进工作领域

五大工作领域	促进健康政策的出台
	促进健康支持性环境的创建
	发展个人健康技能
	加强社区行动
	调整卫生服务的方向

提倡健康推动的观点实际上是人们逐渐理解并处理健康问题的过程。人的身体状况会被诸如政策、财富、历史、教育、生态等多种元素左右，同时，其自身的属性及行动方式也会对其产生影响，这是一种相当复杂的现象。许多影响健康决策和导致人群健康不公平的因素具有深层次的社会根源，超越了卫生部门和卫生政策的领域。因此，解决健康问题需要综合治理，这正是健康促进理念的核心。健康促进旨在构建一种由政府主导、各部门协作、全社会参与的工作理念和模式，充分调动社会各界的力量推动健康教育和促进工作，共同努力提升公众健康水平。该理念既强调个人对健康的责任，也突出社会和政府对维护健康的责任，既强调个人能力的发展，又强调支持性环境的创建，鼓励人们采取积极的健康决策，以便在长期内实现健康和幸福。

8.2.2 健康促进策略

作为一个解决人群健康问题的重要策略，“健康促进”在国际上开展了大量的实践。事实上，在 1986 年召开第一届国际健康促进大会之前，国际上就运用健康促进这种方法、理论做了很多工作（如 1972 年芬兰的北卡地区开展了“健康促进”的实践项目）。到了 1986 年，有些国家已经积累了非常好的经验。《渥太华宪章》中提出的健康促进策略包含核心策略和基本策略[①]。

1. 核心策略

社会动员：广泛动员政府、组织、社区、家庭和个人参与。

2. 基本策略

1）倡导

身体健康是社会、经济和个人发展的主要基础，也是保障生活质量的重要条件。政治、经济、社会、文化、环境、行为和生物学因素均可促进或损害健康，而健康促进行动目的是通过对健康的支持使上述因素有利于健康。

2）促成

健康促进的重点在于实现健康方面的平等。健康促进行动的目标在于缩小目前健康状况的差别，并保障同等机会和资源，以促使所有人能充分发挥健康的潜能，这包括在选择健康措施时能获得支持环境的稳固基础、知识、生活技能以及机会。除非人们有可

① WorldHealthOrganization.(1986).OttawaCharterforHealthPromotion.https://www.who.int/teams/health-promotion/enhanced-wellbeing/first-global-conference.

能控制这些决定健康的条件，否则不能达到他们最充分的健康潜能，在这方面男女应该平等享有。

3）协调

健康的必要条件和前景不可能仅由卫生部门承诺，更为重要的是健康促进需要协调所有相关部门的行动，包括政府、卫生和其他社会经济部门、非政府与志愿者组织、地区行政机构、工矿企业和新闻媒体部门，由社会各界人士作为个人、家庭和社区参与。各专业与社会团体，以及卫生人员的主要责任在于协调社会不同部门共同参与卫生工作。

8.2.3　健康促进的内涵及其与健康教育的关系

1. 健康促进的内涵

1）制定健康的公共政策

健康促进超越了保健范畴，它把健康问题提到了各个部门、各级领导的议事日程上，使他们了解决策对健康后果的影响并承担健康的责任。

健康促进的政策由既多样又互补的各方面措施综合而成，它包括立法、财政措施、税收和组织改变。这种协调行动使健康、收入和社会政策更趋平等。联合行动的目的是保证更安全、更健康的商品供应和服务，更健康的公共服务和更清洁、更愉悦的环境。

健康促进政策需要确定在非卫生部门中采纳健康的公共政策的障碍及克服的方法。其必须使决策者也能较易做出更健康的选择。

2）创造支持性环境

人类的社会是复杂的和相互联系的，健康不可能与其他目标分开。人类与其生存的环境是密不可分的，这是对健康采取社会—生态学方法的基础，总的指导原则对世界、国家、地区和社区都是相同的，即需要促进相互维护——社区和自然环境需要彼此保护，应该强调保护世界自然资源是全球的责任。

生活、工作和休闲模式的改变对健康有重要影响。工作和休闲应该是人们健康的基础，社会组织的工作应该帮助创造一个健康的社会。健康促进就在于创造一种安全、舒适，令人满意、愉悦的生活和工作条件。

系统地评估环境的迅速改变对健康的影响，特别在技术、工作、能源生产方面和城市化的地区是极为重要的，并且必须通过健康促进活动以保证对公众的健康产生积极有利的影响。任何健康促进策略都必须保护自然，创造良好的环境以及保护自然环境。

3）强化社区行动

健康促进工作指通过具体和有效的社区行动（包括确立优先、做出决策、设计策略及其执行）以达到更健康的目标。这一过程的核心问题是赋予社区当家做主、积极参与和主宰自己命运的权利。

社区开发在于利用社区现有的人力、物力资源，以增进自助和社会支持并形成灵活的体制，促进公众参与卫生工作和指导卫生工作的开展，这就要求充分、连续地获得卫生信息和学习机会，以及资金的支持。

4）发展个人技能

健康促进通过提供信息、健康教育和提高生活技能以支持个人和社会的发展，这样做的目的是使群众能更有效地维护自身的健康和他们生存的环境，并做出有利于健康的选择。

促成群众终身学习，了解人生各个阶段、处理慢性疾病和伤害是极为重要的。学校、家庭、工作场所和社区都有责任这样做。这种活动需要通过教育的、职业的、商业的、志愿者团体，以及这些机构内部完成。

5）调整卫生服务方向

健康促进在卫生服务中的责任要求个人、社区组织、卫生专业人员、卫生服务机构和政府共同承担，他们必须在卫生保健系统中共同工作以满足对健康的需求。

卫生部门的作用不仅是提供临床与治疗服务，必须坚持健康促进的方向。卫生服务需要扩大委任权力，这种权力应接受并尊重社会文化的需求、支持个人和社区对更健康生活的需求，并开放卫生部门和更广泛的社会、政治、经济和物质环境部门之间的渠道。调整卫生服务方向也要求更重视卫生研究及专业教育与培训的转变，这就要求卫生服务部门态度和组织的转变，并立足于把一个完整的人的总需求作为服务对象。

2. 健康教育与健康促进的关系

健康教育与健康促进两者的目标都是促进健康、预防疾病，以及提高个体和社群的整体健康水平。教育与健康促进关系密切，但两者之间存在一些区别，参见表 8-3。健康教育的焦点主要在于向个体或群体传递关于健康和疾病预防的知识、技能和态度，其通过教育课程、宣传、培训等形式向受众传递有关健康的信息，以激发他们对自己健康的关注和自我管理的能力；而健康促进内涵则更广泛，不仅关注健康教育，还涉及创造支持健康的环境和社会条件，强调通过改善社会、经济和环境因素来促进健康，不仅是提供信息，还包括社会政策、社区动员和个人参与等多个层面。健康教育通常侧重个人层面，试图通过教育活动改变个体的行为和态度；健康促进更加强调社会参与，需要集体行动，包括政府、社区和个体，以创造支持健康的环境。健康教育偏向短期效果，通过传递信息来影响个体的行为；而健康促进更注重长期影响，试图通过改变整体社会结构和环境，创造有利于健康的条件。总体而言，健康教育和健康促进是相辅相成的概念，它们在促进健康方面发挥着不同但互补的作用。

表 8-3　健康教育与健康促进的区别

	健康教育	健康促进
内容	教育—改变行为	环境支持—教育—改变行为
方法	教育课程、宣传、培训	改善社会、经济和环境因素
对象	个体或群体	个体与群体
特点	强调自我健康管理	强调社会参与
效果	偏重短期效果	偏重长期影响

8.2.4 健康促进的历史发展

健康促进政策作为公共意志的表达开端于 1848 年英国颁布的《公共卫生法案》。此后，随着人类健康挑战的不断变化及人类对健康认识的不断深化，健康政策的内涵和外延发生了巨大的变化。以 1848 年为健康政策的开端，健康政策逐步发展并出现了四个重要节点。

1. 公共卫生运动和社会保障制度的建立

19 世纪的公共卫生运动是健康政策发展的重要起点之一。1848 年英国颁布《公共卫生法案》时，城市化和工业化的加速发展导致了卫生条件的恶化，引起了公众的关注。政府开始介入，通过改善饮水、卫生设施等提高公共卫生水平。20 世纪初，一些国家开始建立社会保障制度（包括医疗保险），这是为了确保人们在面对疾病和医疗费用时能够获得适当的保障。例如，德国在 1883 年开始实施的社会医疗保险制度被认为是全球医疗保险体系的开创者。

2. 第二次世界大战后的健康政策转变

第二次世界大战后，许多国家在战后重建时都认识到健康是国家繁荣和社会进步的基石。这时期许多国家对健康服务和公共卫生的投资增加，同时也推动了社会医疗保险和国家医疗服务的发展。苏联及东欧社会主义国家的迅速崛起给西方国家带来了巨大压力，在此背景下，作为保持社会稳定的重要手段，健康福利政策在西方国家相继被推出。这些健康政策的显著特点就是为普通国民，特别是贫困人口提供基本的医疗服务，以健康公平体现社会公平。英国发布《贝弗里奇报告》，宣称提供近乎免费的医疗服务，德国公布全民医疗保险计划，日本政府开始扩展全民医保体系，美国政府建立 Medicare 和 Medicaid 公共医疗保险项目，加拿大启动全民医疗保险计划。直至 20 世纪 80 年代，除美国以外的西方发达国家都实现了医疗保障全覆盖。

3. 流行病学和医学技术的进展

1986 年，《渥太华宣言》的颁布正式标志着西方发达国家健康促进运动的全面实施。以《健康日本计划》《美国促进健康、预防疾病：国民健康目标》《欧洲健康区域规划》为例，健康促进政策的重点都聚焦在饮食习惯、运动习惯、休息习惯、吸烟与饮酒习惯等生活方式上。随着流行病学和医学技术的进步，各国对健康问题的认识逐渐深化，政府和国际组织更加重视预防和健康促进。这导致了一系列关注慢性病、传染病控制、公共卫生措施等方面健康政策的制定。

4. 全球化和国际合作

在全球化的背景下，跨国界的健康挑战成为各国共同关注的问题。2013 年，世界卫生组织（WHO）主办的世界健康促进大会通过了《实施“将健康融入所有政策”的国家行动框架》。国际组织、政府和非政府组织之间的合作变得更加紧密，共同制定和实施健康政策以应对全球性健康威胁（如传染病暴发和全球卫生不平等）。国际组织、政府和非政府机构更加重视流行病预防、监测和应对能力的提升，加强了国际合作，以减少传染病跨国传播的风险。数字健康和医疗技术的快速发展为健康政策带来了新的可能性，许多国家开始推动健康信息技术的应用，例如，电子健康记录、远程医疗、健康监测和人工智能等。国际社会越来越关注健康不平等问题，颁布政策努力解决健康服务不平等、医疗资源分配不均和弱势群体健康权益的问题，以实现更加包容性的健康体系。精神健康问题的认知提高使国际社会开始重视精神健康领域，制定政策以提供更好的精神健康支持、心理治疗和心理健康教育。联合国可持续发展目标（SDGs）中也包含了与健康相关的目标，强调了健康与可持续发展之间的密切联系。健康被视为可持续发展的基础，各国政策倡议注重在经济、社会和环境发展中确保健康的持续提升。国际社会加强了对疫苗接种和免疫计划的支持，推动疫苗的研发、生产和分发以应对传染病的威胁，其中，全球疫苗倡议和组织（如 Gavi）在提供疫苗接种服务方面发挥了重要作用。各国健康政策开始更加关注气候变化对健康的影响，致力于减少环境污染、应对气候变化对健康的影响，以及提高应对极端天气事件和灾害的能力。总体而言，当今国际社会的健康政策发展在关注全球卫生安全、技术创新、健康不平等、精神健康、可持续发展等多个方面取得了显著进展，强调了卫生与发展之间的紧密联系。

拓展资料 8-1

8.3 健康保险

8.3.1 健康保险的概念

作为全球健康领域的权威组织，世界卫生组织（WHO）就健康保险的重要性和实施提出了一些重要观点。世界卫生组织认为，健康保险在实现全民健康覆盖和推动可持续发展目标方面起着至关重要的作用，其可以帮助降低因医疗费用而导致的贫困风险，提供负担得起的医疗保障，使更多人能够获得必需的医疗服务和药物，从而提高社会整体的健康水平。同时，世界卫生组织（WHO）强调了建立公平、高效和可持续的健康保险制度的重要性，这包括确保保险计划的覆盖范围广泛、可及性高，并提供合理的保费和费用报销机制。为了实现全民健康覆盖，需要针对不同的经济和社会群体制定适当的保险计划，以满足不同群体的医疗保障需求。另外，世界卫生组织（WHO）还强调了加强政府的领导和政策制定在推进健康保险的过程中的重要性，认为政府应该承担主导角色，制定有利于实现全民健康覆盖的政策，并提供必要的监管和监督措施，确保保险制度的公平和有效运作。

总体而言，世界卫生组织（WHO）认为健康保险是实现全民健康覆盖和提高健康水平的重要手段之一，需要政府、社会和国际社群的共同努力来推动健康保险的普及和发展。值得注意的是，世界各国的健康保险制度和政策可能因其国家特定的医疗体系、文化和经济状况而有所不同。因此，各国政府和相关国际组织在制定健康保险政策时需要考虑本国的具体情况，并依据全民健康覆盖的原则，确保健康保险能够为所有人提供平等、可及和高质量的医疗保障。

8.3.2 健康保险的功能

健康保险在现代社会中扮演着重要的角色，其作用涵盖了多个方面，旨在为个人和家庭提供医疗保障、降低医疗费用负担，以及促进全民健康。健康保险的功能主要有三个方面。

1. 医疗费用保障和降低医疗不平等

健康保险可以帮助个人和家庭应对意外和突发疾病产生的医疗费用。医疗费用在现代医疗体系中可能会很高，健康保险可以减轻因疾病治疗而引发的经济压力，确保家庭在面临健康危机时不会因高昂的医疗费用而陷入经济困境，减少因为健康风险降低家庭劳动参与率导致家庭的金融脆弱性，有助于维持家庭的稳定。另外，健康保险还可以帮助降低因财务状况不同而引发的医疗不平等，所有被保险人都有机会获得医疗保障，无论其经济状况如何。

2. 预防医疗风险和激励健康行为

健康保险可以为被保险人提供定期的健康检查和预防接种，帮助他们发现潜在健康问题并采取早期干预措施，降低患病风险。有了健康保险，个人更可能在早期发现和治疗疾病，避免疾病进一步恶化，提高治疗效果。一些健康保险计划会提供奖励机制，鼓励被保险人采取健康生活方式，如定期锻炼、戒烟等，从而降低患病风险。

3. 促进健康系统可持续发展

健康保险可以分担一部分医疗费用，减轻政府医疗支出压力和家庭负担，从而有助于保障健康系统和健康社会的可持续发展。总之，健康保险在提供医疗保障、促进健康、降低医疗费用负担等方面发挥着重要作用，可以为个人和社会的整体健康和福祉做出贡献。

8.3.3 健康保险的发展历程

我国的健康保险的发展经历了多个阶段，主要受到国家政策、社会经济发展和人口健康状况等多方面因素的影响。在中华人民共和国成立初期，由于国家经济相对贫困，医疗保障主要以全民医疗为主，公立医院提供基本医疗服务。这一时期的健康保险形式相对简单，覆盖范围较窄。随着改革开放政策的推进，中国社会经济发生了巨大变化。在这一时期，国家逐步推行城镇居民基本医疗保险和新型农村合作医疗，以拓展健康保险的覆盖面。这些计划旨在降低居民医疗费用负担，提高基本医疗服务的可及性。

1982 年，中国人民保险公司（以下简称人保）上海分公司经办“上海市合作社职工健康保险”，这是我国国内恢复保险业务后第一笔健康保险业务。

随着市场经济的发展，医疗成本上升，对医疗保险的需求也逐渐增加。此时，一些城市和地方性的商业医疗保险开始涌现，提供更全面的医疗保障服务。然而，由于制度建设不完善和信息不对称，这一时期的商业医疗保险存在一些问题。这个时期虽然各家保险公司都或多或少地经营着健康保险业务，但在健康保险的专业化经营方面仍然是一片空白。国务院 1998 年 12 月 25 日颁发了《国务院关于建立城镇职工基本医疗保险制度的决定》，要求在全国范围内建立覆盖全体城镇职工的基本医疗保险制度，标志着在我国实行了 40 多年的公费、劳保医疗制度将被新的社会医疗保险制度所取代。从而我国开始实施“统账结合”的城市职工医疗保险制度改革探索。随着改革的深入，我国医疗保障制度逐渐覆盖更多人群、保障层次更加全面。

2002 年 10 月，《中共中央、国务院关于进一步加强农村卫生工作的决定》明确指出，要“逐步建立以大病统筹为主的新型农村合作医疗制度”，2003 年，国务院办公厅转发卫生部等部门《关于建立新型农村合作医疗制度意见的通知》，要求各省、自治区、直辖市开展新农合试点工作，取得经验后，逐步推开。并在组织管理、筹资标准、资金管理、医疗服务管理等方面做出了具体规定。随后，为保证新农合工作的顺利进行，相关部委陆续发布了《关于进一步做好新型农村合作医疗试点工作指导意见》（国办发〔2004〕3 号）、《关于加快推进新型农村合作医疗试点工作的通知》（卫农卫发〔2006〕13 号）、《关于巩固和发展新型农村合作医疗制度的意见》（卫农卫发〔2009〕68 号）等配套文件。十几年来，新农合参保人数稳定增长、筹资水平不断提高，保障能力逐步增强，有效保障了农民的健康权益、减轻了农民的就医经济负担，对农村经济社会发展发挥了重要的保障作用。

2007 年 7 月，为实现基本建立覆盖城乡全体居民的医疗保障体系的目标，国务院颁布《关于开展城镇居民基本医疗保险试点的指导意见》（国发〔2007〕20 号），决定开展城镇居民基本医疗保险试点，2007 年在有条件的省份选择 2 ～ 3 个城市启动试点，2008 年扩大试点，争取 2009 年试点城市达到 80% 以上，2010 年在全国全面推开，逐步覆盖全体城镇非从业居民。随后，国家有关部委相继颁发有关城居医保的配套政策，确保城居医保的顺利开展。至此，医疗保险从制度上实现了全民覆盖。2017 年后，以“健康中国”战略的实施为标志，中国医疗保险制度改革进入了以全民健康为中心的新的发展阶段。以党的十九大为标志，中国医保改革发展进入了全面建成中国特色医疗保障体系时期。

8.3.4 健康保险的国际比较

1. 加拿大

（1）制度类型：加拿大实行公立医疗保健系统，即单一支付者制度。

（2）特点：各省的卫生服务由省政府负责，而政府向医生和医院支付费用。加拿大居民基本上无需直接支付医疗费用，但一些省份可能对一些特殊医疗服务收费，例如，眼科和牙科服务。

2. 英国

（1）制度类型：英国实行国民健康服务（NHS）制度。

（2）特点：NHS 是由政府出资、居民免费享受的公立医疗系统。居民通过注册医生

（general practitioner，GP）获得入门级医疗服务，如果需要，他们可以被转诊到专科医生或公立医院。

3. 德国

（1）制度类型：德国实行社会医疗保险和私人医疗保险并存的制度。

（2）特点：社会医疗保险覆盖绝大多数人口，由雇主和雇员共同缴费。私人医疗保险则主要由高收入人群和自由职业者购买，提供更高级别的医疗服务。德国的医疗体系着重于医院和医生的自主管理。

4. 澳大利亚

（1）制度类型：澳大利亚实行混合制度，包括公共医疗服务和私人医疗保险。

（2）特点：公共医疗服务由澳大利亚医疗保健体系（Medicare）提供，为居民提供基本医疗服务。私人医疗保险则覆盖一些额外的医疗服务，提供在公立医院中选择私人医生的权利。公立医院提供免费医疗服务，但患者也可以选择使用私立医院，这通常需要私人医疗保险。

5. 新加坡

（1）制度类型：新加坡实行多元医疗保险制度。

（2）特点：新加坡的医疗体系强调个人责任和家庭支持，居民需要购买个人医疗储蓄账户（Medisave），这是一种由个人和雇主共同缴费的账户，用于支付医疗费用。此外，居民也可以购买医疗保险计划（Medishield Life）来获取更广泛的医疗保障。新加坡的公共医疗服务由政府提供，私人医疗服务也广泛可得。

这些国家的健康保险制度在组织形式、资金来源和服务提供等方面存在差异，反映了各自国家的社会价值观和政治体制。值得注意的是，每个国家的制度都有其优势和挑战，没有一种制度可以完全适用于所有国家。

8.3.5 我国的健康保险

我国的健康保险体系经历了多轮改革和发展，目前包括城镇职工基本医疗保险、城镇居民基本医疗保险、新型农村合作医疗和大病保险等多个层面，以满足不同人群的医疗保障需求。我国常见的健康保险类型丰富，种类多样。

1. 城镇职工基本医疗保险（职工医保）

（1）对象：针对城镇职工及其雇主，是城镇职工的基本医疗保险制度。

（2）资金来源：职工及雇主按一定比例缴纳社会保险费，由社会保险基金资助其医疗费用。

（3）保障范围：提供基本医疗服务，包括门诊和住院医疗，药品报销等。

2. 城镇居民基本医疗保险（居民医保）

（1）对象：针对城镇非就业居民，如学生、退休人员等。

（2）资金来源：居民个人及其家庭成员缴纳一定的医疗保险费用，由社会保险基金资助医疗费用。

（3）保障范围：包括基本医疗服务，如门诊、住院、药品报销等。

3. 新型农村合作医疗（新农合）

（1）对象：针对农村居民，包括农民及其家庭成员。

（2）资金来源：农民个人缴费，政府提供一定的财政资助。

（3）保障范围：主要包括基本医疗服务，覆盖门诊、住院、基本药物等。

4. 大病保险

（1）对象：针对患有特定大病的人群，提供额外的医疗保障。

（2）资金来源：大病保险基金由个人和单位缴费，政府提供财政支持。

（3）保障范围：主要用于报销大病治疗的费用，帮助患者减轻经济负担。

5. 商业医疗保险

（1）对象：针对一些高收入人群，提供更高水平的医疗保障。

（2）资金来源：个人购买商业医疗保险，由商业保险公司提供服务。

（3）保障范围：包括更高水平的医疗服务，如高级医院和专家门诊。

重要概念

健康教育　健康促进　健康保险　健康支持性环境

思考题

1. 健康教育的基本内容是什么？
2. 健康促进的策略有哪些？
3. 健康教育与健康促进的异同点有哪些？
4. 健康政策的发展历经几个阶段？
5. 什么是卫Ⅶ项目？

即测即练

第9章 健康信息管理

导读

本章介绍了信息、信息管理的概念和基本过程，描述了健康信息管理的流程及其利用。详细阐述了健康档案的功能与结构，介绍了健康档案的类型及其主要内容。介绍了健康信息化概念和健康管理信息系统的主要功能，探讨了健康管理信息化的发展趋势等。要求掌握信息及信息管理的概念、掌握健康档案的类型及其主要内容，熟悉健康管理基本过程及健康管理信息化主要功能，了解健康管理信息化概念与发展趋势。提高信息素养，熟练应用信息技术完成健康信息的收集、整理、评估与干预。培养应用现代信息技术的意识，更有效地完成健康研究与服务工作。

知识结构图

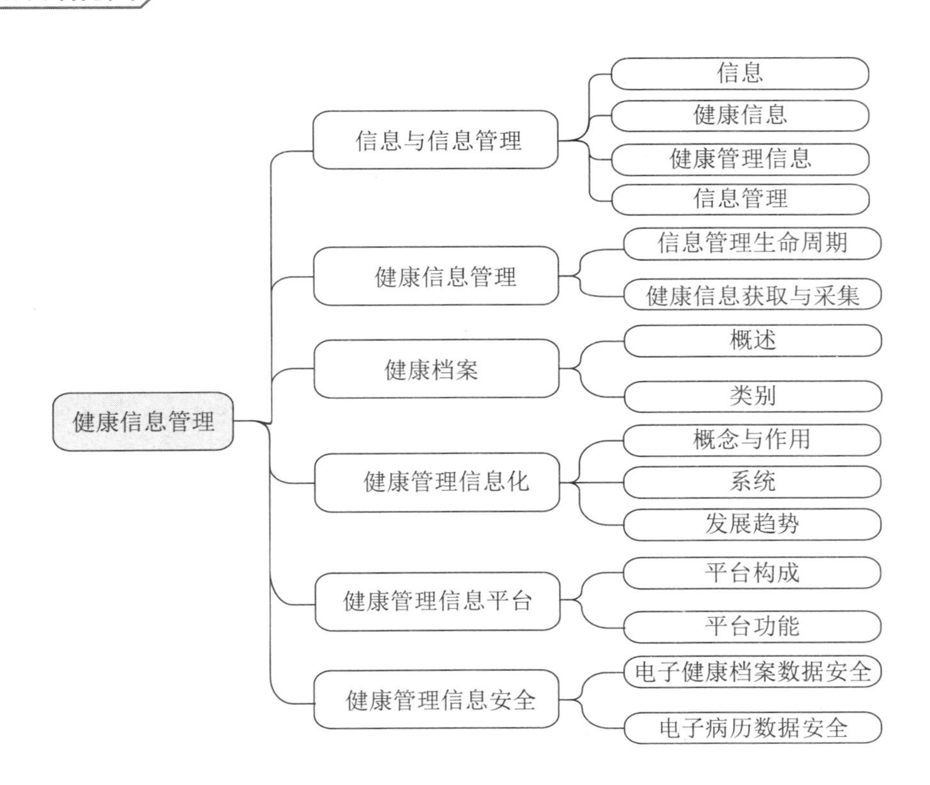

本章重难点

1. 信息和信息管理的概念
2. 健康信息管理的过程

3. 健康档案的类型及其主要内容
4. 健康管理信息系统的主要功能
5. 健康管理信息化发展趋势

9.1 信息与信息管理

9.1.1 信息

信息是现代社会高频概念，科技发展、经济全球化使信息在国家发展及个人生活中扮演更重要的角色。信息用于消除不确定性，这一经典定义来自香农；信息是人与外部世界互动的内容和名称，这一经典定义来自维纳。经济学家和管理学家认为信息是有价值的数据，但需处理后才能得以体现。管理追求投入与产出的效益，应运用现代信息技术转换和处理信息。

1996年，钟义信教授在《信息科学原理》一书中定义信息为“事物运动状态及其变化的方式”。他将信息分为“本体论层次信息”和“认识论层次信息”。本体论层次信息指事物运动状态及其变化的方式，包括事物内部结构和外部联系的状态及方式；认识论层次信息指主体所感知或表述的事物运动状态及其变化的方式，包括事物运动表征的形式、含义和效用，分别称为语法信息、语义信息和语用信息。

9.1.2 健康信息

健康信息就是与健康有关的数据。广义上，健康信息涵盖自然和社会各个方面，包括政治、经济、文化、人口、环境等宏观领域，以及医疗卫生、社会保障、医疗保险、金融系统等细分领域。在健康领域内，我们可以将健康信息划分为三个部分：首先，与人的健康直接相关的信息，如体温、血压、呼吸、脉搏等，这是健康信息的核心部分；其次，可供卫生行政管理部门利用的信息，这类信息不针对特定个人，而是关于一个群体的健康状况，卫生管理部门依据这些信息制定相应的行政决策；最后，一个国家评估卫生服务水平的关键指标，在健康信息管理过程中占据重要地位。

1. 医学信息学

医学信息学是研究医学信息处理和交流的交叉科学，涵盖电子病历、医院信息系统、决策支持系统、影像信息技术、远程医疗与互联网以及卫生数据标准等。其应用对象主要是医务工作者和卫生管理者，涉及医学信息的全流程处理和应用。

2. 健康信息学

健康信息学是生物医学、生命科学及信息工程等多学科交叉的领域，对健康信息进行获取、传输、处理、存储及检索。强调个性化医疗和疾病预防，提高医疗质量和应急措施质量，降低社会医疗成本。

3. 用户健康信息学

用户健康信息学是医学信息学的分支，研究用户信息需求，建立用户信息模型，并将用户参数指标用于信息系统。分析用户（患者及使用医学信息的机构或个人）健康信息需求，研究和实施如何在用户中传播健康信息，模拟用户需求并将其融入医学信息。用户健康信息的服务对象包括患病人群、健康人群、亚健康人群及其家人、朋友、同事和关心他们的人群。除了提供患者需求的健康信息外，还满足健康人群对健康状况、水平和认知的渴望。

9.1.3 健康管理信息

健康管理是对个体或群体的健康进行全面监测、分析、评估，提供健康咨询和指导，对健康危险因素进行干预的全过程。健康管理信息就是指与健康管理过程相关的信息①，主要包括三个方面：一是个体或群体的健康信息，这是健康管理的信息来源。如个体的一般信息、生活行为方式信息、生理指标信息、健康体检信息、疾病诊疗信息、预防接种信息、个人支付能力及支付方式等。群体的总死亡率，人群主要慢性病的发病率、患病率和死亡率，以及与生活质量有关的信息。二是健康管理方法信息。如健康危险因素信息，危险因素评估的方法与模型，健康教育与健康促进信息，运动、营养膳食、心理调适等健康行为干预的信息和知识等。三是健康管理组织信息。如健康管理机构、体检机构、医疗机构、康复机构信息，健康管理人员信息等。

9.1.4 信息管理

1. 信息管理的概念

信息管理是指信息的采集、传递、处理、存储等过程。信息管理是一个范围很广而且还在演变中的概念，它包含了两种基本的认识。从狭义的角度看，信息管理是指信息自身的管理，它建立在情报学的理论之上，重点是信息的收集、整理、存储、处理（转化）、检索、传输和利用。从广义的角度看，信息管理不仅仅是对信息自身的管理，而是对与信息活动相关的各个方面，如信息、技术、人员、组织等，都要进行科学的组织与有效的控制。

2. 信息管理的职能

管理包括计划、组织、领导、控制职能，对象是组织活动，目的是实现组织目标。信息管理是管理的一种，具有管理的一般特征，但对象是信息资源与活动，贯穿整个管理过程。信息管理也包括计划、组织、指挥、协调和控制五个主要职能。

健康信息管理是健康管理的基础。健康管理就是针对健康需求对健康信息资源进行计划、组织、指挥、协调和控制的过程，也就是对个体和群体健康进行全面监测、分析、评估，提供健康咨询和指导，及对健康危险因素进行干预的过程。在这个过程中，健康

---

① 张鸣明，刘雪梅 . 循证医学与用户健康信息学 [J]. 医学与哲学，2002，(8)：40-41.

信息管理扮演着至关重要的角色。它不仅负责收集、整理、分析和存储健康信息，还负责将这些信息提供给需要的人，以帮助他们做出更好的健康决策。此外，健康信息管理还涉及健康信息的标准化、规范化、安全性和隐私保护等方面的工作，以确保健康信息的质量和可靠性。

随着信息技术的发展，健康信息管理在医疗保健领域的应用越来越广泛。例如，电子健康记录（EHR）是一种基于计算机的病人记录系统，可以存储、检索和共享病人的医疗记录。这些记录包括病历、诊断、治疗、用药、检查结果等信息，为医生、护士和其他医疗保健专业人员提供了方便和全面的信息来源。此外，健康信息管理还涉及远程医疗、移动健康应用、健康物联网等领域，为人们提供了更加便捷和高效的健康管理和医疗服务。

总之，健康信息管理是实现健康管理和提高医疗服务质量的重要手段。通过加强健康信息管理，可以更好地满足人们对健康的需求，提高医疗保健的效率和质量，推动医疗卫生事业的发展。

9.2 健康信息管理

9.2.1 信息管理生命周期

从信息生命周期可以全面了解信息管理的过程。信息生命周期可以分为以下几个环节（图 9-1）：

（1）信息收集。信息收集是指确定信息需求，并获得这些信息。

（2）信息组织。信息组织，即信息的有序化和优质化。

（3）信息存储。信息存储是将信息保存起来。

（4）信息检索。信息检索是对信息的查找和选取工作，可视为信息库的“输出”和“获取”。

（5）信息传输。信息传输是指把人们需要的信息从空间中的一点送到另一点。

（6）信息加工。信息加工是对收集来的信息进行去伪存真、去粗取精、由表及里、由此及彼的处理过程。

（7）信息利用。信息利用包括两个方面：一是信息处理技术，二是如何实现价值转换。

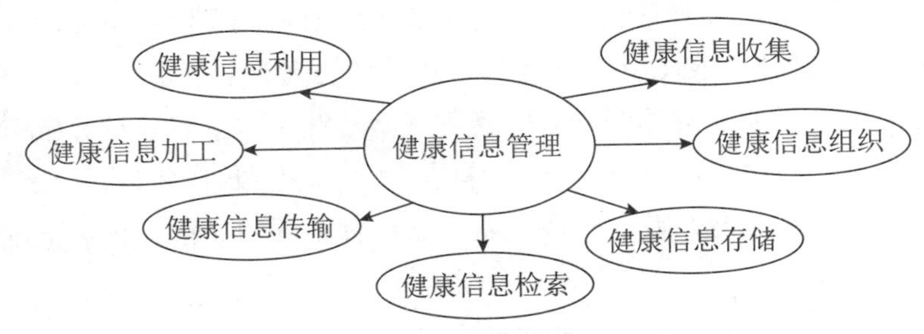

图 9-1　健康信息管理过程

9.2.2 健康信息获取与采集

1. 信息收集方法

健康管理相关信息主要来源于各类卫生服务记录和专题调查，服务记录可以直接查询获取。专题调查的方法可分为访谈法、实地观察法及问卷法。

访谈法。通过交谈来了解一个人、事情、行为或态度，指的是来访者可以到住户家里，或者利用现代通信手段，与受访者进行面对面的谈话，以获取信息。面对的可以是一个单独的受访者或一个以上的受访者。

实地观察法。调查人员到实地直接观察、检验、测量或统计数据。实地观察法以耳闻眼看为主，观察者基本是一种单向的观察活动，无论是人或事，被观察者都是被动地处在观察者的视线之中，这种方法获得的数据比较准确，但是需要大量的人力、物力和财力。在实践中，经常采用访问和现场观察相结合的方法。

问卷法。研究人员采用预先编制的调查问卷，向受访者进行询问或咨询，属于书面形式。问卷调查，其实就是调查表。问卷调查的目的是更好地理解被试的基本信息，人们的行为模式，人们对一些事情的看法等辅助因素。

2. 信息收集的内容

健康信息的获取是整个健康管理的起始点和基础。健康管理信息主要来源于卫生服务记录、健康体检记录、健康档案及健康问卷。

卫生服务。卫生服务信息包括医疗服务信息、慢病管理信息、儿童保健信息、妇女保健信息、疾病控制信息等。可以从医院信息系统、疾病控制信息系统等自动获取和更新。

健康体检。健康体检是健康管理的重要内容，也是目前健康管理最常见的应用模式。体检可发现危险因子，维护并促进健康。体检设计原则是要全面，同时针对个体情况，具有个性化体检组合。体检信息通常包括一般物理体检、检验结果、肿瘤标记物检测、影像学检查等。健康体检还提供全身肿瘤早期排查 PET/CT，遗传性疾病预测，基因检测等服务。健康管理可建立体检信息系统，也可从体检机构的体检管理系统中自动获取和更新信息。

健康档案。健康档案记录一个人生命体征变化及健康相关事件的内容，包括基本资料、问题记录和预防性健康检查记录。基本资料包括人口学、健康行为和临床资料，问题记录采用 POMR 格式，预防性健康检查包括不同年龄、性别的健康检查项目。健康档案是提供全方位服务的依据，是健康管理重要的数据来源，电子化健康档案为数据采集提供了技术保障。

健康问卷。健康问卷是健康管理信息收集的常用方法，是对健康管理信息的必要补充，健康问卷可以采用传统的纸张问卷和面谈收集信息，目前更多采用现代信息技术和网络通信，完成健康信息采集。健康问卷分为常规健康问卷和特定主题健康问卷。特定主题的健康问卷要查阅相关文献，收集调查与主题相关的常见健康危险因素。常规的健康问卷包括以下内容：

①一般资料，包括姓名、性别、年龄、学历、职务称谓；②一般健康状况，包括血压，脉搏，体重指数，平时主要不适症状、主要特点、伴随症状、发作时间、程度、性质、部位等；③既往疾病史，包括既往疾病发现时间、诊疗情况、发展演变、目前情况，外伤、手术、过敏史情况记录等；④家族史，特别是与现患疾病相关的家族疾病史；⑤环境状况记录，包括生活环境状况、工作环境状况；⑥生活方式状况记录，包括吸烟、饮酒、睡眠、应酬情况、工作压力状况等；⑦运动情况记录，包括平时运动项目、运动方式、运动频度、运动强度等；⑧饮食状况调查；⑨心理及社会适应自测。

9.3 健康档案

9.3.1 健康档案概述

居民健康档案是动态测量和收集生命全过程的健康相关信息，满足居民个人健康管理需要而建立的信息资源库。健康档案是健康管理过程的规范、科学记录，贯穿生命过程，涵盖各种健康相关因素，是实现多渠道信息动态收集，满足居民自我保健和健康管理、健康决策需要的信息资源。

1. 健康档案结构

1）健康档案的逻辑架构

健康档案以人的健康为中心，构建了一个逻辑架构，该架构以生命阶段、健康和疾病问题、卫生服务活动（或干预措施）作为三个维度，用于全面、有效、多视角地描述健康档案的组成结构以及复杂信息间的内在联系。①

第一维度是生命阶段。按照不同的生理年龄，人的整个生命进程可以被划分为若干个连续性的生命阶段，包括婴儿期、幼儿期、学龄前期、学龄期、青春期、青年期、中年期、老年期等八个生命阶段。同时，根据基层卫生工作的实际需要，把被服务人群划分为儿童、青少年、育龄妇女、中年人和老年人。②

第二维度是健康和疾病问题。在人生的不同时期，人们面对着不同的健康与疾病问题。识别出各生活期重大健康与疾病问题，并明确其优先关注的区域，是客观反映居民卫生服务需求，实施健康管理的关键。

第三维度是健康干预活动（包括卫生服务活动）。通过对具体的健康与疾病问题进行一系列的预防、医疗、保健、康复、健康教育等健康服务行为（或干预），体现出居民对健康需要的满足水平以及对医疗服务的利用。

---

① 冯昌琪，甘华平，陈文．等．四川省基于居民健康档案的区域卫生信息平台建设——德阳市健康档案数据中心及管理平台研究与开发 [J]. 中国卫生信息管理杂志，2010，7(6).

② 周虹，宋莉莉，金红军等．军人电子健康档案管理系统的设计与应用实践 [J]. 华南国防医学杂志，2015，29(6).

健康档案是三维坐标轴上某一区间连线所圈定的空间域，表示个人在特定生命阶段因健康或疾病问题产生的卫生服务活动数据集（见图 9-2）。理论上，健康档案应涵盖人从出生到死亡的所有信息数据集，通过时序性、层次性和逻辑性将健康和疾病问题、卫生服务活动和相关信息关联起来，并科学分类和抽象描述，使之系统化、条理化和结构化。

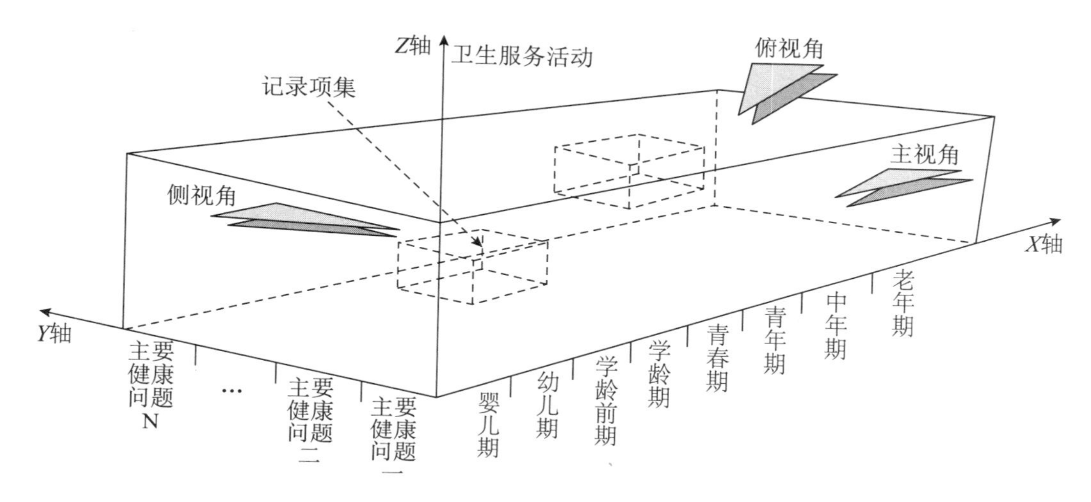

图 9-2　健康档案的三维系统架构图

资料来源：http://www.uml.org.cn/soa/201007061.asp.

2）健康档案的内容结构

电子健康档案（electronic health record，EHR）是居民基本信息和接受医疗保健服务的信息集合，支持卫生工作者诊疗，与其他信息系统实现资源共享。健康档案管理是连续动态的过程，旨在保证档案完整性和连续性，促进信息共享，推动医疗体制改革。电子健康档案的内容结构如图 9-3 所示，健康档案系统架构如图 9-4 所示。

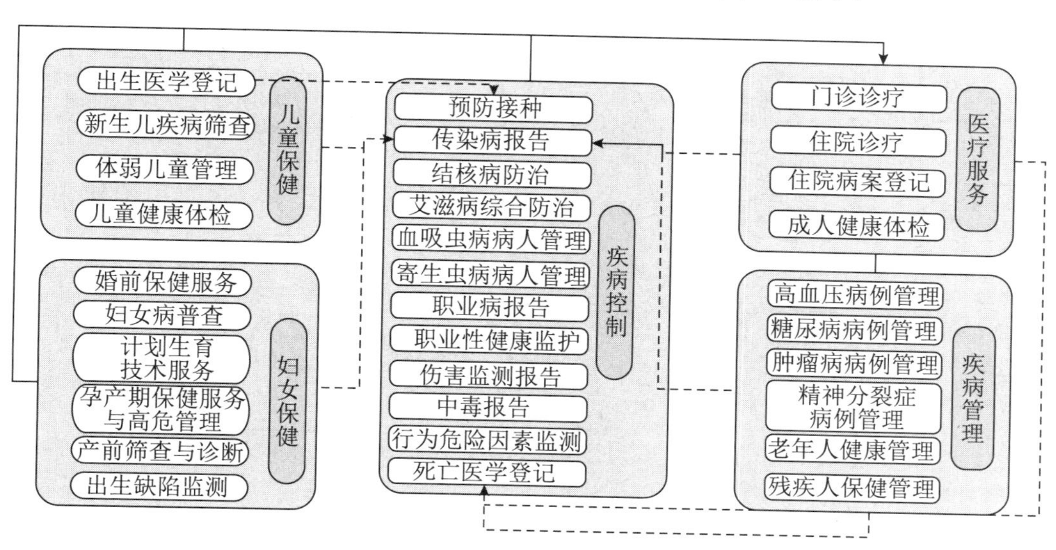

图 9-3　电子健康档案的内容结构

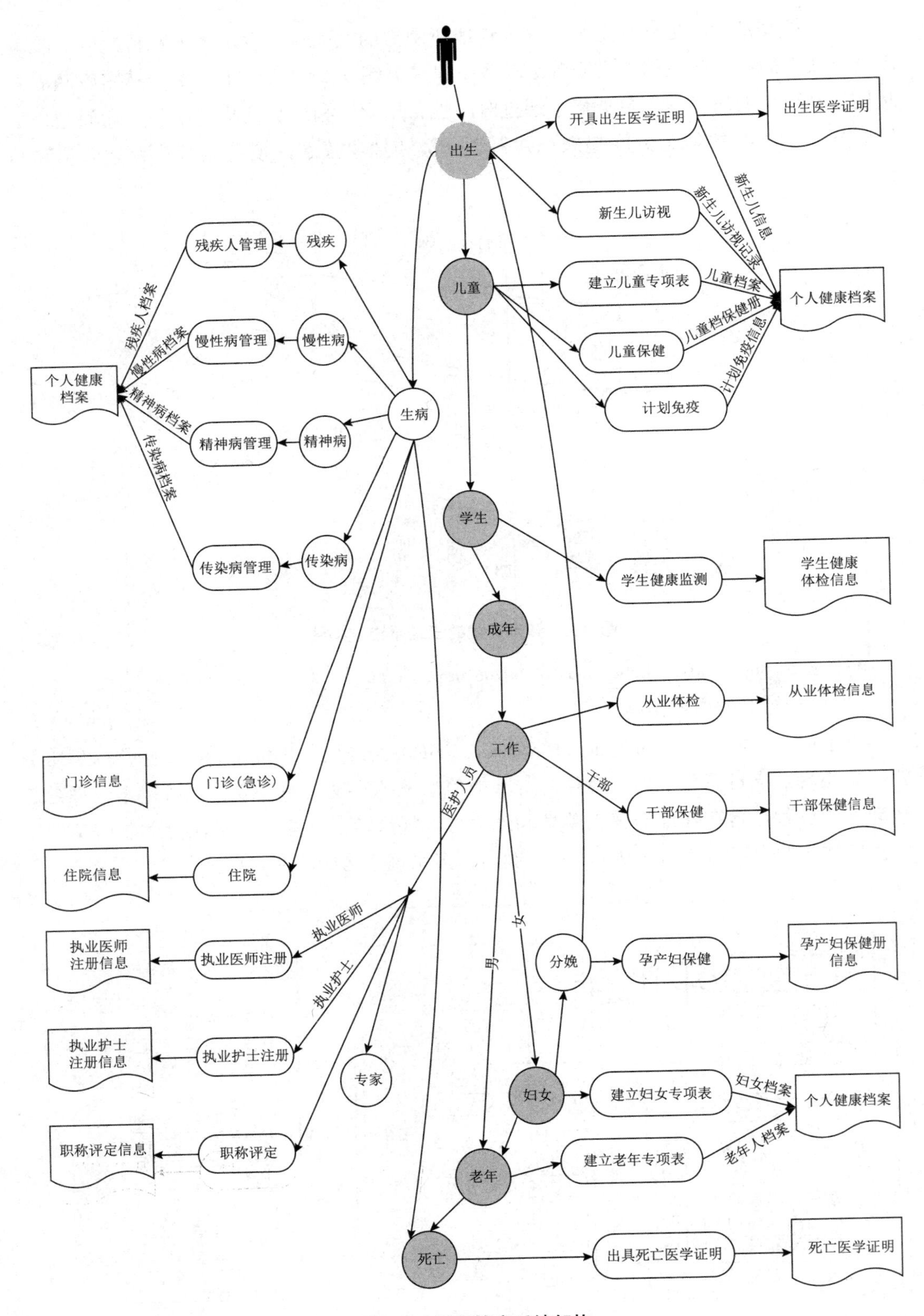

图 9-4　健康档案系统架构

2. 电子健康档案记录模式

电子健康档案有两种模式：POMR（problem-oriented medical record，以问题为导向的病历）和预防导向健康服务记录。POMR 包括基础资料、问题描述、健康问题随访记录、转会诊记录等。预防导向健康服务记录包括周期性健康检查、预防接种、儿童生长与发育评价、管理对象教育、危险因素筛查及评价等。

POMR 是由 L.L.Weed 教授于 1968 年提出的医疗记录方式，其整理病史资料的原则体现了健康的全面性、综合性和连续性。POMR 由以下部分组成：现病史、既往病史、个人史、家庭史、体检结果、诊断和医嘱等。

（1）家庭背景资料包括：家庭结构、人口学资料（数量、性别、职业、文化、种族）、经济 / 资源状况、重要生活事件、家庭问题。可用家庭图表或家系图整理，提供相关信息，涉及健康问题。

（2）基础资料。根据基础数据，健康管理者可以根据服务对象的健康问题特点，对其进行合理的评价，并制定相应的应对措施。基础资料的整理按如下 SOAP 的方式进行：

S：主观资料（subject）。该内容主要涉及服务对象健康问题的病史和重要问题的描述性资料，从服务对象角度阐述症状或感觉，包括疾病、症状、体征、生物性、社会性、心因性、行为等方面。

O：客观资料（object）。健康管理人员通过观察、问卷、体检和仪器设备收集的实际资料，包括行为、体格检查、实验室检查资料和病理生理学资料等。

A：评估（assessment）。健康评估是健康管理人员根据主客观资料提供的证据所做的风险评估，旨在发现健康危险因素，评估健康状况和疾病发生的概率，评估健康年龄和可能改善的空间等。

P：计划（plan）。用于健康问题的干预，包括健康教育、行为干预。

（3）问题目录。问题目录是健康档案和就诊记录的总结，应放在显著位置，让健康管理人员能够快速浏览并了解服务对象的全部健康问题。

（4）进展记录。与问题目录相结合，按时间顺序记录健康状况发展与演变情况，其重要性在于反映对服务对象的持续性照顾。

POMR 是一种全面、连续、开放的记录方式，能反映服务对象的健康问题及其发展变化过程。其目录简洁明了，有助于预测未来的健康问题，为健康管理人员提供决策依据。同时，POMR 也体现了信息共享和团队合作，能够快速准确地将服务对象的健康信息传达给所有管理人员。

3. 电子健康档案作用

通过使用标准化、数字化的病历，健康信息的管理将得到极大的改善，使其更加方便、快捷、安全地融入医疗卫生机构的日常诊疗工作之中。不断积累和动态更新的电子健康记录，可以帮助医疗机构全面了解居民的健康情况，及时检测出重大疾病或健康问题，筛查高危人群，开展有针对性的防控，实现预防为主，健康促进。完善的电子健康档案能够及时有效地提供不同类型的病例数据，有助于卫生主管部门对居民健康水平、医疗费用负担、卫生服务质量与效益进行评估，从而为区域卫生规划、卫生政策制定、突发公共卫生事件应急处置等提供科学依据。

9.3.2 健康档案类别

健康档案包括个人健康档案、家庭健康档案和社区健康档案三类。

1. 个人健康档案

个人健康档案是个体从出生到死亡全过程中，身体健康状态的演变和获得的各种保健服务的总和。该系统包含了两大类：一是以问题为导向的健康问题记录，二是以预防为导向的健康服务记录。

1）以问题为导向的健康问题记录

以问题为导向的健康记录通常包括个人基础资料、健康问题描述、健康问题随访记录、转会诊记录。

个人基础资料。包括：①个人的人口学资料，如年龄、性别、受教育程度、职业、婚姻状况、种族、社会经济状况、家庭状况及家庭重大事件等；②健康行为资料，如吸烟、酗酒、运动、饮食习惯、就医行为等；③临床资料，如患者的主诉、过去史、家族史、个人史（药物过敏史、月经史、生育史等）、各种检查及结果、临床心理精神评估资料等。

健康问题描述。问题描述是每次服务对象就诊内容的详细资料记录，是 POMR 记录的核心部分，常采用 SOAP 的形式对就诊问题逐一进行描述。

健康问题随访记录。是对一个重大卫生问题的演变过程的一种动态记录，通常用来记录慢性病病人的病情，包括症状、体征、辅助检查、用药、转诊原因等。

转会诊记录。在双向转诊（转出）表格中，病人的基本资料必须与病人的一般资料相符。双向转诊（转回）表中的治疗过程、后续治疗方案和康复推荐等内容，对社区医生有一定的指导意义。

2）以预防为导向的健康服务记录

以预防为导向的记录通常包括预防接种、健康体检记录等。预防接种这项预防服务内容的记录，不仅适用于儿童，对老年人和特定的患者均适用。健康体检，是根据不同性别、年龄、职业，针对社区的主要健康问题和健康危险因素，为个人设计定期健康检查，是健康管理信息的重要来源。

2. 家庭健康档案

家庭健康档案是居民健康档案中的重要组成部分，家庭健康档案内容包括家庭基本资料、家系图、家庭评估资料、家庭主要问题目录及描述、家庭成员的健康记录等。

1）家庭基本资料

家庭基本资料包括家庭各成员的基本资料，如姓名、性别、出生日期、职业、受教育程度、宗教信仰、健康资料等，以及家庭类型、内在结构、居住环境等，家庭基本资料通常放在家庭档案的最前面。

2）家系图

家系图是以绘图的方式来描述家庭结构、医疗史、家庭成员疾病间的遗传联系、家庭关系及家庭重要事件等。该系统能够帮助卫生管理人员迅速获取海量数据，并对其进行评估，是了解家庭生命周期、功能和家庭资源等数据的最佳工具。常用的家系图图例如图 9-5 所示。

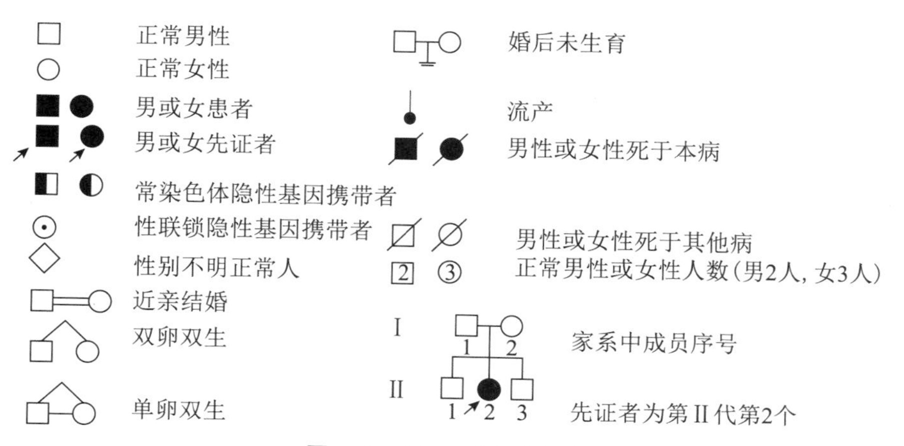

图 9-5　家系图常用表示法

资料来源：https://www.omicsclass.com/article/794.

3）家庭评估资料

家庭评估资料通常包括家庭基本信息、家庭环境、家庭成员基本情况、家庭经济状况以及家庭健康生活等。

家庭基本信息：包括家庭名称、地址和联系电话。

家庭环境：涵盖地理位置、周边环境、居家条件、邻里关系以及社区服务状况。评估时会考虑住所的种类与构造、硬件设施（如住址、交通、购物、文化设施、医院等）和软件环境（社会阶层、文化网络、价值观、犯罪率等）。

家庭成员基本情况：每位成员的姓名、性别、年龄、家庭角色、职业、文化程度、婚姻状况、主要健康问题和宗教信仰。

家庭经济状况：主要经济来源、年均收入、人均收入、年均开支、消费内容、年度积累、消费观念和经济目标。

家庭健康生活：家庭生活周期、家庭生活事件、主要生活方式、家庭健康观念、自我保健方法以及利用卫生资源的途径。

4）家庭主要问题目录及描述

主要记录家庭和家庭生活周期各阶段存在的问题和评价结果，对家庭问题的诊断需要征得同意，具体描述可按 POMR 中的 SOAP 方式。家庭生活周期的划分对社区医生提供以家庭为单位的服务有帮助，可根据不同阶段提出保健指导建议，并记录干预措施。

5）家庭成员的健康记录

在家庭健康档案中，每一个家庭成员应有一份自己的健康资料记录，主要内容同个人健康档案。

3. 社区健康档案

社区健康档案（CHF）是记录社区自身特征和居民健康状况的资料库，用于评价社区居民健康需求，提供协调性卫生保健服务。CHF 主要提供统计分析功能，可由个人健康档案和家庭健康档案自动生成，包括社区基本资料、社区卫生服务资源、社区卫生服务状况、社区居民健康状况等内容。

1）社区基本资料

社区的自然环境。社区健康档案包括社区地理位置、范围、自然气候及环境状况、卫生设施和条件、水源、交通情况、宗教及传统习俗等资料，可用社区地图表示。

社区的经济和组织状况。包括社区居民的人均收入、消费水平、社区的各种组织机构，尤其是与健康服务相关的一些组织和机构，如街道办事处、居委会、健康促进会、志愿者协会等。了解社区的经济和组织状况有利于开展社区健康促进和慢性病管理等服务。

社区动员潜力。是指在社区中，可以调动的人力、物力、财力等资源，用于参与和支持社区居民的卫生服务。通常情况下，这些资源都是由与健康管理有关的人发现和发展的。通过采集社区基础数据，可以帮助卫生管理人员更好地理解其所服务人群的健康状态，从而为医疗机构组织个性化或团队服务提供科学依据。

2）社区卫生服务资源

社区卫生服务资源包括社区卫生服务机构和卫生人力资源状况。社区卫生服务机构包括专业卫生机构，健康管理者需要掌握这些资料，以便开展协调性服务并利用社区资源。社区卫生人力资源包括医务人员和卫生相关人员的数量、年龄结构、职称结构和专业结构等。这些资料可以用图表来展示。

3）社区卫生服务状况

一定时期内的患者就诊原因分类、常见健康问题的种类及构成、门诊量、门诊疾病种类及构成、转会诊病种及转至单位和科室、转会诊率、转会诊的适宜程度分析；家庭病床数、家庭访视人次、家访原因、家庭问题分类及处理情况；住院情况统计，包括住院率、患病种类及构成、住院时间等。

4）社区居民健康状况

（1）社区人口学资料。包括社区的总人口数、出生率、死亡率、人口自然增长率、平均寿命、人口负担系数，以及年龄、性别、职业、受教育程度、文化、婚姻、种族等人口学因素构成比例。人口数量是反映社区居民健康状况的重要指标，人口构成可以按性别、年龄、文化、职业等进行计算，其中最基本的是人口的性别年龄构成。此类资料可用图表的形式来反映。

（2）社区患病资料。包括社区人群的发病率、患病率、社区疾病谱等内容。

（3）社区死亡资料。常用的死亡指标有死亡率、社区死因谱、婴儿死亡率、特殊人群死亡率、社区死亡顺位等。

（4）危险因素调查、评估与干预。采用问卷调查、个人健康记录等多种形式，对社区居民进行风险因素评价，并制定相应的干预措施和方法，以期对社区居民进行有效的警示，促使他们改变不良生活方式、行为习惯，促进他们的健康发展。

9.4 健康管理信息化

9.4.1 健康管理信息化的概念与作用

1. 健康管理信息化的概念

健康管理信息化是利用信息技术收集和管理个体健康数据，包括基本数据、行为方式、生理指标、体检检测、医疗服务、预防保健等数据，形成健康档案，进行健康评估，制定个性化健康干预计划与实施方案，持续进行健康管理。它可以帮助人们更方便地获取健康服务信息，促进人们的健康。实现健康管理信息化可以通过建立个人健康档案和实现健康风险评估自动化等措施。

2. 健康管理信息化的作用

传统健康管理模式数据繁多，已无法满足人们对健康的关注。随着计算机技术的发展，健康管理信息系统越来越普及，成为健康管理的必要手段。健康管理信息化能提高健康管理质量和效率，规范健康管理，建立完整的健康档案系统，进行数据收集、风险评估、健康干预、效果评价等系统性健康管理循环。信息化手段能更广范围、更多路径、更快速度收集健康信息，完成大批量数据运算和智能算法的健康风险评估，为健康管理评估与干预提供支撑。能形成具体的健康干预计划与实施方案，实时评估干预效果和修正干预方案。健康管理信息化还能促进个人健康自我管理，改善健康管理的软硬件环境，使面向大众的健康信息化产品大量出现。信息化技术的应用使人们更方便获得大量健康知识和技能，提高健康信息资源的管理和利用水平，方便获得健康服务信息，强化个体对健康信息的关注，全面促进个人健康自我管理能力与效果。

9.4.2 健康管理信息系统

健康管理信息系统是定制开发的健康管理信息化人机系统，基于健康档案，收集个人健康信息，通过风险评估模型分析计算，评估个人健康状况、患病危险，预测个人健康发展趋势。根据评估结果，生成个人健康干预计划和实施方案，获取干预数据并评估干预效果。健康管理信息系统的主要功能如图 9-6 所示。

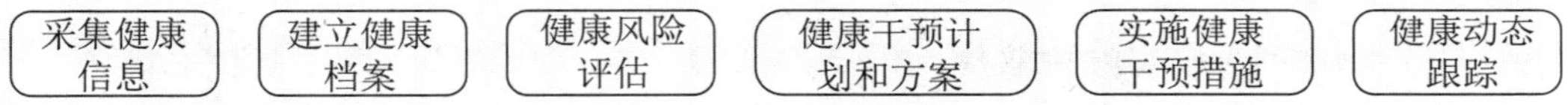

采集健康信息 | 建立健康档案 | 健康风险评估 | 健康干预计划和方案 | 实施健康干预措施 | 健康动态跟踪

图 9-6 健康管理信息系统的主要功能

1. 健康信息收集

健康管理信息系统中的个体健康信息主要来源于4个方面：

一是卫生服务记录信息，这些信息通常来自医院、诊所、社区卫生服务中心等医疗机构。它们记录了患者在这些机构中的就诊历史，包括门诊记录、住院时间、住院诊断、住院期间的检查结果等。这些信息可以通过标准化的网络接口从医院信息系统（HIS）、实验室信息系统（LIS）、影像归档和通信系统（PACS）或区域网络共享平台上自动获取。

二是体检信息，这些信息通常来自体检机构或健康管理机构。它们记录了受检者在这些机构接受的体检数据，例如身高、体重、血压、心电图等。

三是问卷数据收集，这些信息通常通过健康管理系统终端设备自动收集。系统会根据预设的问卷，向个体发送调查问卷，并自动收集受访者的健康行为数据。同时，也可以运用网络进行远程在线填报，例如使用可穿戴设备和移动信息技术将所采集的健康数据实时传至数据处理中心。

四是健康管理人员对健康信息的维护与更新，根据管理对象的服务方式、健康管理内容及服务效果记录等信息，对健康管理信息系统中相应的数据进行维护和更新。

2. 健康风险评估

健康风险评估是健康管理信息系统的重要功能。管理系统基于一系列健康风险评估模型，包括运动、营养、心理、慢性病、整体健康状况等风险评估模型。健康管理信息系统通过电子健康档案和问卷信息，运用数学建模，对未来患病的概率进行量化，并确定风险等级。常用的评估模型见表9-1。

表9-1　常用的评估模型

序号	模型名称	序号	模型名称
1	BMI 模型	11	吸烟指数模型
2	饮酒指数模型	12	运动状况评价模型
3	膳食营养平衡评价模型	13	社会支持评定量表模型
4	BMI 作肥胖的诊断模型	14	腰围作肥胖的诊断模型
5	高血压诊断模型	15	高血压高危因素判断模型
6	糖尿病诊断模型	16	糖尿病高危因素判断模型
7	血脂异常诊断模型	17	冠心病发病危险度评估模型
8	缺血性脑卒发病危险度评估模型	18	脑卒中高危人群筛查模型
9	肺癌发病风险评估模型	19	糖尿病发病风险评估模型
10	整体健康风险评估模型	20	生活质量自评量表

每个模型包括原始数据及评价标准，运用编程完成自动评估，得出健康风险评估结

果。常用评估内容有总体健康状况、生活方式和行为、营养膳食、运动保健、心理卫生与社会适应、中医体质辨识和疾病风险预测等。风险评估结果形式为健康风险评估报告，包括个人健康信息汇总报告、疾病风险评估报告（如缺血性心血管疾病评估报告、糖尿病风险评估报告等）、健康促进与指导信息报告、健康生活方式评估报告、危险因素重点提示、个性化膳食和运动处方等。图 9-7 为缺血性心血管病 10 年发病危险度评估模型（男），图 9-8 为 10 年缺血性心血管病绝对危险参考标准。

3. 健康干预

健康干预是针对不同人群的健康危险因素进行全面监测、分析、评估、预测、干预和维护的全过程，目的在于引导人群建立健康的生活方式，纠正不良行为，建立健康干预管理信息化，形成防病观念。个人健康干预系统根据风险评估结果提供运动、饮食、心理等方面的建议方案，并通过互联网开展健康宣教和在线健康管理等服务。

年龄	○35～39	○40～44	○45～49	○50～54	○55～59
分值	0	1	2	3	4

收缩压(mmHg)	○<120	○120～129	○130～139	○140～159	○160～179	○≥180
分值	-2	0	1	2	5	8

体重指数(kg/m²)	○<24	○24-27.9	○>28
分值	0	1	2

总胆固醇(mg/dl)	○160-179	○≥180
分值	0	1

吸烟	○否	○是
分值	0	1

糖尿病(mg/dl)	○否	○是
分值	0	1

图 9-7　缺血性心血管病 10 年发病危险度评估模型（男）

资料来源：《中华心血管病杂志》2003 年 12 月第 12 期。

10年ICVD绝对危险参考标准

男		
年龄(岁)	平均危险	最低危险
35～39	1.0	0.3
40～44	1.4	0.4
45～49	1.9	0.5
50～54	2.6	0.7
55～59	3.6	1.0

总分	≤-1	0	1	2	3	4	5	6	7	8	9	10	11	12	13	14	15	16	≥17
10年ICVD危险(%)	0.3	0.5	0.6	0.8	1.1	1.5	2.1	2.9	3.9	5.4	7.3	9.7	12.8	16.8	21.7	27.7	35.3	44.3	≥52.6

结果解读	第一步：评分； 第二步：求和，将所有分值相加； 第三步：找出绝对风险，根据求和总分查ICVD危险度，最后与参考标准进行比较。
相关解释	应用注意事项： 1、该危险评估表仅适于尚未发生心血管病者。若已经患有心血管病，则再次发生心血管病事件的概率会大大增加。 2、由于本研究的终点事件中未包括心绞痛发病一类事件，所得出的ICVD事件绝对危险比实际危险要低。临床应用时对此应有所考虑。据Framingham资料估计，在40岁以上人群中包括和不包括心绞痛的冠心病事件绝对危险平均相差3%～5%,年龄越大差别越大。 3、本研究人群入组时年龄范围为35～59岁，所得出的预测模型和评估方法应用于此范围之外的其他年龄人群时结果仅供参考。 4、预测模型和评估方法对于那些各种危险因素都是轻中度升高的人最为适合，对于那些人群中并不多见的、多种危险因素都处于很高水平的人会有较大误差。 5、该法仅评估10年内发病危险。对年轻人来说,很多情况下低危是由于年轻所导致的，并不意味着终生低危。这时参考平均危险和最低危险计算相对危险，对于决定是否应予必要的干预更为恰当。

图 9-8　10 年缺血性心血管病（ICVD）绝对危险参考标准

资料来源：《中华心血管病杂志》2003 年 12 月第 12 期。

健康干预信息化一般包括计算机通过算法模型自动根据个人过往健康数据提供健康促进方案和治疗推荐方案，并提供健康管理知识和技能，开展健康宣教；也包含运动、饮食、心理等方面的建议方案，并能够给出可执行的行动方案。

4. 健康数据管理

1）形成健康档案

健康管理系统对个体和群体健康数据进行收集、更新和维护，将体检数据、健康问卷、诊疗记录、生活记录、营养膳食、体能消耗情况、心理状态、健康管理日志按照以问题为导向的医疗记录（POMR）方式形成健康档案，支持日常的健康管理工作。

2）统计分析

通过对比历次数据，包括人员健康状态统计、危险因素统计分析、慢性病管理统计、健康管理工作数量统计等，生成健康状况变化曲线表，让健康管理人员能及时了解发展趋势，及时与管理对象沟通，指导并监督健康管理活动；将服务对象按照危险因素的个数、患病风险水平等方式进行分组；为分组后产生的高风险服务对象制定健康管理处方、确定健康改善目标，并通过短信、电子邮件等方式与服务对象及时沟通。

9.4.3 健康管理信息化发展趋势

1. 向区域共享发展

信息的重要特征是共享性，基础是网络化。互联网技术发展，使健康信息在不同地域、人群快速传输共享，实现三网合一，健康管理信息共享成为趋势，发展跨区域电子健康档案，保证健康信息无处不在。

2. 向便携移动化方向发展

可穿戴健康设备快速发展，能持续测量、监测健康状况，为主流和非主流产品形态提供数据支持。

3. 向智能化方向发展

云存储技术、人工智能等处理海量数据，快速完成数据分析，提供危险评估和风险预测，形成个体化干预方案并执行。实时监控干预过程，修正方案，评估效果。

拓展资料 9-1

9.5 健康管理信息平台

9.5.1 健康管理信息平台构成

1.云计算技术

云计算源于 1988 年，最早由亚马逊提出，核心思想是将网络计算资源统一管理和调度，构成计算资源池，向用户按需提供服务。①

① 蒋君华 . 论云计算的应用价值及面临的挑战 [J]. 科技经济市场，2010，(10).

2. 物联网技术

1）物联网技术基本概念

物联网（internet of things，IoT）是指通过射频识别（radio frequency identification，RFID）、红外感应器、全球定位系统、激光扫描器等信息传感设备，按照约定的协议将物品与互联网相连接，进行信息交换和通信，以实现对物品的智能化识别、定位、跟踪、监控和管理。

2）物联网与智慧医疗

（1）智慧医疗概念。智慧医疗是以医疗云数据中心为核心，应用医疗物联网、数据融合等技术，实现医疗卫生服务和管理最优化的医疗体系。可实现建筑智能化、通信自动化、业务专业化的智慧医疗环境，包括智慧医院信息系统、智慧移动医疗和远程医疗、智慧区域医疗、智慧公共卫生服务和管理，以及高度智能化的卫生决策和监管。①

（2）智慧医疗体系架构。智慧医疗体系分为感知层、网络层、平台层和应用层 4 层，如图 9-9 所示。

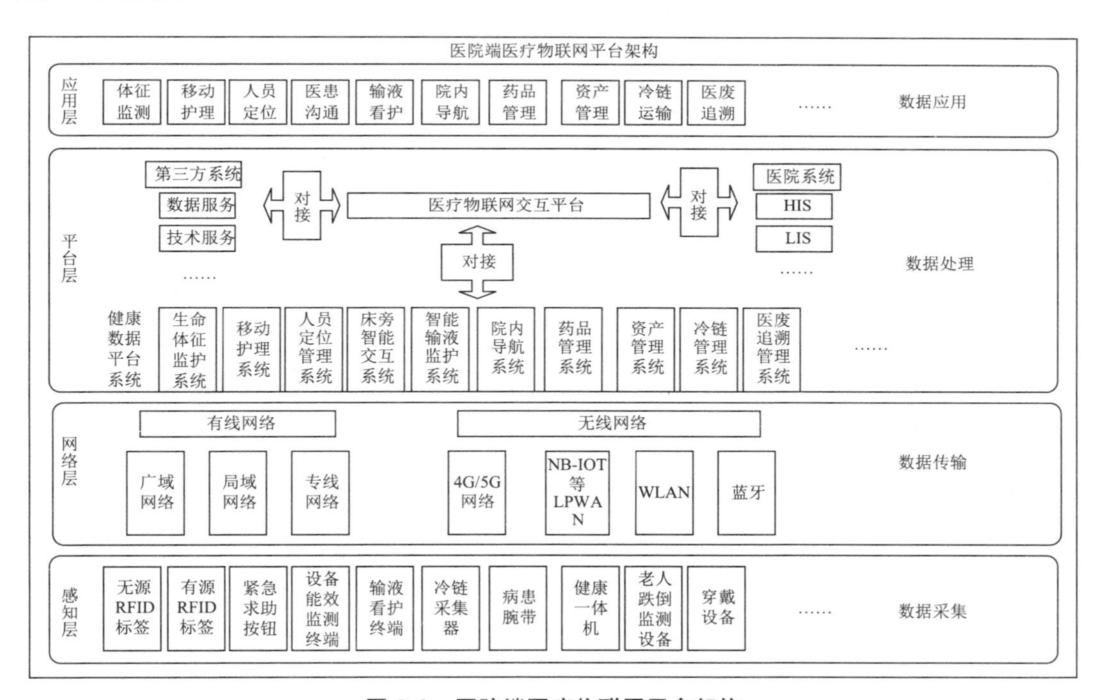

图 9-9　医院端医疗物联网平台架构

感知层通过传感器和传感网关，实现对象识别和资源采集，解决信息获取问题。

网络层负责解决远距离传输问题，② 主要功能是利用网络实现物联网的数据传输，重点是实现物与物的通信、智能自动寻址、自适应移动组网，实现数据的实时传输。

应用层处理网络层传输的数据，是物联网和用户的接口，解决人机界面和数据处理

① 李洁 . 数字鸿沟背景下中国“智慧医疗”的发展 [J]. 电子政务，2018，(2).

② 胡新丽 . 物联网框架下的智慧医疗体系架构模型构建——以武汉智慧医疗为例 [J]. 电子政务，2013，(12).

问题，与机构需求结合实现部分机构和领域的应用。医疗应用中，物联网利用云计算实现数据处理和应用，共享医院数据，实现电子病历通用。应用层包括医疗健康服务机构和健康云平台，提供智慧医疗公众访问平台，监测居民健康状况，提供健康咨询等服务。云平台包括智慧云服务平台和智慧云数据中心，实现医疗数据采集、交换和整合，建立智慧医疗数据中心，可完成医疗机构相关信息的整合，支撑居民健康信息共享，辅助管理者进行有效决策。

3）物联网技术在智慧医疗中的应用

物联网在智慧医疗中的应用包括健康管理、医疗物资管理和医疗过程管理。

（1）健康管理。

居民健康管理：居民健康管理包括健康指标监测、智能预警、居民健康档案、健康常识等，采用物联网技术，通过体检、评估、预防、咨询等方式进行数字化健康干预，及时监测慢性病患者身体指标变化，实现健康促进和早期预防。远程医疗监护利用物联网技术，构建以患者为中心的远程会诊和持续监护服务体系，监测生命体征，为患者提供医疗服务。医疗物联网的应用可缓解看病难、住院难等问题。

（2）医疗物资管理。

医疗设备管理：RFID 标识可帮助管理，在无线网络下，移动设备可实时完成设备标识、定位、管理、监控及清核，实现大型医疗设备的充分利用和高度共享，降低医疗成本。

药品管理：正规药品配有 RFID 标识码，可判断真伪与生产信息。质量问题需召回或搜寻购买者，厂家可通过物联网后台跟踪定位。

医疗器材管理：对医疗器材进行标识和跟踪管理，涵盖打包、消毒、存储、发放、使用和回收过程。①

医疗废弃物监管：在医疗垃圾车上安装定位标签，设置标签可运行区域。违规越界时，定位系统实时报警并记录轨迹，快速确认交叉感染范围，并可追溯接触人员，防止被不法商贩二次使用。

（3）医疗过程管理。

患者管理：RFID 腕带用于患者管理，尤其是老弱病残和特殊病人。紧急情况下，标签上的紧急按钮可呼救。例如，急诊患者无法取得家属联系等情况下，RFID 技术可高效确认身份信息，完成入院手续，争取治疗时间。

母婴管理：在产科出入口布置固定式读写器，当护士、产妇和婴儿通过时，先读取识别卡或者腕带，身份确认无误后房门才能打开，所有的身份信息及出入时间记入数据库，从而防止婴儿抱错。

血液管理：将 RFID 技术应用到血液管理中，通过非接触式识别，能够有效避免条形码容量小的弊端，减少血液污染，实现多目标识别，提高数据采集效率。

医护管理：RFID 技术减少手写数据和口头交接，降低护理人员文书作业时间，快速记录精准正确的病历数据，提升医疗质量。

---

① 曹博．物联网技术在智能医疗中的应用 [J]. 数字技术与应用，2023，41(8).

3. 平台架构

健康医疗大数据平台架构如图 9-10 所示。

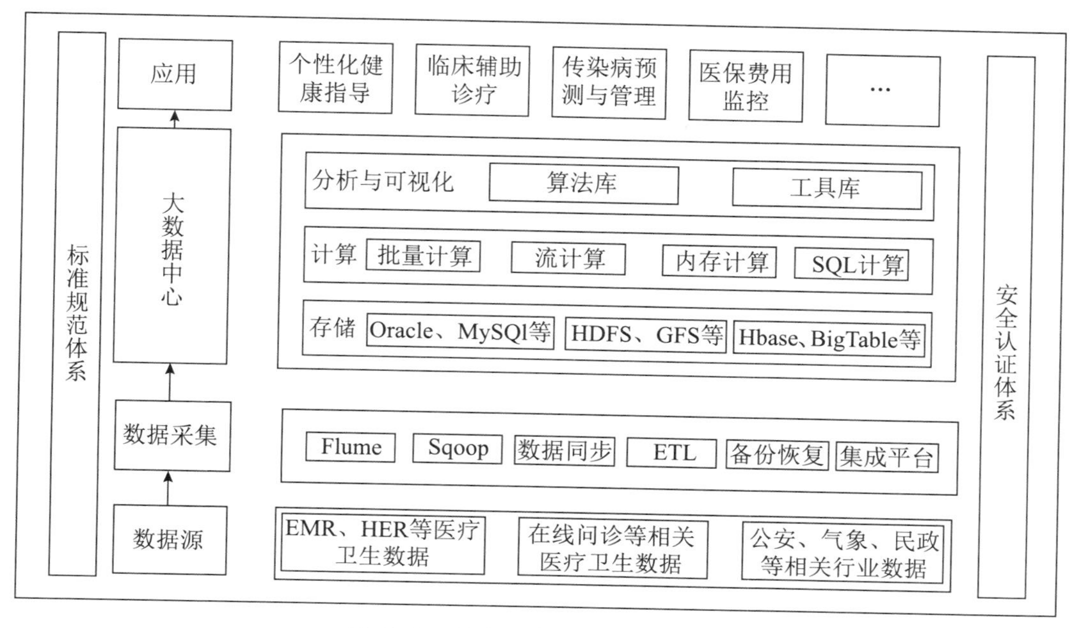

图 9-10　健康医疗大数据平台架构

4. 平台组成

健康医疗大数据平台包括数据源层、数据采集层、大数据中心、应用层以及标准规范体系和安全认证体系。

1）数据源层

健康医疗大数据平台所涉及的数据主要来源于医疗卫生机构、相关医疗卫生机构以及相关行业机构。

（1）医疗卫生机构。医疗卫生机构、公共卫生领域和区域全民健康信息平台是健康医疗大数据的主要来源。

（2）相关医疗卫生机构。相关医疗机构也是健康医疗大数据的重要来源，如基因测序公司、互联网医疗公司和健康监测设备运营商等。

（3）相关行业机构。健康医疗与银行、公安、气象、民政、农业等行业有密切联系，需采集相关数据为健康医疗大数据分析奠定基础。

2）数据采集

数据采集层支持多源异构和分布信息系统，实现对目标数据源的数据项采集，支持多种标准的传输接口和多种格式的数据接入。

3）大数据中心

大数据中心是健康医疗大数据平台的核心技术层，数据采集层采集数据并汇集到大数据中心形成业务数据库，大数据中心对数据库中的数据进行处理，基本处理功能包括数据整合、数据自动化处理、数据安全性。

4）应用层

健康医疗大数据应用广泛，包括个性化健康指导、临床辅助诊疗、传染病预测与管理等。其应用对象包括个人、医疗卫生机构、公共卫生机构、卫生健康行政机构、医药生产经营企业、医疗保险机构等。

5）标准规范体系

标准规范体系是健康医疗大数据平台的重要保障，平台搭建主要参照 HL7 CDA 文档、术语标准等相关标准，例如《中国卫生信息数据元值域代码》《电子病历基本数据集》《电子健康档案基本数据集》、LOINC 等。

6）安全认证体系

安全认证体系贯穿于整个健康医疗大数据体系中，包括数据安全、应用服务安全、架构安全、认证鉴权和隐私安全等方面。

9.5.2 健康管理信息平台功能

1. 数据采集

健康医疗大数据平台支持多源异构、分布信息系统目标数据源的数据采集，支持多种标准接口和数据格式。主要采集医疗卫生机构、相关医疗卫生机构和相关行业机构的数据，数据采集范围包含但不限于：① HIS，患者（含门诊、住院）的基本信息、就诊情况、病历、诊断、医嘱、用药、耗材、手术、输血、检查、检验等信息；② EMR，门诊患者的门诊病历，住院患者的入院病历、病程、术前讨论、术后情况、出院小结、会诊记录等全部文书；③病案首页，包括临床首页和编目首页，以及临床随访和病案随访数据、经济数据、部分院外诊疗数据；④护理，包括护理首页、护理评估、护理记录、护理措施、危重记录、体征、PICC、置管等；⑤手术麻醉，包括麻醉记录单、手术记录单、监控仪器数据；⑥ HER，高血压患者健康管理、高血压随访、高血压用药、重性精神疾病患者管理、重性精神疾病患者随访等；⑦疾病预防控制，包括预防接种信息、结核病患者病案记录信息、流行性脑脊髓膜炎个案调查表信息、包虫病患者信息登记表信息、疟疾病例流行病学个案调查表信息、全国血吸虫病监测点基本情况调查表信息等；⑧基因测序数据；⑨网络数据，包括在线问诊复诊网络数据、健康监测设备运营商存储的自我量化大数据、互联网搜索数据等；⑩公安、气象、经信等其他行业数据。[①]

2. 数据分析

数据分析三个阶段：计算、分析和可视化。利用技术结合业务逻辑和算法实现海量数据离线、在线分析处理。分析包括统计、数据挖掘、人工智能等，形成分析模型库。数据可视化以直观方式显示分析结果，可交互式处理，应用于业务活动。

3. 数据应用

健康医疗大数据与业务场景结合，利用统计挖掘方法，生成有价值的数据结果，辅

① 冯晨阳，刘迷迷，刘强，等．大数据背景下医院数据质量评价模型及监控管理模式探索 [J]. 医学信息学杂志，2022，43(7).

助规律发现、流程优化、业务价值创新。例如，基于电子健康档案、移动设备监测、个人体征数据等，提供个性化健康管理服务；利用大数据应用完成疾病从早期预测到结束诊疗的全过程辅助；通过中医证候与症状分析、中医辨证论治等大数据应用，辅助中医疾病诊疗。①

4. 平台维护

1）数据管理

健康医疗大数据平台应具备数据管理功能，包括对元数据、主数据、资源目录、数据质量、数据备份与恢复等进行有效管理。

2）安全管理

用户管理：通过用户管理，我们可以规范用户对健康医疗大数据平台的使用行为，根据用户的组织机构设置相应的用户组和对应的用户。

权限管理：不同用户应有不同权限，使用不同信息路由路径，以确保平台的安全、可靠和稳定。平台应从不同角度进行权限管理，包括功能、数据集、管理范围和记录权限。

审计追踪：审计追踪的内容包括用户关键操作，例如登录、退出、权限变更、访问行为和重要系统命令使用等，以及内部数据访问行为。

3）日志管理

健康医疗大数据平台应有日志管理功能，生成日志文件，记录日常运行信息、数据包和文件信息、系统出错提示等，跟踪数据交换后的所有操作，提高系统安全性，跟踪非法和越权操作，统计接口频度。

4）运行监控

通过监控画面，系统管理员可以及时地发现网络故障及平台运行的异常情况，通过平台提供的相关工具进行处理。

5）配置管理

健康医疗大数据平台维护复杂，需要智能维护，包括自动更新、参数设置和个性化服务等功能。

9.6 健康管理信息安全

9.6.1 电子健康档案数据安全

随着健康医疗大数据的爆发式增长和区域协同医疗服务体系的推进发展，电子健康档案的信息安全和隐私保护面临极大挑战。

1. 电子健康档案数据安全问题

电子健康档案包含个人信息，如电话、家庭住址等，上传至云端网络以保障安全，但云端服务商存在半透明性，可能造成个人信息泄露。同时，电子健康档案在进行数据

① 黄竹青，陈敏. 健康医疗大数据应用体系架构及推广建议 [J]. 医学信息学杂志，2018，39(8).

统计和发布过程中，因网络问题可能出现信息发布不同步，容易被不法分子攻击获取个人信息，导致信息泄露。

2. 电子健康档案数据安全对策

云端应完善数据安全体系并加强数据安全管理，例如采用安全技术完善的云计算产品、使用虚拟隔离技术、采用可信的数据执行技术、增强信息技术安全认证等，以提高云端数据平台的安全性。①

加强电子健康档案管理体系，对电子卫生档案进行规范化的归档，利用电脑技术评估电子卫生档案管理的效果。在此过程中，也要对医学诊疗的标准、操作等进行不断的规范化，以推动目前有关管理工作的顺利开展。

规范管理制度，管理电子健康档案者应制定安全制度，加强内部管理体系，构建内部网络安全监控体系，提高网络安全性。同时应有相应认证机构来保障电子健康档案的安全性和有效性，确保其具有法律效应。

9.6.2 电子病历数据安全

电子病历中所存储的信息涉及个人隐私，只有医生、个体和获得授权的人需要了解时才能够完整、准确、快速地获取。

1. 电子病历数据安全问题

法律效力问题，我国已颁布《电子病历基本规范（试行）》《电子病历系统功能规范（试行）》和《卫生系统电子认证服务管理办法（试行）》，但电子病历立法不完善，如合法性、法律层面的证据效力、信息泄露的责任认定等规定不明确。此外，《医疗机构病历管理规定》《医疗事故处理条例》《病历书写基本规范》之间还未形成较好的衔接，导致电子病历在实践应用中的法律效力受到质疑。

制度保障问题，在电子病历制度保障方面主要涉及电子病历的管理，电子病历管理又包括制度管理及安全管理。制度管理方面需要完善制度保障和监管体系，我国实行电子病历规范化管理较晚，因此我国电子病历的管理出现制度缺失、监管不力等诸多问题；安全管理方面医务人员对网络安全的重视程度有待加强，电子病历反映的是患者在医院就诊时的整个诊疗过程记录，这就要求病历信息如实反映患者的真实情况，不能通过复制粘贴提高病历输入效率，导致病历内容真实性无法保证，同时应明确医院质量控制人员责任，落实院内各级质控监督机制。②

电子病历安全机制问题，包括：①身份认证易被攻破，采用用户名密码方式。②数据存储不安全，明文保存在后台服务器上，某些人可访问。③数据传输未加密。④数据加密机制缺乏。

实践层问题，包括：①电子病历系统崩溃导致混乱。操作存储方便，标准化规范化，但系统崩溃引起混乱。②数据二次利用风险大。患者信息被复制、泄露、贩卖，侵权范

---

① 戴玲，彭延国，彭长根 . 大数据环境下的电子档案信息安全问题及对策 [J]. 兰台世界，2015，(29).

② 刘金芳 . 我国电子病历面临的信息安全风险 [J]. 信息安全与技术，2014，5(3).

围大幅提升。③电子病历具有信息共享性。系统、协议漏洞易受攻击，数据传输易被窃取。④电子病历使公众对自身医疗信息保护具有被动性，公众无权修改或要求删除信息。

2. 电子病历数据安全对策

加强法律制度建设，包括：①加强电子病历安全的法律保障；②完善惩处制度，避免违法却难以追究或惩处不当；③加强执法，严惩破坏电子病历安全的行为；④加强政府统筹指导，推进医疗信息化；⑤加强电子病历系统安全管理的监督和引导，形成标准规范；⑥提供资金支持；⑦营造良好的社会环境，规范网络行为，倡导健康文明的社会文化和网络文化。①

加快建立第三方监管制度，包括：①第三方机构监管电子病历系统服务器，加强电子病历后台服务器安全性和法律证据性；②医疗卫生主管部门要求医院提交电子病历数据备份，以第三方数据作为医疗纠纷参考依据，减少医院违规操作，提高电子病历信息安全。

加强数据安全管理，包括：加强培训，明确权限等级；加强电子病历系统质控，设立独立管理部门和人员，制定日常管理规范。严把技术关，配套设施到位，形成全方位技术保障体系，加强数据库安全管理。加强身份验证，控制访问，防止信息泄密。加强可审计性，跟踪非法用户行为并恢复数据。

做好容灾管理工作，并做好本地备份和异地备份，异地备份可联合其他医疗机构和档案部门实施灾备管理；及时处理突发情况，明确灾难等级制定应急预案，划分责任和优先等级，灾后启动本地或异地备份并及时恢复数据和系统。

重要概念

信息管理　健康档案　POMR　SOAP 记录模式

思考题

1. 健康信息管理的意义是什么？
2. 请介绍健康信息采集途径。
3. 简述健康信息管理的过程。
4. 简述个人健康档案的主要内容。
5. 健康管理信息系统的主要功能有哪些？
6. 试论健康管理信息化发展趋势。

即测即练

① 刘金芳．我国电子病历面临的信息安全风险 [J]. 信息安全与技术，2014，5(3).

第10章 健康管理未来发展趋势与展望

导读

随着全球人口老龄化以及慢性病的快速增长，健康管理已经成为一个越来越重要的话题。伴随着国家“十四五”规划的实施和健康中国建设的深入发展，我国健康管理将迎来难得的发展机遇和新的挑战。[①] 本章以未来健康管理的发展趋势和展望为主线，探讨健康管理当前发展机遇与挑战、未来的发展方向。

知识结构图

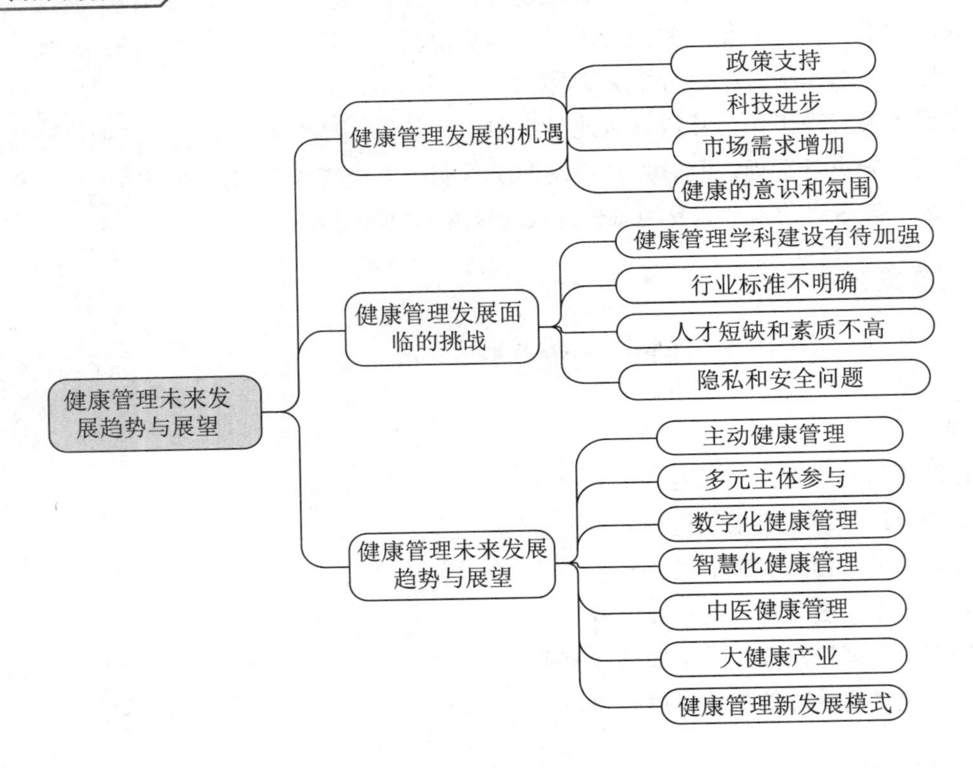

本章重难点

1. 健康管理的发展机遇
2. 健康管理发展面临的挑战

---

① 白书忠，武留信，吴非，等.“十四五”时期我国健康管理发展面临的形势与任务 [J]. 中华健康管理学杂志，2021，15(1)：3-6.

3. 大健康产业的行业概况
4. 健康管理未来发展趋势
5. 健康管理新发展模式

10.1 健康管理发展的机遇

10.1.1 政策支持

随着人们生活水平的提高和医疗技术的不断进步，人们对健康的关注程度越来越高。同时，人口老龄化、慢性病和疾病防控等问题也日益突出，对健康管理服务的需求也越来越大。因此，为了保障人民的健康权益并提高国民的健康水平，各国政府纷纷出台了健康管理服务政策。这些政策的实施不仅有助于促进经济社会发展，也能够为人民提供更好的健康保障。

政府在健康管理方面的政策支持是健康管理行业发展的重要推动力之一。从国家层面透过各项政策、法律、法规等文件的制定与实施，可以为健康管理行业提供支持和保障，带来更多的机遇。

自 2010 年以来，国家以及政府有关部门相继出台《国务院关于促进健康服务业发展的若干意见》《“健康中国 2030”规划纲要》《健康中国行动（2019—2030 年）》《促进健康产业高质量发展的行动纲要》《中华人民共和国基本医疗卫生与健康促进法》（以下简称《基本医疗卫生与健康促进法》）等重要文件，一定程度上促进了健康管理的发展。①

以下列举部分健康管理相关政策：

（1）《“健康中国 2030”规划纲要》。中共中央政治局 2016 年 8 月 26 日召开会议，审议通过“健康中国 2030”规划纲要。纲要提出的 2030 年总目标是：①人民健康水平持续提升。②主要健康危险因素得到有效控制。③健康服务能力大幅提升。④健康产业规模显著扩大。⑤促进健康的制度体系更加完善。有利于健康的政策法律法规体系进一步健全，健康领域治理体系和治理能力基本实现现代化。② 一些具体目标参见图 10-1。

（2）《基本医疗卫生与健康促进法》。2020 年 6 月 1 日，《基本医疗卫生与健康促进法》的公布施行，是推进卫生与健康领域治理体系和治理能力现代化的重要举措。该法是我国卫生与健康领域的第一部基础性、综合性法律，对于推动我国卫生与健康领域法治建设，在卫生与健康工作中落实全面依法治国方略具有基础性和全局性的作用，对于构建中国特色基本医疗卫生制度，全方位全周期保障人民健康，推进健康中国建设具有

---

① 白书忠，田京发，吴非 . 我国健康管理学的发展现状与展望 [J]. 中华健康管理学杂志，2020，14(5)：409-413.

② https://www.gov.cn/zhengce/2016-10/25/content_5124174.htm.

重要意义。①

中共中央、国务院印发的《"健康中国2030"规划纲要》
提出
到2030年
我国主要健康指标进入高收入国家前列

人均预期寿命	达到79岁（2020年人均预期寿命达到77.3岁）
重大慢性病过早死亡率	较2015年下降30%
个人卫生支出占卫生总费用的比重	降至25%左右（目前29.3%）
婴儿死亡率	5.0‰（目前8.1‰）
5岁以下儿童死亡率	6.00‰（目前10.7‰）
孕产妇死亡率	12/10万（目前20.1/10万）
居民健康素养水平	提升至30%
经常参加体育锻炼人数	5.3亿人（2014年为3.6亿人）

图 10-1　2030 年"健康中国"规划目标

10.1.2　科技进步

随着科技的不断进步，健康管理行业也得以发展。相较于过去，现代技术在帮助人们更好地管理和控制健康状况的同时，也为健康管理行业带来更多的机遇。

1. 大数据技术的应用

大数据技术的应用可帮助健康管理行业更有效地收集和处理庞大的健康数据。这些数据集包括患者和健康人群的生物医学特征、临床指标、疾病历史和药物治疗等。如果这些数据能够得到合理有效的分析，将有助于对疾病治疗方式和预防策略提供更准确和更可靠的建议。

2. 互联网技术的应用

互联网技术的应用大大增加了人们获取健康信息的途径。人们可以通过智能手机应用程序、网站、社交媒体、在线诊疗等多种方式来搜索并获得必要的健康信息。这不仅能提高人们对健康的重视，还能充分发挥互联网技术的广泛传播特点，促进医疗资源的普及和均衡分配。

3. 人工智能技术的应用

人工智能技术使健康管理行业更高效和更为准确。机器学习和深度学习等人工智能技术可以让计算机通过对大规模数据的学习和分析产生人类所需的指导和决策。这种技术可以在无法进行人工处理或分析的高效数据中发挥作用，并提取有针对性数据以更好地指导健康管理的客户与患者。

① 我国卫生与健康领域第一部基础性、综合性的法律《中华人民共和国基本医疗卫生与健康促进法》2020 年 6 月 1 日起施行 [J]. 江苏卫生保健，2020（6）：57.

10.1.3 市场需求增加

1. 人口老龄化趋势

随着经济和社会的进步，人民生活条件不断改善，医疗卫生水平不断提高，人口预期寿命不断延长，再加上生育意愿变化等因素导致的生育率下降，使人口年龄构成中老年人口的比重持续上升，人口老龄化成为当前与今后很长一段时期我国社会的一个重要特征。

目前，我国是世界上老年人口数量最多的国家。2019 年，65 岁及以上老年人口达到 1.76 亿人，占世界 65 岁及以上人口的比例超过 1/5，2022 年，我国 65 岁及以上人口数更是达到 2.10 亿。如此庞大的老年人口，必然给我国的经济社会发展带来严峻挑战。因此，习近平总书记在党的十九大报告中指出，实施健康中国战略，积极应对人口老龄化，构建养老、孝老、敬老政策体系和社会环境，加快老龄事业和产业发展。

随着人口老龄化程度的提高，机构的大量预算被用于健康管理，致力于为年长人口提供预防和治疗方案。同时，由于年长人口的医疗服务需求增加，健康管理市场需求自然也会随之增加。

2. 亚健康人群增加

亚健康人群是指身体功能处于亚健康状态，虽然没有明显的疾病，但是身体各系统功能有不同程度的损伤，容易出现疲劳、失眠、头晕、记忆力下降、免疫力下降等症状的人群。据光明网 2022 年 6 月 19 日报道称，我国处于亚健康人数占总人口的 70%，意味着有 9 亿多人处在亚健康状态。

以下人群为亚健康易发群体：

（1）精神负担过重的人；

（2）脑力劳动繁重者；

（3）体力劳动负担比较重的人；

（4）人际关系紧张的人；

（5）长期从事简单、机械化工作的人（缺少外界的沟通和刺激）；

（6）压力大的人；

（7）生活无规律的人；

（8）饮食不平衡、吸烟、酗酒的人。

亚健康人群的增加与健康管理发展有着密切的关系。随着生活压力和生活节奏的加大，人们的健康问题越来越突出，亚健康人群不可避免地增加，这些人需要更为专业的健康管理服务，针对他们的需求，提供定制的综合健康管理方案。健康管理的发展可以帮助人们更好地了解自己的健康状况，及时发现和预防亚健康状态，提高生活质量。同时，健康管理也可以通过科学的健康干预措施，帮助亚健康人群恢复健康状态，降低患病风险。

因此，随着亚健康人群的增加，健康管理的发展也越来越受到重视。通过健康管理，可以提高人们的健康意识和健康素养，促进健康生活方式的养成，减少亚健康状态的发生，提高生活质量，为健康长寿奠定基础。

3. 医疗费用高昂

随着中国经济的不断发展，人们的生活水平也在不断提高，对健康的需求也越来越高。然而，与此同时，中国的医疗费用也在不断攀升，成为人们普遍关注的问题。

拓展资料 10-1

2015—2020 年，我国医院门诊患者的平均医疗费用呈现逐年上升的态势，2020 年，平均医疗费用为 324.4 元，与 2019 年相比增加了 33.6 元；其中，公立医院门诊费用比上年增加 32.60 元，人均 320.2 元；三级甲等医院门诊患者平均住院费用为 373.6 元，与上年相比提高 36.00 元；二级医院的住院患者平均住院费用为 238.4 元，同比提高 23.90 元；一级医院的住院患者平均住院费用为 175.5 元，比上年提高 13.3 元。

医疗费用高昂是人们越来越关注健康管理的原因之一。随着人口老龄化和生活方式的改变，慢性疾病的发病率不断增加，医疗费用不断攀升，与此同时人们对健康的重视程度也不断加深，越来越多的人开始关注如何通过健康管理来降低医疗支出。健康管理强调预防和早期干预，可以帮助人们及时发现健康问题，采取有效措施预防疾病的发生和发展，从而减少医疗费用。

综上所述，医疗费用高昂成为健康管理发展的推力，健康管理可以通过预防和早期干预、提高医疗效率、促进医疗卫生体系的改革和发展等来降低医疗费用，提高医疗质量。

10.1.4 健康的意识和氛围

健康中国，观念先行，预防为要。新冠肺炎疫情发生后，人们深刻意识到了健康的重要性，对自身的健康状况也更加关注，全民的健康、保健意识得到极大提升。主要表现在四个方面："更加关注""更加主动""注重品质""注重预防"，其中"更加关注"是指会主动关注自身和家庭的健康情况，"更加主动"是指会主动汲取健康科普知识，"注重品质"是指更加重视长期健康管理体系，"注重预防"是指防患于未然的理念深入人心，接种疫苗的意愿得到显著提升。

大众健康理念的提升从消费中也可窥探一二，市场研究机构发布的数据显示，2020 年中国医疗保健消费支出总额为 2.458 万亿元，占消费支出总额（41.589 万亿元）的 5.9%。预计医疗保健支出占总支出的份额将在今后五年内保持增长态势，2025 年将占总支出的 6.3%。

1998 年至 2022 年间，中国居民人均医疗保健支出水平总体呈现不断增长状态，2022 年居民人均医疗保健支出金额达到 2 120 元，由此可见居民的健康意识也在不断增强。在"健康意识"迎来觉醒的当下，公众对健康的认知已经从"不得病"到"主动健康"，通过主动寻求健康、高质量的生活方式强化自身健康管理。"健康"正在成为刚需，被广泛认可，越来越多的人愿意为健康付费。

通过多方携手，当前社会的健康氛围不断加强。国家层面，为了适应新的民生需求，提升国民健康水平，为人民群众提供全方位全周期健康服务成为政策的重要发力点；为了满足更多元的健康需求，健康服务机构也在通过增加健康供给，构建高品质健康服务体系，提升健康服务水平；而对普通大众来说，掌握基本的健康知识，培养健康的生活方式，加强自我健康管理也是向健康进阶的应有之义。

10.2 健康管理发展面临的挑战

10.2.1 健康管理学科建设有待加强

健康管理学科并未纳入国家医学学科目录及教育体系，导致大部分健康管理服务机构和科室都是编外机构。此外，健康管理专业也未被列入医学职称系列和医学教育系列，这对学科人才队伍建设造成了严重影响。由于健康服务与管理专业属于新兴专业，各高校都在逐步探索中，缺乏成熟的人才培养模式，因此在人才培养过程中存在着多种问题。①

1. 专业核心竞争力优势不突出

由于不同高校开设健康服务与管理专业的类别不同，其办学依据、办学理念、培养计划等各方面都有很大的差别。此外，其作为一个新兴的专业，目前尚无统一的全国质量标准，这就造成了在培养专业人才核心竞争力方面，缺乏一个统一标准。目前，我国健康管理人才核心竞争力不够，很多知识、技能都与工作实践相脱离，不能适应我国健康管理人才技能提升和专业细分的需求，极大地限制了其专业发展、社会接纳与影响度。

2. 课程体系特色不明显

各个高校健康服务与管理专业人才培养计划相关课程的目标、内容、结构、考核方式等侧重各不相同。然而，专业课程的开设主要涵盖医学、管理学两大模块，缺乏综合性课程，专业特色不明显，不能很好地适应新时代健康模式变化的新要求。此外，由于专业开办时间较短，教育资源有限，多数院校缺乏专业教学相关的特殊设备，在授课过程中无法及时调整教学方式。在实践教学阶段，各高校专业实践教学单位选择也存在显著差异。医学类院校主要集中在医院、社区卫生服务中心等单位，而非医学类院校则主要集中在健康体检中心、保险公司、科技公司等相关单位。

3. 师资队伍结构不合理

近年来，健康服务与管理专业作为新兴领域逐渐兴起，然而，大多院校相关专业都于近一两年才开始开设，导致专职教师队伍难以满足专业发展的需求，特别是高层次的健康服务与管理专业师资匮乏，整体师资力量不足，结构不够合理，缺乏经过专业训练的教师。师资短缺使得一位教师需要同时教授多个学科课程，难以在特定领域取得有影

① 张俊浦，易昌帅 . 高校健康服务与管理专业人才培养存在的问题及培养路径研究 [J]. 吉林省教育学院学报，2022，38(7)：36-40.

响力的成果。此外，本专业的博士学位点有限，无法满足师资提升的需求。在各高校中，健康服务与管理专业普遍存在师资结构不合理的问题。这种情况使得专业教育难以达到理想水平，亟待采取有效措施解决。

10.2.2 行业标准不明确

目前健康管理行业标准尚不完善，缺乏统一的行业标准和规范，给行业的发展带来了一定的挑战。健康管理服务行业的规范和技术缺位，健康管理服务缺少自律和互律的依据，市场秩序呈现某种程度的混乱局面。因健康管理行业的发展尚未完全成熟，行业标准和规范制定不够统一、成体系，行业亟须在标准制定、质量标准、规范、实施和监管方面优化完善。

1. 健康管理服务标准

目前，健康管理服务标准尚不完善，不同机构和企业的健康管理服务标准也存在差异。制定统一的健康管理服务标准，明确服务内容、服务流程、服务质量等方面的要求，可以提高健康管理服务的规范化和标准化水平。首先，不同的医疗机构对于健康管理的服务标准存在较大的差异。其次，不同的企业对于健康管理的服务标准也存在差异。最后，健康管理服务标准的不完善也存在于社会组织和个人中。一些社会组织和个人提供的健康管理服务不够规范和科学，缺乏专业性和可操作性，容易造成误导和误解。

2. 健康管理数据标准

健康管理涉及大量的数据收集、分析和处理工作。但是，由于缺乏统一的数据标准，不同机构和企业采集的数据存在差异，难以进行有效的数据共享和比较分析，个人的健康数据也无法得到有效的管理和利用。为了解决这些问题，我们需要建立统一的数据标准，包括数据格式、数据安全和数据共享等多个方面，制定健康管理数据标准，规范数据的采集、处理和使用，可以提高数据的可比性和有效性。这需要政府、医疗机构和个人共同努力，建立起健康数据的生态系统，实现健康数据的高效管理和利用，从而更好地保障公众的健康。

3. 健康管理人员标准

健康管理行业的从业人员涉及医生、护士、营养师、健康管理师等多个职业。目前这些从业人员缺乏统一的人员标准，不同机构和企业对从业人员的要求也存在差异。制定健康管理人员标准，明确从业人员的职责、资格、培训等方面的要求，可以提高从业人员的专业水平和服务质量。

首先，健康管理人员的职业资格标准不统一。目前，健康管理人员的职业资格标准不仅因国家而异，而且在不同地区和不同机构之间也存在很大的差异。这种不统一的标准导致了健康管理人员的水平参差不齐，从而影响了服务质量和效果。其次，健康管理人员的职业范围不明确。健康管理涉及的领域非常广泛，包括健康评估、健康咨询、疾病预防和康复治疗等多个方面。然而，由于缺乏明确的职业范围，很多健康管理人员并不清楚自己应该从事哪些具体的工作内容，从而导致了工作效率低下和服务质量不高。

再次，健康管理人员的培训和教育不足。最后，健康管理人员的职业素质不高。由于缺乏相关的监管和评估机制，很多健康管理人员存在着不负责任、不专业、不诚信等问题，从而影响了服务质量和效果。

同时，我国对健康管理领域相关政策的规定相对不够完善，例如医师法未包含健康管理师的专业认证，现有法规在保障健康管理服务的安全、规范、标准化方面仍有诸多的空缺。

10.2.3 人才短缺和素质不高

健康管理服务人力资源供需矛盾比较突出，因为我们健康管理人才的学历教育、继续教育、职业教育和岗位能力培训体系到目前为止还没有建立，健康管理师资培训规范性、时效性差，健康管理非医学服务的职业培训严重不足。①

目前健康管理对于人才的吸纳存在一些问题，培养出来的健康管理人才多被其他大健康产业分流，真正从事健康管理服务，基于健康监测与健康评估，为人群提出个性化健康管理对策，进行健康干预与促进的专业人员少之又少。此外，培养出来的健康管理人才缺乏专业实践性，无法胜任健康管理相关岗位的工作，导致健康管理服务机构招收不到与岗位相匹配的人员，出现健康管理服务岗位空缺，涌现出的健康管理人才无法在专业对口岗位就业的矛盾现象。

健康管理人才供给不足的同时，社会对于健康管理人才的需求却在不断增长。《健康与社会》杂志社在 2019 年发布的《中国健康管理岗位白皮书》中指出，中国健康管理人才存在供需矛盾，岗位需求与人才培养不匹配，中国人口老龄化趋势明显，疾病谱和健康需求不断变化，全社会对健康产业和健康管理行业的需求日益增加，但是健康管理人才缺口仍然较大。究其原因主要包含以下方面：

（1）目前，健康管理人才的培养主要还停留在传统的医学、护理等专业。这些专业的教育主要是针对医疗服务本身的理论和实践，对于健康管理市场的开发和运营等方面的知识、技能培养不足，这使得健康管理市场人才短缺的问题愈加突出。

（2）当前，健康管理市场处于发展的初期阶段，缺乏一个成熟的行业标准和规范，对于市场人才的培养也没有明确的要求和指导。因此，许多专业人才缺乏必要的认知和技能，无法满足行业的实际需求。

（3）健康管理市场的发展程度和规模不断波动，其行业收益也表现不稳定，这使得许多人才难以保持持续性的关注和投入。因此，一些有能力的人才在寻求更加稳定的收入来源时，会转向其他行业，造成健康管理市场的人才流失。

10.2.4 隐私和安全问题

目前，大部分健康管理平台都提供了数据加密和备份功能，保证了日常数据的安全

---

① 武留信. 健康管理学科与服务业发展的机遇与挑战 [C]// 浙江医院（Zhejiang Hospital）. 2015 健康管理服务规范化提升国际论坛资料汇编. [出版者不详]，2015：9.

性。同时，为了防止黑客攻击等安全事件对健康管理平台造成破坏，该领域还发展了多种安全技术，如网络安全、安全认证和防火墙等。但是，在实际应用中，这些安全技术仍有许多缺陷和不足，暴露了数据安全问题依然存在的事实。

首先，当前很多健康管理平台的基础设施并不牢固，缺乏完善的数据备份机制和数据恢复机制，当系统出现故障时，健康数据难以得到有效的保护和恢复。其次，当前以数据共享为主的健康管理服务，会涉及大量的个人敏感信息，如年龄、身高、体重等，如果这些信息泄露可能对个人的日常生活产生极大的影响。

随着健康管理数据量的增加，难以避免地面临信息泄露、网络攻击等数据安全的挑战，需要逐步建立规范和标准，确保数据的隐私和安全，在技术及法律层面保障合法权益，维持客户关系的持续稳定。

以下列举一些有关健康管理数据隐私安全问题的案例：

2018 年，美国波特兰市医疗机构发生了一起数据泄露事件，暴露了约 7 000 名患者的个人数据，包括病历、处方和医疗账户信息等。

2020 年，印度一家名为 Indore 的医疗机构遭到黑客攻击，造成 1 600 多份患者数据泄露，包括个人身份证明、病历和医疗记录等。

2021 年，新加坡健康科技局的 COVID-19 检测数据遭到窃取和泄露，涉及 29 万多人的个人数据，包括姓名、身份证号码和测试结果等。

10.3 健康管理未来发展趋势与展望

随着人们健康意识的不断提高和医疗技术的不断进步，健康管理也在不断发展。未来，健康管理将会呈现以下几个发展趋势。

10.3.1 主动健康管理

近年来，我国城乡居民“防未病”的意识增强，主动健康管理日趋显著。主动健康模式是坚持政府主导，充分调动全社会的积极性，强调个人是健康的“第一责任人”，以信息学和生物组学等新技术为支撑，推行健康生活方式，有效监测和干预健康危险因素，促进全民健康的健康管理新模式。

1. 主动健康管理模式的构建

（1）提升“主动健康管理素养”。提升健康管理素养是提高全民健康水平最根本、最经济、最有效的措施，也是推行主动健康管理模式的基石。健康管理服务行业和医疗行业紧密相关，但健康管理行业的服务覆盖面更为广泛，不仅为住院患者提供相应服务，更为健康和亚健康人群提供筛查及干预等相应健康管理性质的服务。提升居民的健康素养，不仅需要提升群众的综合健康素质，更需要提升医疗卫生从业人员的健康素养，即将健康素养纳入从业人员的执业准入和职业晋升的评价考核中。

（2）精准预测“健康风险”。健康风险指在人的生命过程中，因诸多因素导致疾病、伤残以及健康损失的可能性。世界卫生组织（WHO）使用了“伤残调整寿命年（DALY）”的度量单位，健康风险所致的 DALY 越大，表明对公众健康的不良影响越严重。政府部门应在医疗机构和健康管理机构沟通的基础上，加强信息调研和数据收集，对健康风险和其不良影响进行评估，并积极制定政策与措施减少或者根除对应的健康风险。

（3）智能预警“健康事件”。主动健康管理旨在覆盖所有社会群体，围绕个人的全生命周期不断运行，实行动态性管理，借助大数据、人工智能等技术，打造健康数据中心、集中式、远程化的“数字监测系统”，通过科技手段分析健康事件，提前预警和预测并减少风险因素，从而实现有效防控。

（4）有效干预“健康结局”。对个体或群体的健康状况进行评价是实施有效健康干预的关键过程。为了达到最大化效果，公共卫生类的有效干预方式需要在不同社会层面得以应用。为了增强干预的有效性，需要在各个层面上采用最能达到预期结果的干预措施；在规划不同层次群体接受度的基础上，考虑不同的干预措施和项目的有效性，以确保健康干预的成功实施。

（5）全面提升“健康水平”。重点强调要加强主动健康管理教育，鼓励积极开展主动健康管理服务，促进主动健康监测及调控、探索新型主动健康管理服务模式及开发服务共享云平台等应用，全面提高居民健康水平，促进全民健康。

主动健康管理发展维度参见图 10-2。

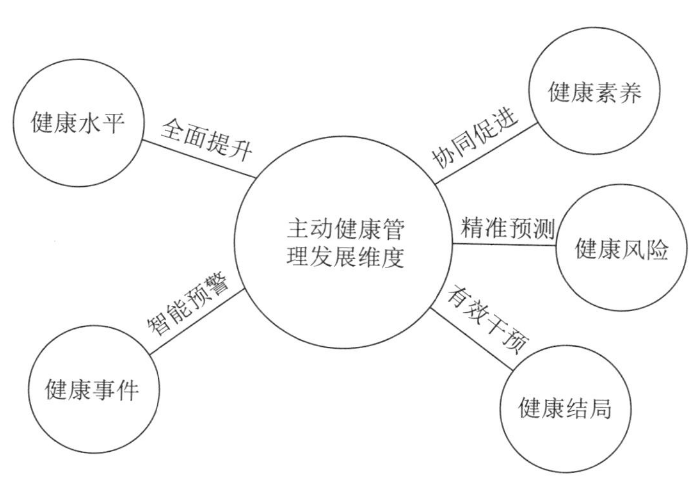

图 10-2　主动健康管理发展维度

2. 主动健康管理服务特点

（1）便捷式。主动健康管理服务需要面向社区，结合相关机构组织，发展并运用专业快捷的服务模式自动采集健康信息、实时干预健康风险。同时，便捷的健康管理模式会帮助公民健康知识的普及和健康素质的提升，提高居民参与主动健康管理的积极性，促进全民健康的全面发展。

（2）定制化。全面的主动健康管理模式需要为各个地域和年龄段的居民提供定制化服务。因此，健康管理服务需要配合当地相关部门，结合各地的社会差异，切身考虑受众群体的多样性需求，做到因人而异、因地制宜、科学配置、动态调整。

（3）智能化。主动健康管理服务需要可靠的健康数据库，以提供安全可靠的数据存储方式。在确保用户隐私和数据安全的同时，运用信息技术和人工智能等技术实现健康医疗数据管理，鼓励支持相关行业的创新与发展。提供基于医疗大数据的个性化健康服务，注重全人群全周期的健康状况，实现智能监测、预警、干预和管理的主动健康模式。

（4）精准化。精确而个性化的医疗是主动健康管理的基石。它通过应用信息技术来分析、识别、验证和应用生物标志物，以精细地探寻疾病的根本原因和治疗靶点。同时，它还能够将不同疾病状态和进程精确分类，从而实现对疾病和特定患者的个体化、精准治疗，以提高疾病治疗和预防的效果。此外，通过有针对性地干预居民的健康状况，建立用户个人资料，并动态跟踪其数据，实现数字化的主动健康管理。

（5）连续性。全面的主动健康管理服务需要覆盖整个健康管理过程。社区健康自主管理平台和跨区域共享云平台的建设成功地解决了主动健康管理服务的连续性问题。目前，主动健康管理相关技术和产品已经在国内一些示范区展开了针对不同人群的连续数据采集，以实现跨地域共享、多标准统一，以及对健康监测和治疗的全面覆盖。

推进主动健康管理是提升国民健康素养、弥补医疗卫生资源短缺、大幅降低医疗卫生支出、建设健康中国的重要任务。建立高效的主动健康管理服务模式是大幅提升全民健康素养水平，降低国家、个人医疗成本的重要措施。需要以政府为主导，调动个人责任主体的积极性，以信息学和生物学新技术为支撑，实现主动管理、精准预测、智能预警、有效干预，全面提升健康管理水平。同时，主动健康管理模式的开展需要专业人士的支持，良好的数据生态共享环境及人工智能技术的支撑。通过循证研究方法，对主动健康管理的实践工作进行科学评价，以全方位覆盖居民的健康管理领域，从而全面提升健康管理水平，实现健康中国战略。

10.3.2 多元主体参与

1. 政府是全民健康管理的责任者

围绕着健康中国建设，国务院发布了《健康中国行动（2019—2030）》等三个文件，是我国经济社会发展中具有重要现实和深远历史意义的一件大事，其核心是将“国民健康”定位为政府主导、政府推进、考核政府业绩，是由中央政府吹响了切实落实《“健康中国 2030”规划纲要》的号角。可以说，这是我国政府第一次要求将人民健康像经济增长指标（如 GDP 指标）一样，作为政府业绩考核内容。

2. 产业链企业的积极参与和精准对接

健康管理服务内容非常丰富，具有产业链长、涉及企业面广、增值服务潜力大等特点。健康服务产业链企业应当把握机遇、迎接挑战，积极参与健康管理服务业发展新进程，加大研发投入、推出更多更好的健康管理适宜技术和产品。

以往不少的健康管理产品看似性能先进、功能齐全，但实际应用和市场效果并不理想，这很大程度上是因为产品在与健康管理服务需求的对接上存在误区：一是用途对接不够精准，认为产品的用途越多越好、指标越全越好，实际上对某一款健康检、监测产品而言，其功能或指标并不是越多越好，关键的是产品功能和检、监测指标的管用、好用；二是用户对接不够精准，健康管理技术和产品的用户既有普通民众，又有基层社区卫生服务人员，还有医院的专家教授，同一类产品不同具体用户的实际需求区别很大，市场上的一些产品好像是各类用户均可使用，但实际上却往往满足不了单一用户应有的使用需求；三是售后服务对接不够精准，主要是指一些企业只关注产品售后的维修等低层次服务，忽视产品的持续改进和性能升级等高级服务。

因此，产业链企业需要不断地加强同健康管理（体检）机构、社区卫生服务中心等健康管理服务实体的合作，识别和研究新形势下健康管理服务的新规律、新特点，确保自身的产品和服务与需求精准对接，为健康管理服务业的发展提供有力支撑。

3. 以社区为基础的多方参与健康管理体系

中国卫生统计资料显示，2008 年全国所有地级以上城市、98% 的市辖区都已经开展了社区卫生服务，共建立社区卫生服务中心 4 036 个，社区卫生服务站 20 224 个。① 截至 2021 年，我国社区卫生服务中心数量已达到 10 122 个，社区卫生服务站数量也增长到 26 038 个（表 10-1）。

表 10-1　2017—2021 年社区卫生服务机构、床位、人员数

指标	2017 年	2018 年	2019 年	2020 年	2021 年
机构数合计（个）	34 652	34 997	35 013	35 365	36 160
社区卫生服务中心	9 147	9 352	9 561	9 826	10 122
社区卫生服务站	25 505	25 645	25 452	25 539	26 038
床位数合计（张）	218 358	231 274	237 445	238 343	251 720
社区卫生服务中心床位数	198 586	209 024	214 559	225 539	239 139
社区卫生服务站床位数	19 772	22 250	22 886	12 804	12 581
人员数合计（人）	554 694	582 852	610 345	647 875	682 912
卫生技术人员	474 010	499 296	524 709	558 404	592 061
内：执业（助理）医师	198 203	209 392	220 271	233 761	245 328
注册护士	175 984	189 207	202 408	219 574	237 441
其他技术人员	23 752	24 680	25 756	27 263	33 310
管理人员	22 749	23 455	23 918	24 457	17 082
工勤技能人员	34 183	35 421	35 962	37 751	40 459

以社区卫生服务为中心的健康管理位于“健康金字塔”的底层，随着社会老龄化的加剧，社区化健康管理将成为未来的一个重要发展趋势。未来，结合社区卫生服务的特点和需求，社区将会建立健康档案和健康风险评估体系，为社区居民提供个性化的健康

① 谢文媛，巢健茜 . 从新医改看社区卫生服务机构提高健康管理的潜能 [J]. 中国全科医学，2010，13(22): 2493-2495.

干预和管理。同时，社区医疗中心将会加强与医院、专科医生的协作，建立起区域医疗网络，提高健康资源的利用效率。社区将成为健康管理和干预的重要场所，通过社区组织的活动、健康讲座、健康体检等方式，促进居民的健康教育和健康意识的提高。

社区是基层自治组织，有着承载服务需求、分配健康管理服务的责任及优势，在国家相关法律法规条件下，居民、非政府组织都可参加其中，打造社区人口健康服务平台，因地制宜实施针对性的健康项目。① 社区化健康管理指的是以社区为单位，在基层医疗服务体系中通过组织、协调、整合本地资源，开展健康促进、疾病预防、基本医疗保健等服务。这种模式可以有效地提高全民健康素质，促进公共卫生事业的发展。

逐步建立起以社区卫生服务中心为基础、医疗卫生机构为主体、社会健康管理机构为补充，由政府相关部门进行统筹管理的健康管理体系。在多元参与的健康管理架构（图 10-3）中，疾病预防控制机构主要负责监测和干预居民健康危险因素；社区卫生服务中心则为居民提供健康教育、自我监测指导、康复保健等公共卫生服务和基本医疗服务；各级医疗机构进行健康体检和重大疾病筛查，并接受社区卫生服务中心的病人转诊。此外，社会健康管理组织在建立和完善健康管理体系中发挥重要作用，以满足特殊健康需求。健康管理部门作为保障健康管理有序进行的重要机构，通过多方联系，充分发挥多方协同管理的优势。②

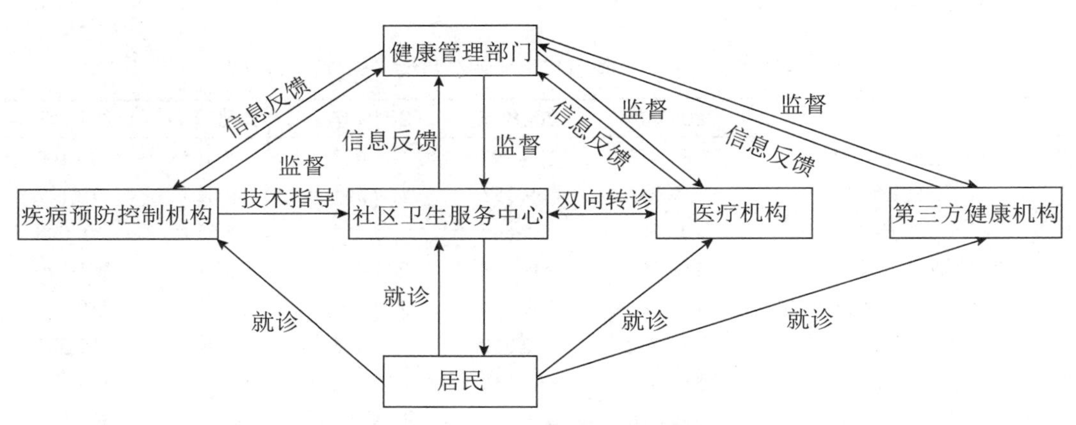

图 10-3 多方参与的健康管理体系

4. 广大民众的积极互动

首先是要树立“健康是责任”的理念，个人的健康不仅是对自身、家庭的义务，也是对社会和国家的责任。其次是要实施主动健康策略，“我的健康我做主”，维护和增进个人健康要从提高健康素养、践行健康生活做起，世界卫生组织认为人们健康长寿的相关因素中，生活行为方式的贡献率占 60%，正因如此，健康中国国家战略五项重点任务之首就是“普及健康生活”。最后是要合理健康消费，“预防是最经济最有效的卫生策

① 马俊 . 社区老年人口健康管理路径研究 [D]. 上海：上海工程技术大学，2021.

② 谭震，朱艺，肖苹，等 . 我国健康管理体系的发展现状及未来展望 [J]. 中国社会医学杂志，2022，39(3): 247-251.

略”，健康管理本身就是一种卫生策略，民众积极、合理地消费健康管理服务既是自身健康的需要，也是对推动和改善公共卫生健康管理服务发展的一种贡献。

10.3.3 数字化健康管理

1. 数字化健康管理的概念

数字化健康管理是指应用物联网、健康大数据、智能追踪设备、移动终端和云计算，对健康的测评、生命指标的监测等进行数字监控。得到数据后，通过智能分析和专家团队的精准评估，对疾病进行预测、预防，制定个性化、主动的干预方案，以改善人体健康。

健康管理与数字化的结合，实现了数字健康管理的升级。健康管理的重点是健康风险因素的干预和慢性非传染性疾病的管理，强调通过建立健康的生活方式和行为来促进健康。数字健康管理利用现代信息技术和通信技术，将人群的健康信息进行收集、储存、整理、分析和评估。通过互联网平台，借助于 5G、物联网、大数据、区块链、云计算等新技术，将线下的健康管理与数字健康管理平台服务相结合，实现院内 + 院外，线上 + 线下立体化的健康医疗大数据应用，使整个健康管理服务规范化、标准化、精细化、系统化，为个体及群体提供全面、精准、有效的数字健康管理服务。未来，人们可以通过智能手机、智能手环等智能设备实时监测自己的健康状态，如心率、血压、血糖、睡眠等。通过云端技术，这些数据可以实时上传至医生或者健康管理人员，以便于医生或者健康管理人员对个人健康进行远程监测和管理。医疗数据共享系统见图 10-4。

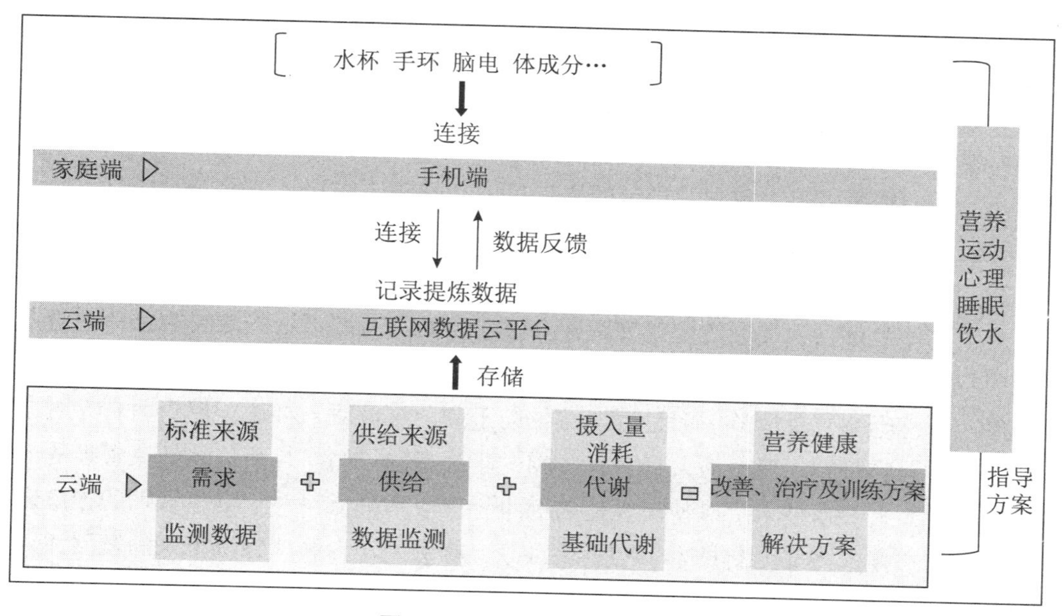

图 10-4 医疗数据共享系统

2. 大数据在健康管理发展中的意义

1）打破空间约束，满足患者的个性化要求

大数据技术的实施能够充分满足我们对健康管理的个性化需求，并节约了一定的医疗成本，打破了健康管理的空间、时间限制。健康管理应该针对不同个体的具体情况、医疗的过程进行具体的分析和建议。而当前我国的医疗资源紧张，分配十分不均衡，我们要进行健康管理需要大量的医疗资源和时间成本。而大数据技术可以帮助管理者量身打造管理计划，既节省了管理者的时间，节约了医疗成本，又为普及健康管理打好了基础。随着各项技术设备的不断升级，我们只需要通过轻便的穿戴设备或感应设备就可以进行健康管理，打破了空间、时间上的限制。

2）实现疾病防治、增强疗效的重要手段

大数据技术还能够帮助实现疾病的预防，以及对于患病人群的疗效也能够起到较大的促进作用。在疾病预防方面，大数据技术可以通过对患者信息的采集分析，判定其中可能会导致疾病产生的因素，以及患病的前期症状，通过在健康管理者身上采集到的数据进行对比，帮助管理者有效地改正不良的作息行为，规避可能会引发疾病的因素，从而降低患病的风险，实现疾病的有效预防，保障健康管理者的身体健康。

此外，大数据技术可以帮助医生精准地对患者的治疗效果进行分析，在治疗时将治疗方案设计得更加贴合患者。大数据技术还可以通过对同一种病的患者使用不同药物后的治疗效果的信息做分析，帮助医生排查干扰因素后能够对用药的把控更加精准，加深对疾病的了解，提升医生对于该种疾病的专业治疗能力。①

3. 大数据在健康管理中的应用

1）对象信息的采集监测共享整合

在健康管理中实现对疾病的管理，尤其是对慢性病的管理，需要对多种可能影响到健康的因素进行信息的采集和监测。慢性病的产生多由于人们的生活环境、饮食习惯、健康状态、睡眠质量等，因此需要对其进行长期的监测和处理。全面信息采集能够帮助管理者建立个人健康档案，对管理者的健康发展具有正面影响。另外，将这些数据进行收集、分析，然后将其上载到云平台的数据库中，就能够达到共享资源的目的，给其他管理者提供一些参考和思路。

2）对健康进行风险评估，进行正面干预

大数据技术可以为个人的健康管理建立健康档案，通过对这些数据的分析，对人们的健康状况进行评估，从而能较好地对健康风险进行及时的管控。大数据可以通过医疗数据库对可能影响到健康的因素进行全方位的干预，对健康人群进行健康教育，对高危人群采取非药物干预，对患病人群实现影响健康因素的控制，从而达到健康管理的最佳效果。同时，大数据技术可以使个性化的健康管理成本降低，对于健康管理的推广影响深远，大数据技术将成为新技术下的重要医疗支持资源，为医疗领域未来的发展注入了动力。②

---

① 叶燕芬 . 大数据技术在健康管理中的应用 [J]. 数字技术与应用，2019，37(10)：68+70.

② 徐红飞 . 也谈局域网的组建与故障排除 [J]. 数字技术与应用，2019，37(10)：69-70.

10.3.4 智慧化健康管理

1. 智慧健康管理的实践和发展方向

健康管理服务是全流程全链条的服务，不仅包含健康体检的检前问诊与个体化体检方案的制定、检中相关检查的实施与健康状态数据的获取、健康状态的评估与干预方案的制定，还包括检后干预方案的实施、健康状态的监测随访与干预效果的动态评价。以上每一环节都已朝着智慧化方向进行了初步实践探索。

（1）健康体检检前的实践探索。健康体检的检前问诊信息采集对于体检套餐的制定与健康评估都非常重要。现在越来越多的机构已经将检前问诊信息的采集作为基本项目，并且正从原来的纸质问卷向信息化、智能化的问诊方式转变。通过问诊信息的采集与智能分析，可以自动生成受检者的个体化健康体检方案。

（2）健康体检检中的实践探索。健康体检检中涉及的环节较多，其中在体检流程中导诊、影像结果判读、主检报告生成等方面进行了智慧化探索，并取得了一定的成绩。既往依赖人工导诊，现在部分体检中心通过部署 5G 智慧导诊机器人，提供基于自然语义分析的人工智能导诊服务，可以提高健康管理中心服务效率，减轻医护人员工作量。[①] 影像的人工智能进展较快，目前实现了肺结节的智能判别，磁控胶囊机器人，乳腺癌的智能诊断，以及对糖尿病性视网膜病变的人工智能诊断，帮助初步实现了健康体检的流程自动化、操作智能化、诊断精准化、数据标准化。主检报告是健康体检报告的核心与灵魂，在前期梳理主检报告流程的基础上，相关企业研制的智能化主检报告已初具雏形，并在部分机构开始进行应用，大大降低了健康管理中心主检医师的工作量，提高了主检报告的质量。

（3）健康体检检后干预的实践探索。健康体检检后重要异常结果的管理是检后的重要工作内容，既往费时费力或非常不规范。目前部分机构通过实现对重要异常结果的智慧化管理，很好地规范了医疗行为，保障了医疗质量。检后干预一直是健康管理学科发展的薄弱点，因此如果能通过智慧化探索赋能检后干预，将有利于检后干预的更快落地。目前在运动干预方面，已朝智慧化迈出了坚实一步。通过精准的运动检测和风险状态评估，已经可以智能出具个性化运动处方，并结合智能可穿戴设备进行执行效果的监测，实现运动风险实时预警及处方智能调整。其他检后干预方式如营养干预、心理干预等，目前也正在进行智慧化探索。

（4）智慧健康管理的发展方向。目前智慧健康管理的实践探索还处于起步阶段，未来智慧健康管理将紧紧围绕以下三个方向进行构建和完善：一是服务受检者，二是服务提供健康管理服务的医护人员，三是服务健康管理中心的管理者。比如探索机器人抽血替代护士抽血，提高抽血精准度和效率，降低人力资源成本，解决健康体检中抽血排队这一拥堵点。又比如研发健康管理师机器人，通过机器人收集管理对象的饮食、锻炼、用药等信息，运用人工智能技术进行数据分析并评估其整体状态，协助规划健康生活方

---

① 蒋林霖 . 5G 网络技术在医院信息化建设中的应用 [J]. 电子世界，2021，(7)：168-169.

式。还有研发虚拟人体模型，即结合虚拟现实（virtual reality，VR）技术，全面、系统地展现健康状况，使患病部位、严重程度和风险因素实时可视，以应用于客户科普宣教及风险的及时预警。

2. 智慧健康管理的未来展望

未来，智慧化将覆盖健康管理全流程：①通过机器人问诊、信息采集实现个体化体检方案的制定。②定制的个体化体检方案通过互联网工具（微信、相关应用程序等）传输到健康管理中心，健康管理中心收到体检预约申请和体检项目后，对接到内部管理系统和信息化平台，并进行智能排期。③健康体检服务过程中，在内联网的互联互通下，根据日期、受检者数量、检查项目等需求变动，对医护人员、体检设备、体检布局、体检流程等进行相应调配，实现健康管理中心内部资源的动态平衡。④健康管理中心智能出具主检报告、健康风险评估结果、重要异常结果干预方案和健康管理方案后，通过外联网和智能硬件的应用，与服务对象进行互动，监督服务对象执行指定的健康管理方案，并进行效果评价。这样才算完成一个全流程的智慧健康管理服务。

这个全流程服务的核心，即服务的提供者，正是智慧健康管理中心。未来智慧健康管理中心的智慧化将体现在以下四个主要模块上：①业务流程的智慧化，通过体检软件、智能导诊、VR 等来实现；②诊间的智慧化和资源的智能调配；③各种人工智能机器人设备；④在测量、分析、评价上智能实现健康的多维度交互。当然，这一切的实现，需要5G、区块链、云计算、人工智能、生物信息学等核心技术做支撑。通过这个智慧健康管理的服务体系，健康管理机构将提供更便捷、更高效、更精准、更智能的健康管理服务。随着智慧健康管理的发展，健康管理服务将具备明显的“五全”特征：服务内容从检测、评估到干预，即全流程；服务周期从孕期、婴幼儿期，一直到老年阶段，即全周期；服务线上线下、院内院外一体化，健康监测实时化，即全时空；服务垂直化、网点去中心化，即全方位；服务对象健康画像多维度、个性化，即全要素。

3. 可穿戴设备的应用

随着 5G、大数据、云计算和人工智能等前沿技术的整合运用，可穿戴设备在疾病的预防、预测以及干预等方面将进一步发挥重要作用。国外学者对可穿戴设备在健康管理领域的应用同样持乐观态度，研究的关键问题在于如何从大量数据中获取有用的健康相关信息，以便提供基于证据的健康见解和干预措施。例如 LLOERT 提出基于 5G 通信技术的智能连续数字健康监测架构，通过可穿戴设备和智能手机采集心率、血氧饱和度、血压、呼吸频率、身体活动情况、位置以及温度等信息，系统会将异常数据发送给医生加以验证并向患者发送警报。该架构还可以通过基于大数据的人工智能系统进行疾病预测，经过机器学习试验验证，该架构对 6 名心肌病患者的预测成功率达 87%。5G- 智能糖尿病系统可以通过智能手机和可穿戴设备收集温度、心电图、血氧饱和度、血糖、饮食信息和运动信息，同时将用户住院时的健康数据整合至大数据云中，利用现代机器学习、深度学习和认知计算的智能模型来分析和预测疾病，并提供饮食、运动和服药等方面的干预计划。另外，该系统包含的 5G- 智能糖尿病数据共享机制可以将患者的健康数据分享给亲属、朋友、私人健康顾问和医生，从而通过有效监督糖尿病患者，促进患者的积极性，使其获得持续的健康管理服务。

全球可穿戴医疗设备市场按类型细分，可分为：运动监测器、智能手表、智能服装和可穿戴配件。大众健康意识增强，久坐和不健康生活方式的明显增多，以及对健康与健身关注度增加，是运动监测器占据主要市场份额的原因。按终端使用细分，该市场可分为：运动健身、患者远程监控和家庭医疗保健。按分销渠道细分，可穿戴医疗设备市场可分为：药店、网络营销和大型超市。按应用细分，该市场可分为：诊断和监控设备、治疗设备。诊断与监测是该市场的主要应用领域，慢性疾病的日益流行导致患者对定期检查和早期诊断的需求不断增长。

未来，可穿戴设备在“三早”（早筛查、早评估、早干预）健康管理系统的构建中将进一步发挥其应用潜能，并作为基础服务的智能设备，为健康管理的创新发展提供重要支撑。可穿戴设备虽然在近些年发展迅速，但其广泛应用还需要进一步的研究，关于如何提高其特异度和灵敏度、如何建立统一的数据分类和评估体系、如何设计隐私保护机制、如何规范行业标准等问题，均是在健康管理领域深化应用前需要解决的问题。

10.3.5 中医健康管理

1. 中医健康管理发展趋势

随着老年人口数量的增多，这部分人群慢病种类较中年人多，患病率不断上升，导致个人、家庭乃至社会的医疗费用显著增加，同时也加剧了人们对健康管理的需求，中医具有独特的健康管理理念，且效果较好，具有广阔的发展空间。①

（1）完善中医健康管理标准。目前，中医发展中有关体质辨识、调养等方面的研究缺少系统性、多样化的标准，这大大增加了临床实践的难度。通过进一步对中医健康管理有关标准的研究和完善，将有助于推动我国健康管理水平的提高，实现质的飞跃。

（2）加大宣传力度。尽管中国传统医学的健康管理思想已经渗透到了人们的日常生活中，但是大众对于它的系统性认识还不够深入。所以，在开展中医健康管理工作时，要以社区卫生服务为基础，加强中医健康管理知识的普及，增强公众对中医健康管理的认识。

（3）建立中医健康管理数据库。中医健康管理要充分利用现代化的计算机系统，构建科学高效的健康管理体系，将居民生活方式、行为习惯、身体健康状况以及健康风险因素等信息记录到该体系中，从而实现中医健康管理的精准评估。

（4）应用现代信息技术。现代信息技术的应用使临床治疗和判断更加便捷，传播技术和网络技术促使中医健康管理的实施要与现代科学技术相结合，以助于中医健康管理水平的提高。

2. 中医健康管理服务模式

1）中医健康管理的服务业态

健康管理是健康的理念和维持健康的一种技术手段，只有当健康管理结合科学技术

① 倪小伟 . 中医健康管理的现状与发展研究 [J]. 中医药管理杂志，2019，27(7)：5-6.

和服务手段，对接与消费者健康相连的现实需求和潜在需求，形成产业链条，为社会创造价值时，健康管理才成为一种服务业态。①

（1）以“疾病”为中心的健康管理。在各种疾病肆虐的时代，受到科技、经济、社会、人文等多种综合因素的影响和制约，疾病医学成为医学发展的历史必然选择，人们以疾病为中心视角，将疾病看作人类自身之外的存在物，注重与疾病的抗争。② 目前受主流“疾病医学”的影响，健康管理服务业主要围绕疾病的病因、发生机制、治疗及预防等，实际开展以“疾病”为中心的服务内容，以对抗的思维认识疾病，依赖外界手段对健康进行调整，以被动健康为主，忽视自身对健康的责任与作用。

（2）以“健康”为中心的健康管理。健康是一个动态变化的过程，其不仅指没有疾病，更包含道德健康、心理健康、良好的社会适应能力。目前，大力倡导以“治病”为中心转变为以人民“健康”为中心，并且健康医学是未来医学的发展方向。“健康医学”与“疾病医学”相对应，其以“健康”为研究主体，以预防治疗疾病、提升健康水平为目的。与疾病医学相比，健康医学反对单纯的对抗治疗，强调发挥主观能动性，强调人体内部组织功能，强调自身对健康的责任及维护健康的作用。③

2）以中医“治未病”为主的健康管理服务模式

2016 年国务院印发的《“健康中国 2030”规划纲要》指出，到 2030 年，中医药在“治未病”中的主导作用得到充分发挥。实施中医治未病健康工程，将中医药优势与健康管理结合，探索将健康文化、健康管理、健康保险融为一体的中医健康保障模式。如何将中医“治未病”的核心思想及方法引入健康管理的全过程，真正让“预防为主”落地，实现“医防融合”的健康管理服务模式是当前医疗卫生服务的新要求。以中医“治未病”为主的健康管理服务模式实际是一种“中医为体，管理为用”的相携相助发展模式。中医“治未病”的优势在于拥有多样且有效的干预调理方法，在慢病防治上有独特的优势。因此，中医“治未病”为主的健康管理服务模式可以先从中医技术入手，利用中医特色的疾病预防手段，对危险因素进行干预，从而降低疾病发生率，维护和恢复健康，最终实现对健康风险因素的全过程管理。④

10.3.6 大健康产业

1. 大健康产业基本概况

1）大健康产业定义

大健康产业是指与人的身心健康相关的产业体系，以健康长寿为终极目标，包含对健康人群的创造和维持健康，对亚健康人群的恢复健康，以及对患病人群的修复健康，

---

① 刘艳飞，王振 . 美国健康管理服务业发展模式及启示 [J]. 亚太经济，2016(3)：75-81.

② 吴会东，田军章，徐炳珍，等 . 健康医学是健康管理的未来发展方向 [J]. 医学与哲学 (A)，2017，38(3)：13-17.

③ 李灿东，魏佳，陈淑娇 . 中医健康管理的业态与服务模式 [J]. 中华中医药杂志，2019，34(12)：5768-5770.

④ 花冠春 . 以中医“治未病”为主的部队健康管理服务模式的探索与实践 [J]. 武警医学，2022，33(8)：734-736.

覆盖全人群、全生命周期的产业链。产业范畴上分为包括药品、医疗器械、中药材、医用材料、保健食品、保健产品（健康用品）、健康器械等在内的健康制造业，以及包含医疗服务、健康管理、健康养老、调理康复、科学健身、营养保健、健康检测、健康咨询、健康信息、健康保险、健康理财等在内的健康服务业。[①] 大健康产业是在对生命全过程全面呵护的理念指导下提出来的。它追求的不仅是个体身体健康，还包含精神、心理、生理、社会、环境、道德等方面的完全健康。[②] 大健康产业领域细分参见图 10-5。

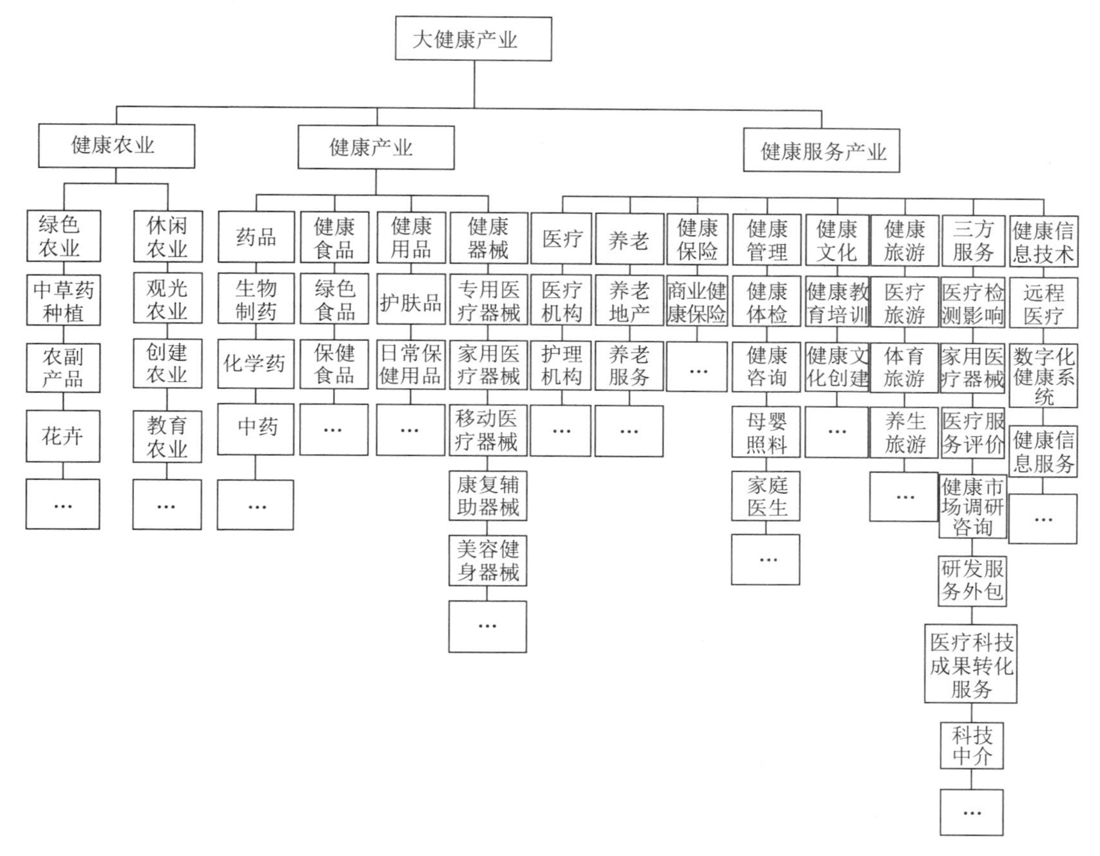

图 10-5　大健康产业领域细分

2）大健康产业的五大产业模型

（1）以医疗服务机构为主体的医疗产业；

（2）以药品、医疗器械、医疗耗材产销为主体的医药产业；

（3）以保健、健康产品产销为主体的保健品产业；

（4）以健康检测评估、咨询服务、调理康复和保障促进等为主体的健康管理服务产业；

（5）以养老市场为主的健康养老产业。

---

① 巴艳梅 . 大健康背景下昆明市民办养老机构发展研究 [D]. 昆明：昆明理工大学，2021.

② https://bg.qianzhan.com/report/detail/1912091601040855.html.

现阶段，我国大健康产业主要以医药产业和健康养老产业为主，市场占比分别达到 50.05% 和 33.04%；健康管理服务产业比重最小，只有 2.71%。①

2. 大健康产业发展特点

（1）产业生态数据化。新型的产业生态链不再是简单的上下游之间的合作，健康服务过程进一步数字化，加上虚拟社会和圈子文化，导致人群和产业之间要通过数据进行融合，数据将在产业活动中发挥很重要的支撑作用，这也是产业生态形成的一个关键连接点。

（2）产业服务场景化。大健康产业推进从以治疗为中心向以健康为中心的模式转移，不但需要我们转变理念，在服务内容上更要以大众健康为中心、以价值为导向、以结果为标准。这就要求整个产业结构要更符合老百姓场景化的消费需求，促进科学的健康生活，促进健康的自我管理，促进健康膳食和健康运动的普及。大健康产业会根据这些情况，出现更多的细分局面，在现有的赛道上，出现更多更细分的赛道。

（3）产业支撑智能化。大健康产业的发展需要科技创新引领和赋能，人工智能和大数据的应用、5G 的应用将会进一步提升医疗服务效率、改善健康管理体验，实现个性化、精准化的健康服务。

（4）产业管理标准化。大健康产业的发展是涉及民生的大事情，消费者的利益需要有标准保驾护航。大健康产业发展的起点高、速度快、规模大，需要建立一个完善的标准体系来引领，促进产业的规模化发展。

（5）产业人才技能化。整个大健康产业的人才需求特点是专业跨度比较大，专业升级迭代快，知识更新快。光靠专业增加已经无法满足日益增长的产业人才需求，职业和岗位技能提升将成为大健康产业人才供应的一个主要方式。以就业为导向，提倡工匠精神，提倡全生命周期学习，建立新型的产业人才发展模式。

（6）消费保障制度化。大健康产业的发展需要支付体系的支撑，需要大力发展商业健康保险体系，在现有的长期照护险基础上，发展更多的、围绕着老百姓生活品质和慢病管理的险种，在制度上保障大众的福祉。

3. 大健康产业发展趋势

1）大健康相关新技术的发展与深化应用

为深入贯彻落实党中央、国务院关于加快推进 5G 网络等新型基础设施建设的决策部署，培育可复制、可推广的 5G 智慧医疗健康新产品、新业态、新模式，工业和信息化部、国家卫生健康委员会确定了 987 个 5G+ 医疗健康应用试点项目。主要应用领域含“5G+ 急诊救治”“5G+ 远程诊断”“5G+ 远程治疗”“5G+ 远程重症监护”“5G+ 中医诊疗”“5G+ 医院管理”“5G+ 智能疾控”“5G+ 健康管理”。目前，全国试点项目最多的地区是北京，共有 127 个项目；其次是浙江，共 97 个项目；上海和广东各 81 个项目，数量并列全国第三。可见，未来医疗健康体系智能化、数字化将以京津冀、长三角、珠三角为

① 《2022—2027 年大健康产业发展风险预测报告》（中研普华出版）。

核心遍地开花，业务模式和产品结构将更加多元。①

2）生物医药将成为新的行业增长点

随着国家创新驱动发展战略的深入实施和仿制药相关政策的完善，医药行业规模持续壮大，创新能力不断提升，新冠肺炎疫情在一定程度上促进了医药行业的发展，在科技创新和资本的双重加持下，医疗器械制造业未来也将有好的发展前景。

3）促进全链条的健康体系搭建

健康产业是消费升级的重点领域，后疫情时代，大众不仅关注医疗方法和有效药物，更在如何预防、如何康复、是否有后遗症等问题上颇为注意。“健康中国”战略中的“为人民群众提供全方位全周期健康服务”和“坚持预防为主”等发展目标为中国健康产业发展指明方向。未来，对免疫力提高的全民意识，将有助于中国加速建设“预防、治疗、康复疗养”全链条健康体系。

4）加快健康服务融入日常生活

加强社会健康服务体系化建设，健康服务业覆盖面广泛，积极促进健康与养老、旅游、互联网、健身休闲、食品融合，催生健康新产业、新业态、新模式。推动健康服务业发展，需要各个环节的联动，尤其是医保、医疗、医药的联动。健康服务业想要长久发展，需要有成熟的健康保险体系支撑。健康服务业是关系国计民生、未来社会整体幸福指数的重要行业。为保障健康服务业的高质量、可持续发展，要在有效保障基本医疗和健康服务的前提下，建立更为公开透明的市场准入机制和高效便捷的服务体系，并针对各方需求出台一系列实质性的举措。未来，在支持社会力量提供多层次多样化医疗健康服务的政策导向下，不断优化健康服务业发展支持政策体系和运营环境。

5）对标国际先进水平，推动产业创新发展

为积极促使大健康产业对接全球大舞台，需要强调五个层面创新的有机结合：一是制度创新，即各项改革及相互间的呼应与配套。二是科技创新，大力支持和促进政、产、学、研、金结合的科研水平提高、科技成果应用和产业化。三是管理创新，推动医、护、养生养老服务等相关产业、行业的管理优化，把所有专业的事情努力做到优质。四是观念与文化创新，应积极普及健康科学知识，提升国民素质与文化修养水平。五是国际交流合作的创新，要以中央要求的制度型高水平开放和贸易自由化、投资便利化为主线，积极发展和深化从产业层面到科研、文化等多层面的中外交流合作。②

10.3.7 健康管理新发展模式

1.“全健康链条”健康管理模式

（1）面向全人群，在开展健康促进、疾病预防、基本公卫、建立健康档案等服务的同时，开展疾病筛查，做到对疾病的早发现。

---

① 资料来源：前瞻产业研究院。

② 《经济参考报》2023 年 3 月 22 日。

（2）对发现的疾病进行评估，分清病情早晚、轻重、缓急，做到对疾病的早诊断，并以此为依据，帮助病人准确地认知自己的疾病，缓解医患对疾病信息不对称问题。

（3）在疾病评估的基础上，提出健康指导、用药指导、基层首诊、向上转诊等意见，提供医疗机构能力水平信息，为病人做出正确选择提供依据，做到对疾病的早干预，从基础做起建立医患信任关系。

（4）对于一般疾病，在病人做出选择之后，帮助病人做好基层首诊安排，建立起患者与临床医生之间的联系，为患者提供就医支持性、协助性服务，为临床医生提供体系性、辅助性服务。

（5）对于严重疾病，帮助病人选择医院、选择医生，并帮助做好转诊联络，建立医患联系，为患者、为医生提供与基层首诊同样的协助性、辅助性服务。

（6）对门诊回家治疗和出院病人开展随访服务，提供健康促进、用药指导、复诊指导、康复指导、基本公卫、健康再评估、维护健康档案等综合服务。

2.“全生命周期”健康管理模式

进行妇婴保健预测监测、儿童健康管理、成人风险评估健康管理、老人慢病管理、康复、照护与临终关怀等，实现从出生到坟墓的全生命周期的管理流程。规范电子健康档案的建档及管理，使其与个人身份证信息相绑定，从而实现健康管理的便捷高效、终身相伴。

3.“全维”健康管理模式

全维健康就是人的生理、心理、社会适应性、道德的全面健康。应从医疗保健向综合保健拓展，从生理服务向心理服务拓展，将医疗卫生服务覆盖生活指导、行为养成、心态矫治、精神护理、诊断治疗、功能恢复、缺陷修补以及满足个体特殊医疗需求等全方位，而不仅仅是打针吃药和开刀。健康管理机构必须实现由单纯的体检服务向健康管理服务的转变；由单位独立性建设向体系化建设、构建健康管理联合体转变。

4.“中西医融合”健康管理模式

健康管理学是中西医融合医学的一个重要领域，其目标是实现健者不得病、少得病、晚得病，使人心身整体健康，而不仅是得病后早发现、早诊断、早治疗。具体方法是以政府为主导，依托社区卫生服务中心，形成上下联动的中医健康管理机制，开展多元化、多层次、多样化的全生命周期中医健康管理服务。推广“四时七养”（依据春夏秋冬四时，施行“心养、气养、动养、居养、术养、食养、药养”）健康管理模式等，进行中西医融合健康体检、风险评估、健康教育、健康干预、效果评估、持续维护等，使之成为我国独具特色的健康管理方式。

5.“全家”健康管理模式

不同的家庭结构对疾病的应对而产生不同的影响，有不同的健康密码。健康密码主要隐藏在与自己息息相关的生活选择、生活习惯中。按照70岁平均寿命计算，人的一生，有71%以上的时间是在家庭当中度过的，家庭中的心理、互动、价值观建设、家风建设、生活习惯以及生命文化对人的健康都具有极大的影响。围绕家庭的疾病预防与健康管理研究需要进一步完善落实。

6. 智能健康管理模式

日益成熟的云端技术，解决了信息缺失以及海量零散信息整合的难题；大数据挖掘、用户画像、智能推荐等技术兴起使高效率、高质量的个性化健康管理服务成为可能。智慧健康管理是未来的发展方向，但目前刚刚起步，需要持续的研发与创新。医疗机构应利用好互联网资源，积极建设健康管理平台，实现健康管理服务的规模化、精准化以及远程化。疗养机构应在疗养路径系统应用及智慧营区建设基础上，开发智慧疗养与健康管理服务，创建智慧型健康管理模式。①

重要概念

发展机遇　面临挑战　大健康产业　健康管理发展趋势与展望　健康管理新发展模式

思考题

1. 简述当前健康管理发展的机遇。
2. 简述当前健康管理发展的挑战。
3. 简述中医健康管理的概念。
4. 简述未来健康管理的新发展模式。

即测即练

① 刘金凤，王继玲，单守勤，等.“健康中国”战略下的全民健康管理策略研究 [J]. 中国疗养医学，2021，30(10)：1036-1038.

参考文献 REFERENCES

期刊论文：

[1] 吕雪梅，邓蕊．一元论到多元论：当代健康观的新思路 [J]. 哲学分析，2023，14（1）：35-49+196-197.

[2] 汪紫彤，范阳东．日本社区健康管理发展现状及对我国的启示 [J]. 中国全科医学，2022，25（4）：393-400.

[3] 胡颖廉．从产业安全到营养安全：食品安全管理体制改革的逻辑——以保健食品为例 [J]. 学术研究，2023，（1）：55-62.

[4] 张明华，温晋锋．消费者食品安全问题识别能力与安全食品购买行为 [J]. 南通大学学报（社会科学版），2016，32（3）：151-156.

[5] 杨月欣．营养学：探究食物和人体健康的关系 [J]. 科学世界，2019，（8）.

[6] 倪梁康．何谓现象学的心理学 ?[J]. 南京大学学报（哲学 • 人文科学 • 社会科学），2022，59（1）：80-97+159-160.

[7] 上官学奎．区块链技术在中医药数据交换与共享中的研究 [J]. 山西电子技术，2022（2）.

[8] 王丹丹，姚峥嵘，宋晨晓，等．健康医疗大数据应用中的个人信息安全保护探讨 [J]. 现代商贸工业，2018，39（21）：2.

[9] 黎勇．实践中探索健康医疗大数据的安全和隐私保护 [J]. 信息化建设，2016，000（12）：222-223，225.

[10] 杨倩，刘万阳，吕世华，等．人工智能技术溯源，医学应用及其在眼科前节疾病的应用现状与展望 [J]. 2018.

[11] 蔡智强，李丽萍，白雲屏．公共卫生监测的过去、现在和未来：（一）过去 [J]. 疾病监测，2015，30（9）：810-817.

[12] 蔡智强，李丽萍，白雲屏．公共卫生监测的过去、现在和未来：（二）现在 [J]. 疾病监测，2015，30（10）：897-903.

[13] 蔡智强，李丽萍，白雲屏．公共卫生监测的过去、现在和未来：（三）未来 [J]. 疾病监测，2015，30（11）.

学位论文：

[1] 宋春蕾．医疗信息共享认证协议的设计与分析 [D]. 石家庄：石家庄铁道大学，2020.

[2] 陈程．上海人口老龄化对养老负担影响的研究 [D]. 上海：上海工程技术大学，2013.

[3] 马俊．社区老年人口健康管理路径研究 [D]. 上海：上海工程技术大学，2021.

[4] 巴艳梅．大健康背景下昆明市民办养老机构发展研究 [D]. 昆明：昆明理工大学，2021.

专著：

[1] 刘建华 . 健康管理理论与实践 [M]. 广州：世界图书出版广东有限公司，2017.
[2] 宋卉，刘华 . 健康管理概览 [M]. 北京：中国轻工业出版社，2016.
[3] 叶心明，陈立富 . 健康管理理论与实践 [M]. 上海：华东理工大学出版社，2021.
[4] 李春艳，熊晓玲 . 健康管理与健康促进 [M]. 湖北：武汉大学出版社，2020.
[5] 张钧，何进胜 . 运动健康管理 [M]. 上海：复旦大学出版社，2019.
[6] 沈必成，左强 . 预防医学 [M]. 浙江大学出版社 . 2018-08.
[7] 史周华 . 预防医学 [M]. 北京：中国中医药出版社有限公司 . 2021-06-01.
[8] 肖荣 . 预防医学（第 4 版）[M]. 北京：人民卫生出版社有限公司 . 2019.
[9] 王祥荣 . 预防医学 [M]. 北京：化学工业出版社，2018.

论文集：

[1] 林吉祥，郎卿 . 基于居民电子健康档案的全生命周期健康管理 [C]// 中国农村卫生协会第 23 届学术年会暨第三届全国乡镇卫生院管理经验交流会 . [2023-08-29].
[2] 深圳先进院学科带头人召集第346次香山科学会议 2009-04-20 [C] https://www.cas.cn/hy/xshd/200904/t20090420_2048742.shtml.

报纸：

[1] 北京日报，《贯彻“健康北京 2030”规划纲要，中小学开展防近视控肥胖活动》，2021-7-16.

后记 POSTSCRIPT

健康是每个人最重要的资产之一。然而，在现代社会中，由于快节奏的生活和不健康的生活方式，越来越多的人面临健康问题。因此，健康管理变得至关重要，它可以帮助人们更好地理解和保护自己的健康，从而提高生活质量。作为重要的参考资料，健康管理这本书为读者提供了有关健康维护和管理的宝贵知识。

这本书的目的是为读者提供关于健康管理的全面指南。首先，它可以为读者提供广泛而深入的健康知识和信息；其次，它可以激发读者的健康意识和行动；最后，它还可以帮助读者培养健康的生活方式。通过读这本书，读者可以了解健康的生活方式对身体和心理的积极影响，从而激励他们改变不健康的生活行为，养成健康的生活习惯。

健康管理这本书具有十分重要的理论价值、实践价值和教学价值。在实践层面，它提供了实用的健康管理知识和技能，可以帮助读者了解如何有效管理自己的健康、预防疾病、提高生活质量；强调了健康管理的重要性，鼓励读者积极参与自己的健康管理、培养良好的健康习惯和行为；提供了实际案例和经验，帮助读者了解健康管理的实际应用和效果、激发读者对健康管理的兴趣和动力。在理论层面，这本书基于科学的健康管理理论，系统地介绍了健康管理的相关概念、原则和方法，为读者提供了理论基础。同时，它结合了多学科的知识，包括医学、心理学、营养学等，综合考虑了健康管理的多个方面，使读者能够全面了解健康管理的内容和要点。

这本书也为作者介绍了健康管理的未来发展趋势，帮助读者跟上健康管理领域的最新进展。在教学层面，作为教材，这本书可以用于健康管理相关专业的教学，帮助学生系统学习和掌握健康管理的理论和实践知识。同时，这本书提供了丰富的案例和实践经验，可以帮助学生应用理论知识解决实际问题，可以作为健康教育的参考书，用于公共健康宣传和教育活动，提高公众的健康管理意识和能力。

因此，健康管理这本书是每个人都应该阅读的重要资源，它将帮助人们在现代生活中实现全面的健康。无论是专业人士还是普通读者，相信这本书都能为之提供有关健康管理的、有价值的信息和实用的建议。了解和掌握健康管理的知识和技能可以更好地管理自己的健康，并追求更加健康和幸福的生活。

在这本书的编撰过程中，编撰组成员共同承担了不同的角色和责任，为最终的成果做出了各自的贡献。在此，感谢各位专家学者为本书提供的宝贵指导和建议，在全书的构思和写作过程中提供的深入思考和专业见解，多次对书稿进行的审校和修改。同时，也向编撰组的核心成员表达诚挚的谢意，在整个创作过程中他们担任了主要的撰写工作，进行了大量的资料收集和整理工作，团队间合理分工，共同完成了本书 10 章内容的撰写。在这本书的最后，向所有读者表达最衷心的感谢和诚挚的祝福。写作这本书是一项艰巨而充满挑战的任务，但编著者相信，这本书能够为读者提供有关健康管理的重要信息和实用建议。